Michael Niebler

Die Freiheit der Täter

Michael Niebler

Die Freiheit der Täter

Patientenautonomie in der Forensischen
Psychiatrie und geschlossenen Suchtpsychiatrie

**Südwestdeutscher Verlag für
Hochschulschriften**

Imprint

Any brand names and product names mentioned in this book are subject to trademark, brand or patent protection and are trademarks or registered trademarks of their respective holders. The use of brand names, product names, common names, trade names, product descriptions etc. even without a particular marking in this work is in no way to be construed to mean that such names may be regarded as unrestricted in respect of trademark and brand protection legislation and could thus be used by anyone.

Cover image: www.ingimage.com

Publisher:
Südwestdeutscher Verlag für Hochschulschriften
is a trademark of
Dodo Books Indian Ocean Ltd., member of the OmniScriptum S.R.L Publishing group
str. A.Russo 15, of. 61, Chisinau-2068, Republic of Moldova Europe
Printed at: see last page
ISBN: 978-3-8381-2679-1

Zugl. / Approved by: Regensburg, Universität Regensburg, Diss., 2010

Copyright © Michael Niebler
Copyright © 2011 Dodo Books Indian Ocean Ltd., member of the OmniScriptum S.R.L Publishing group

Für Nina

INHALT

1. **EINLEITUNG** 1
   - 1.1 Begriffsbestimmungen 2
     - 1.1.1 Autonomie und Patientenautonomie 2
     - 1.1.2 informed consent 4
   - 1.2 **Therapeuten – Patienten – Verhältnis** 7
   - 1.3 **Forensische Psychiatrie und Suchtpsychiatrie** 9
     - 1.2.1 Rechtliche Grundlagen 9
     - 1.2.2 Praktische Ausgestaltung 12
   - 1.4 **Ziele und Problematik dieses Buchs** 13

2. **METHODIK** 15
   - 2.1 **Entwicklung des Patientenfragebogen** 15
     - 2.1.1 Allgemeine Fragen zur Person 16
     - 2.1.2 Fragen zu den allgemeinen Rahmenbedingungen 20
     - 2.1.3 Fragen zum Verhältnis zum persönlichen Therapeuten 21
     - 2.1.4 Fragen zu der allgemeinmedizinischen Versorgung 23
     - 2.1.5 Präevaluation des Fragebogen 24
   - 2.2 **Entwicklung des Therapeutenfragebogen** 28
     - 2.2.1 Allgemeine Fragen zur Person 29
     - 2.2.2 Fragen zur Tätigkeit als Psychotherapeut 29
     - 2.2.3 Fragen für Ärzte 30
     - 2.2.4 Fragen zu 5 ausgewählten Patienten 31
   - 2.3 **Vergleichbarkeit der Bögen** 33
   - 2.4 **Datenerhebung in der Forensischen Psychiatrie** 33
   - 2.5 **Datenerhebung in der Suchtpsychiatrie** 34
     - 2.5.1 Durchführung der Datenerhebung in der Suchtpsychiatrie 35
     - 2.5.2 Modifizierungen des Patientenfragebogens für die Suchtpsychiatrie 35
   - 2.6 **Auswertung** 36
     - 2.6.1 Auswertung der Patientenfragebögen 37
     - 2.6.2 Auswertung der Therapeutenfragebögen 40
     - 2.6.3 Auswertung der direkt vergleichbaren Ergebnisse beider Bögen 41
     - 2.6.4 Anmerkungen zu der Auswertung der Bögen der Suchtspsychiatrie 43

3. ERGEBNISSE FORENSISCHE PSYCHIATRIE ... 44

3.1 Ergebnisse der Patientenbefragung ... 44

3.1.1 Vorbemerkungen zur Dateneingabe ... 44
3.1.2 Allgemeine Fragen zur Person ... 45
3.1.3 Fragen zu den allgemeinen Rahmenbedingungen ... 51
3.1.3.1 Themenkomplex „Informiertes Einverständnis" ... 51
3.1.3.2 Themenkomplex „Freiheit" ... 54
3.1.3.3 Items ohne Themenkomplexzuordnung ... 60
3.1.4 Fragen zum Verhältnis zum persönlichen Therapeuten ... 65
3.1.4.1 Items der Modelle nach Emanuel und Emanuel ... 65
3.1.4.2 Items des Themenkomplex „Zeit" ... 77
3.1.4.3 Items ohne Themenkomplexzuordnung ... 78
3.1.5 Fragen zur allgemeinmedizinischen Versorgung ... 80
3.1.5.1 Items der Modelle nach Emanuel und Emanuel ... 80
3.1.5.2 Items des Themenkomplex „Medikamentenaufklärung" ... 91
3.1.5.3 Items ohne Themenkomplexzuordnung ... 93

3.2 Ergebnisse der Therapeutenbefragung ... 94

3.2.1 Allgemeine Fragen zur Person ... 94
3.2.2 Fragen zur Tätigkeit als Psychotherapeut ... 95
3.2.2.1 Items der Modelle nach Emanuel und Emanuel ... 95
3.2.2.2 restliche Items ... 99
3.2.3 Fragen für Ärzte ... 100
3.2.4 Fragen zu 5 ausgewählten Patienten ... 100
3.2.4.1 Items der Modelle nach Emanuel und Emanuel ... 101
3.2.4.2 Likert-skalierte Items ... 104
3.2.4.3 restliche Items ... 105

3.3 Ergebnisse der direkt vergleichbaren Bögen ... 107

3.3.1 Items der Modelle nach Emanuel und Emanuel ... 107
3.3.2 Items zum Thema Abhängigkeit ... 110
3.3.3 Items zum Thema Unehrlichkeit ... 110
3.3.4 Items zum Thema Schweigepflicht ... 111

4. ERGEBNISSE SUCHTPSYCHIATRIE 112

4.1 Ergebnisse der Patientenbefragung 112

4.1.1 Vorbemerkungen zur Dateneingabe 112

4.1.2 Allgemeine Fragen zur Person 112

4.1.3 Fragen zu den allgemeinen Rahmenbedingungen 113

4.1.3.1 Themenkomplex „Informiertes Einverständnis" 113

4.1.3.2 Themenkomplex „Freiheit" 115

4.1.3.3 Items ohne Themenkomplexzuordnung 117

4.1.4 Fragen zum Verhältnis zum persönlichen Therapeuten 118

4.1.4.1 Items der Modelle nach Emanuel und Emanuel 118

4.1.4.2 Items des Themenkomplex „Zeit" 122

4.1.4.3 Items ohne Themenkomplexzuordnung 123

4.1.5 Fragen zur allgemeinmedizinischen Versorgung 124

4.1.5.1 Items der Modelle nach Emanuel und Emanuel 124

4.1.5.2 Items des Themenkomplex „Medikamentenaufklärung" 128

4.1.5.3 Item ohne Themenkomplexzuordnung 129

4.2 Ergebnisse der Therapeutenbefragung 130

4.2.1 Allgemeine Fragen zur Person 130

4.2.2 Fragen zur Tätigkeit als Psychotherapeut 130

4.2.2.1 Items der Modelle nach Emanuel und Emanuel 130

4.2.2.2 restliche Items 132

4.2.3 Fragen für Ärzte 133

4.2.4 Fragen zu 5 ausgewählten Patienten 133

4.2.4.1 Items der Modelle nach Emanuel und Emanuel 133

4.2.4.2 Likert-skalierte Items 136

4.2.4.3 restliche Items 136

4.3 Ergebnisse der direkt vergleichbaren Bögen 137

4.3.1 Items der Modelle nach Emanuel und Emanuel 137

4.3.2 Items zum Thema Abhängigkeit 140

4.3.3 Items zum Thema Unehrlichkeit 141

4.3.4 Items zum Thema Schweigepflicht 141

5. GEMEINSAME DISKUSSION DER ERGEBNISSE AUS FORENSISCHER PSYCHIATRIE UND SUCHTPSYCHIATRIE 143

5.1 Zusammensetzung der Stichproben 143

5.1.1 Zusammensetzung der Patientenstichproben 143

5.1.2 Zusammensetzung der Therapeutenstichproben 144

5.2 Beziehungsstile nach Emanuel und Emanuel 145

5.2.1 Betrachtungen zum Modell 145

5.2.2 Angaben der Patienten 146

5.2.3 Angaben der Therapeuten 150

5.2.4 Direkt verglichene Angaben 155

5.3 Freiheit 158

5.3.1 Patientenangaben zum Themenkomplex „Freiheit" sowie zu den Themen Schweigepflicht, Lügen und Abhängigkeit, ... 158

5.3.2 Therapeutenangaben zu den Themen Schweigepflicht, Intuition, Lügen und Abhängigkeit 162

5.3.3 Direkt verglichene Angaben 164

5.4 Angaben zu den Themen Informiertes Einverständnis, Medikamentenaufklärung und Zeit 165

5.5 Patientenangaben zu den Items 25, 27, 30 und 31 170

6. ZUSAMMENFASSUNG UND AUSBLICK 172

7. LITERATURVERZEICHNIS 175

8. ABBILDUNGSVERZEICHNIS 180

9 TABELLENVERZEICHNIS 181

10 ANHANG 187

10.1. Patientenfragebogen in der Endfassung 187

10.2 Therapeutenfragebogen in der Endfassung (leicht gekürzt) 202

10. 3 Zusammenfassung der signifikanten Ergebnisse 215

ABKÜRZUNGSVERZEICHNIS

BtmG	Betäubungsmittelgesetz
JVA	Justizvollzugsanstalt
Fo	Forensische Psychiatrie
K-S-Test	Kolmogorov-Smirnov-Test (testet die Normalverteilung einer Stichprobe; signifikant = nicht parametrisch und umgekehrt)
StGB	Strafgesetzbuch
StPO	Strafprozessordnung
Su	Suchtpsychiatrie
t-Test	t-Test (testet die Abweichung der Mittelwert zwischen zwei Stichproben; Anwendung nur bei normalverteilten Daten)
U-Test	Mann-Whitney-U-Test (testet die Abweichung der Mittelwert zwischen zwei Stichproben)

1. EINLEITUNG

„Gedenket der Opfer, aber auch der Täter und derer, die in ihrer Not geholfen haben. Sie alle waren Menschen wie wir."

Mit diesem Satz endet eine Gedenktafel, die an die während des Nationalsozialismus in einer psychiatrischen Klinik ermordeten Patienten[1] erinnern soll. Mir erschien es immer sinnbildlich, dass sich direkt hinter dem Torbogen, der diese Inschrift trägt, die Forensische Psychiatrie erstreckt, die ja nur Patienten beherbergt, die zu Straftätern geworden sind und Opfer hinterlassen haben. Die so genannte öffentliche Diskussion zu diesen psychisch kranken Rechtsbrechern wird gerne einmal polemisch geführt und stellt den Schutz vor diesen Menschen in den Vordergrund, denn, so mag man zwischen den Zeilen lesen, wer sich so böse gezeigt hat und dermaßen gegen "das Normale" versündigt hat, soll nie wieder heraus gelassen werden, wobei damit wohl vor allem extreme Gewalttäter und Pädosexuelle gemeint sind. Bei allem Sicherungsbedürfnis darf jedoch nicht vergessen werden, was aus dem Menschsein der Täter folgt. Auch sie haben Würde und Menschenrechte und so sie sich in ärztlich-psychiatrischer Behandlung befinden, weil sie „nur verrückt" und nicht böse an sich sind, trägt der Behandelnde Verantwortung für sie. Diese Verantwortung erstreckt sich unter anderem auch auf die Patientenautonomie, die in der heutigen medizinethischen Praxis als Grundsatz gilt und hierbei bildet die Psychiatrie natürlich keine Ausnahme. Ein Unterschied zur normalen Praxis bietet die Psychiatrie jedoch durch geschlossene Unterbringungen und Zwangsmaßnahmen. Dieses Vorgehen gegen den Willen des Patienten, jedoch zu dessen (oder anderer) Wohl, erzeugt im Kontrast zur Patientenautonomie ein Spannungsfeld, das auszuleuchten dieses Buch einen Beitrag leisten soll.

---

[1] Auch wenn zur besseren Lesbarkeit des Textes in dieser Arbeit meist die männlich Form gebraucht wird, so ist die weibliche natürlich immer gleichberechtigt eingeschlossen.

1.1 Begriffsbestimmungen

1.1.1 Autonomie und Patientenautonomie

Zum Einstig ist es sicherlich sinnvoll sich den Begriff der Patientenautonomie zu bestimmen, bildet er doch den Kern des Buches, und dann auch im Kontext der Psychiatrie zu verorten. Dazu muss zunächst mit dem Wort Autonomie begonnen werden. Seit dem 18. Jahrhundert im Deutschen gebräuchlich, leitet es sich aus den griechischen Wörtern auto (= selbst) und nomía (= Verwaltung, Sachkunde) her und bedeutet letztendlich „Recht auf Unabhängigkeit" oder „Selbstgesetzlichkeit". Das Adjektiv autonom, mit dem Sinn „selbstständig", „nach eigenen Gesetzen lebend", „unabhängig", hat seinen Ursprung im griechischen, gleichbedeutenden Wort autónomos [1]. Autonomie wurde ursprünglich vor allem als politischer Begriff im Zusammenhang mit den Stadtstaaten der Antike gebraucht. Damals, also im fünften Jahrhundert v. Chr., bedeutete es schlicht, die politischen Angelegenheiten selbst zu bestimmen und unabhängig von äußeren Einflüssen zu behandeln. Wenngleich es auch damals schon eine Bedeutungsebene jenseits der äußeren Umstände eines Staates gab, nämlich bezogen auf die innere Haltung gegenüber dem menschlichen Gesetz, so verdanken wir die heute vor allem gebräuchliche Bedeutung im Bezug auf das Individuum dem Philosophen Immanuel Kant. Der Mensch ist demnach dann autonom, wenn er sich die Gesetze für sein Wollen selbst gibt, wenn er also nur nach seinem eigenen autonomen Willen handelt. Der Wille ist aber nur dann autonom, wenn er unbeeinflusst von außen kommenden Vorstellungen ist, womit z.B. die Religion gemeint ist. Dies gelingt aber nur, wenn der Wille von der Vernunft des Menschen bestimmt wird, welche unabhängig von äußeren Eindrücken in der Lage ist, ein allgemein gültiges Gesetz zu formulieren ([2] s. S. 49ff., [3]). Dieses ist der auch von Kant in verschiedener Form formulierte Kategorische Imperativ: *„Handle so, daß die Maxime deines Willens jederzeit zugleich als Prinzip einer allgemeinen Gesetzgebung gelten könne."* ([4] §7). Wird der Wille des Menschen alleine von seiner Vernunft bestimmt und ist damit unabhängig von allem anderen, so ist er autonom (vgl. [2] S. 82.). Das Gegenteil von Autonomie ist für Kant Heteronomie, also Fremdbestimmung, die schon dann vorherrscht, wenn der Wille nicht vom Gesetz der Vernunft bestimmt wird, sondern von allen Vorstellungen, die von außen durch die Sinne oder vom Verstand auf den Willen einwirken. Eben nicht von diesen Vorstellungen abhängig zu sein, also in der Lage zu sein, sich selbst die Prinzipien des Handelns geben zu können, ist für Kant (eine von mehreren Definitionen von) Freiheit. Da dies aber nur durch den Verstand gelingt sind wir nur durch die Vernunft frei. Damit ist jedes vernünftige Wesen frei ([2] S. 70).

Wie ist aber nun dieser theoretische Unterbau konkret zu bewerten? Die Ansichten Kants sind nach wie vor Gegenstand der Kritik und gerade im Bezug auf die Freiheit des Willens ist die Diskussion weit fortgeschritten. Auch die bloße Verortung der Autonomie in der Vernunft ist kritisiert worden.

Andererseits lässt sich für den uns wichtigen Bereich der Psychotherapie gerade aus Kants Verknüpfung von freiem Willen, Vernunft und Ethik ein theoretischer Rahmen ableiten, womit Psychotherapie als Ganzes auch als moralisches Appellieren an den Patienten verstanden werden kann [5]. Demnach sind, folgt man Kants Argumentation, einige Forderungen an die Psychotherapie zu stellen. Neben Fachkompetenz gehören u.a. auch die Kultivierung der Autonomie im Patienten und der Respekt vor der Autonomie des Patienten dazu, denn so schreibt Kant: „Handle so, dass du die Menschheit sowohl in deiner Person als auch in der Person eines jeden anderen, jederzeit zugleich als Zweck, niemals bloß als Mittel brauchst" [6]. Damit sind wir bei der Patientenautonomie angelangt. Unabhängig davon, wie diese Autonomie nun begründet wird - ob mit Kant oder auch Mill, der die Freiheit des Einzelnen nur durch die Verhütung von Schaden für andere begrenzt wissen will zur Maximierung des Nutzens aller [7] - der Respekt vor der Autonomie besteht als Grundforderung [8]. Angesichts der Pluralität der modernen Gesellschaft hat die Wichtigkeit der Benennung von solchen grundsätzlichen Prinzipien zugenommen. Denn durch die schiere Anzahl an möglichen und denkbaren Ethiken, durch Religion begründet oder nicht, muss man sich in einer so multikulturellen Gesellschaft auf einige Standards einigen, und zwar gerade dann, wenn es um die Behandlung des nach allgemeiner Meinung höchsten Gutes des Menschen, seiner Gesundheit, geht. In der Medizinethik als zuständige Disziplin werden verschiedene Ansätze diskutiert, wobei spätestens seit Beauchamp und Childress Standardwerk „The principles of Biomedical Ethics" von 1994 die Patientenautonomie neben Fürsorge (Beneficience, „salus aegroti suprema lex"), Nichtschaden (Non-Maleficience, „primum nil nocere") und Gerechtigkeit (Justice) als Grundprinzip gilt. Dieses Autonomieprinzip in seiner heutigen Verwendung ist aber nicht ohne Kritik, so merkt Rehbock an, Autonomie sei zu stark mit dem Konzept des Informierten Einverständnisses verbunden und zu wenig mit dem der Fürsorge [9]. Das Prinzip des Informierten Einverständnisses, von dem noch genauer die Rede sein wird, verlangt die Einwilligung des Patienten. Nun gibt es aber Situationen, in denen der Patient nicht einwilligungsfähig ist, z.B. bei Bewusstlosigkeit oder bei psychischen Erkrankungen. Reduziert man nun aber die Autonomie des Patienten auf seine Fähigkeit autonome Entscheidungen zu treffen, so wird einem Paternalismus gegen den Willen des Patienten Vorschub geleistet, nicht zuletzt da Methoden zur Feststellung der Entscheidungsfähigkeit schon an sich paternalistisch sind. Man erliegt nämlich dem Trugschluss, dass wenn ein Patient nicht mehr zustimmungsfähig ist, seine Autonomie nicht mehr geachtet werden müsse. Verbindet man aber nun Autonomie mit Fürsorge, so muss gerade dann, wenn der Patient nicht einwilligungsfähig ist, sich darum gesorgt werden, gemäß dem zu handeln, was der Patient wollen würde, wäre er einwilligungsfähig. Fürsorge bedeutet in diesem Zusammenhang vor allem eine ethische Perspektive der Sorge um den Nächsten (vgl. [69] [16]). Die Patientenautonomie gewinnt also ein besonderes Gewicht, wenn das

Informierte Einverständnis nicht mehr möglich ist. Die moralische Forderung der Autonomie muss immer über der psychologischen Einschätzung der Entscheidungsfähigkeit stehen. Und auch die Entscheidung zur psychologischen Einschätzung muss nach moralischen Prinzipien erfolgen, wird doch durch die Diagnose einer psychischen Erkrankung die Patientenautonomie des Betroffenen selbst zum Objekt der Fürsorge. Vor dem Hintergrund des „fürsorgerischen Freiheitsentzugs" wird versucht, durch Zwangsmaßnahmen, die der Kranke zu diesem Zeitpunkt nicht verstehen kann, dessen Autonomie wieder herzustellen, wobei man Gefahr läuft, die Rechte des Patienten komplett zu missachten. Gerade für die Psychiatrie und Psychotherapie muss die Achtung vor dem Willen des Patienten gelten, egal wie irrational dieser sein mag([10] S. 37). Ein besonderes Gewicht erfährt dieses Argument meines Erachtens angesichts der Anforderungen, die Psychiatriepatienten an ihre Ärzte stellen. Noch vor Expertise, Professionalität und Menschlichkeit fordern diese die Achtung ihrer Autonomie [11].

Wenn auch führende forensische Psychiater die Forderung nach Autonomie für die Arzt-Patienten-Beziehung in den Vordergrund stellen [12], so ist es umso spannender zu erkunden, wie es in der Praxis um dieses hohe Gut steht.

1.1.2 informed consent

Wenn auch gerne so getan wird, als sei die Achtung der Patientenautonomie etwas ganz Neues, das erst mit der Etablierung der Medizinethik Ende der 1960er den Eingang in die Arzt-Patienten-Beziehung gefunden habe, so ist dies sicherlich nicht ganz richtig. Die Idee der Freiheit des Menschen hat eine lange Tradition und reicht bis in die Antike zurück ([2] [9]). Daher ist nicht anzunehmen, Ärzte hätten vor der Neuzeit immer nur paternalistisch gehandelt - tatsächlich musste schon in der Antike der Patient der Behandlung auch zustimmen [13]. Neu ist allerdings einerseits das Individuum in den Mittelpunkt zu stellen und die zunehmende Bedeutung der Selbstbestimmung des Patienten, sowie andererseits die rasante Entwicklung der Möglichkeiten der Medizin, die einen Strukturwandel hin zu Spezialisierung, Technisierung, Verrechtlichung, Ökonomisierung usw. nach sich gezogen hat [9]. Da dadurch die Medizin für den Patienten noch weniger durchschaubar geworden ist und er damit auch immer machtloser wurde, bedurfte es einer Einschränkung dieser Machtinstitution Medizin. Verfolgt man die rechtsgeschichtliche Entwicklung so hat die heute gültige Verankerung der Zustimmung des Patienten ihren Ursprung in den Nürnberger Ärzteprozessen 1946/47, deren Aufdeckung grausamer Menschenversuche zu einem Ärztekodex führte. Darin wurde die Zustimmung des Patienten bzw. Probanden zu medizinischer Therapie bzw. Forschung verankert. Durch Gerichtsurteile in den 70er Jahren gewann dann der „informed consent" Rechtsgültigkeit in den Vereinigten Staaten von Amerika und ist mittlerweile auch in Europa ethischer und rechtlicher Standard [14]. Das Informierte Einverständnis, wie eine Übersetzung von informed consent lautet, geht von einem selbstbestimmten einwilligungsfähigen Patienten aus, der zu jedem medizinischen Eingriff, ob diagnostisch oder therapeutisch, seine Zustimmung geben muss, ansonsten ist dieser Eingriff rechtswidrig [15]. Als Voraussetzung für die Zustimmung muss eine Aufklärung erfolgen, die den Patienten in die Lage versetzen soll, eine vernünftige Entscheidung zu treffen, also müssen Notwendigkeit, Tragweite, Folgen, Dringlichkeit usw. darin enthalten sein. Der Umfang und Inhalt der Aufklärung sollte aber dem Gebot der Menschlichkeit unterliegen, sodass bei schwerwiegenden Diagnosen und Prognosen, durch die eine Selbstgefährdung des Patienten zu befürchten ist, schonend bzw. gar nicht aufgeklärt werden kann. Die Aufklärung muss von dem Patienten verstanden worden sein, dessen sich der Arzt zu versichern hat. Die Zustimmung schließlich soll freiwillig von einem entscheidungskompetenten Patienten nach einer angemessen Bedenkzeit erfolgen. Prinzipiell hebeln Notfallsituationen, in denen nicht genügend Zeit für eine Aufklärung vorhanden ist oder der Patient z.B. wegen Bewusstlosigkeit nicht zustimmungsfähig ist, den Prozess des Informierten Einverständnisses aus. Dann soll nach dem mutmaßlichen Willen des Patienten gehandelt werden. Bevor wir uns dem Spezialfall des Informierten Einverständnisses in der Psychiatrie zuwenden, soll noch grundsätzliche Kritik Dörners unter Berufung auf Reich erörtert werden ([16] S. 24). So sei der informed consent „Verrat an der Fürsorge", da mit der Patientenautonomie als höchstes Gut die Verantwortung von den Schultern der Ärzte auf die Schultern der Patienten geladen worden sei. Im Hinblick auf die Geschehnisse im Nationalsozialismus seien diese ja trotzdem im Kern kriminell geblieben, auch wenn die Beteiligten zugestimmt hätten. Eigentlich sei es ein „Verrat an der Verantwortung zur Fürsorge" gewesen und erst in zweiter Linie ein Verrat an der Selbstbestimmung des Patienten. Schlussfolgernd birgt Patientenautonomie ohne die Verbindung mit der Fürsorge des Arztes weiterhin die Gefahr von moralischem Unrecht (vgl. auch [9]). Dies dürfte gerade dann der Fall sein, wenn sich der Arzt allein auf die rechtliche Bedeutungsebene (vgl. [14]), also den rein formalen Charakter, des Informierten Einverständnisses konzentriert.

Kommen wir nun zur psychiatrischen Praxis, so ist auch hier die Aufklärung und Einwilligung des Patienten für die Achtung seiner Selbstbestimmung und Würde selbstverständlich und notwendig. Dieses Thema erfährt jedoch eine besondere Wichtigkeit in der Psychiatrie, „da viele psychische Krankheitszustände die Einwilligungsfähigkeit und die innere wie äußere Freiheit des Kranken beeinträchtigen können." [17] Dies ist kein zu vernachlässigendes Problem und hat angesichts relativer vieler nicht Einwilligungsfähiger eine alltägliche Relevanz ([18] [19]). Nun stellt sich allerdings die Frage, wie denn die Einwilligungsfähigkeit zu überprüfen ist, nicht zuletzt da als praktische Konsequenz bei nicht Zustimmungsfähigen die Diagnostik und Therapie zwar ohne explizite Zustimmung, aber gemäß dem Willen, den der Patient als Gesunder hätte, durchzuführen oder zu unterlassen sind. Eine Antwort mag die objektive Erfassung von verschiedenen Dimensionen der Einwilligungsfähigkeit durch Testinstrumente sein, eine andere die Erforschung der Beziehung zwischen Psychopathologie und Fähigkeit zur Einwilligung [20]. Diese Forschungsansätze in ihrer Gesamtheit können so gedeutet werden es mit einem sehr komplexen Kontinuum zu tun zu haben, in dem nicht von einer absoluten Beantwortung der Frage „Zustimmungsfähig Ja oder Nein" ausgegangen werden kann, sondern vielmehr nur die Zustimmung zu manchen Entscheidungen eingefordert werden kann, zu anderen nicht. Der Verzicht auf eine feste Schwelle der Zustimmungsfähigkeit, sondern vielmehr die Anpassung an den Nutzen und das Risiko des Eingriffs wird auch als relationales Modell bezeichnete [19].[2] Diese Vorstellung erfordert aber eine beständige Analyse der Situation des Patienten und eine Abwägung zwischen Selbstbestimmungsrecht des Patienten und Fürsorge zum Wohl des Patienten. So sieht sich der Psychiater also tagtäglich vor ethischen Dilemmata, die wohl nicht ohne erhebliche Ausbildung in der Analyse ethischer Entscheidungsprozesse zu bewältigen ist [22]. Angesichts der Komplexität dieser Entscheidungsprozesse, dem Einwirken verschiedenster „Mitspieler" wie Rechtsprechung, Angehörige usw. und dem Widerstreit verschiedener ethischer Prinzipien geht der Ruf nach weiterer empirischer Forschung und Leitlinien durch die Fachgesellschaften ([17] [23]). Dieses Buch kann vielleicht dazu beitragen, sich verschiede Problematiken noch einmal zu verdeutlichen, indem ein Bereich der Psychiatrie beleuchtet wird, in dem der Widerstreit zwischen Arztethos und Interessen der Allgemeinbevölkerung gegen das Selbstbestimmungsrecht der Patienten noch deutlicher wird. Die Forensische Psychiatrie ist nämlich von ihrem Auftrag her nicht nur der Therapie (oder im Fachjargon „Besserung") verpflichtet, sondern auch der Sicherung. Vor diesem Sicherungsgedanken erfährt die Debatte um die Zustimmungsfähigkeit eine Verschärfung hin zur Notwendigkeit der Zustimmung durch den jeweiligen betroffenen Patienten. Denn Patienten, die aus welchem Grund auch immer nicht therapiert sind und von denen deswegen weiterhin erhebliche Straftaten zu erwarten sind, dürfen nicht entlassen werden.

---

[2] Auch wenn dieses Modell wegen der Verquickung von Autonomie und Fürsorge favorisiert wird, so soll nicht verschwiegen werden, dass es gerade deswegen auch kritisiert wird (siehe [21]).

1.2 Therapeuten – Patienten – Verhältnis

Von dem Arzt-Patienten-Verhältnis war nun schon öfter die Rede und da wir davon ausgehen, dass gerade in diesem Verhältnis die Patientenautonomie ihre Achtung (oder Missachtung) erfährt, folgen nun dazu noch einige Ausführungen. Zunächst geht es uns ja eigentlich nicht nur um das Verhältnis von Arzt und Patient, sondern auch das von Psychologen und Patient, da beide Berufsgruppen in den von uns betrachteten Psychiatrien gleichberechtigt Psychotherapie praktizieren. Nun ist aber Psychotherapie nichts Anderes als „*... Behandlung mit seelischen Mitteln (...) unter bewusster Nutzung der Beziehung zwischen Arzt und Patient*" [24]. Der Gegenstand unserer Betrachtung wird also bewusst zur Therapie genutzt und ist daher Gegenstand intensiver psychotherapeutischer Forschung. Dementsprechend vielfältig sind die Betrachtungsweisen zum Thema „Beziehung zwischen Psychotherapeut und Patient". Wir werden uns hier allerdings nur auf den Teilaspekt der Patientenautonomie in dieser besonderen Beziehung konzentrieren.

Nähern wir uns dem Thema zunächst aus der Sicht von psychiatrischen Patienten, so nimmt sich ihr idealer Arzt Zeit, ist sympathisch, zeigt Engagement und Interesse und ist ein verständnisvoller und einfühlsamer Ansprechpartner [25]. Zudem fordern sie hohe Professionalität, Menschlichkeit und Unterstützung, aber vor allem die Achtung ihrer Autonomie [11]. Nun gehen wir wegen der Asymmetrie der Arzt-Patienten-Beziehung [14] von einer Gestaltung dieser Beziehung vor allem durch den Arzt aus. Ezekiel und Linda Emanuel geben uns diesbezüglich vier idealtypische Modelle der Arzt-Patient-Beziehung an die Hand, die wir in dieser Arbeit auf die Psychotherapeut-Patient-Beziehung zu übertragen versuchen. (Vergleiche für das Folgende [26])

Das paternalistische Modell geht von einem objektiv bestimmbar Besten für den Patienten aus, welches der Arzt unter geringer Beteiligung des Patienten zu bestimmen in der Lage ist. Als Vormund liegt das Hauptaugenmerk des Arztes auf dem Wohlergehen und der Gesundheit des Patienten, wohingegen seine Autonomie und Entscheidungsfreiheit hinten anstehen müssen. Der Patient stimmt dem, was der Arzt für das Beste hält, zu, hat aber ansonsten kein Mitspracherecht. Dieser Beziehungsstil wird manchmal auch als absolute Verwirklichung des Fürsorgeprinzips angesehen. Jedoch meint Fürsorge, so sie in Sorge-Ethik eingebettet ist, vor allem eine Grundhaltung, die sich der Sorge um den nächsten verschreibt. Damit geht aber nicht zwangsläufig eine Missachtung der Autonomie einher, denn Sorge bedeutet hier auch die Sorge um die Autonomie des derzeit nicht autonomen Menschen (vgl. [69] [16]).

Das informative oder auch Konsumentenmodell sieht den Arzt als technischen Experten für die Tatsachen der Medizin, der jedoch eigene Wertmaßstäbe und vor allem die des Patienten außen vor lässt. Der Arzt gibt lediglich Informationen, deren Bewertung - für die eigene Situation und gemäß den eigenen Vorstellungen - er alleine dem Patienten überlässt. Es wird davon ausgegangen, dass sich der Patient über seine Vorstellungen voll und ganz im Klaren ist und lediglich Fakten benötigt um seine Entscheidung zu treffen. Diese mag ausfallen wie sie will, der Arzt akzeptiert sie. Dieses Modell trägt die Evidenzbasierte Medizin in die Arzt-Patienten-Beziehung hinein und vernachlässigt die Beziehungs-Verantwortung des Patienten. Gerade in Extremsituationen der Medizin, wo Patientenautonomie angesichts eines voranschreitenden Krankheitsprozesses dahinschwindet, ist allerdings mehr als reine Informationsvermittlung seitens des Arztes gefragt [27].

Das deliberative Modell legt sein Hauptaugenmerk auf die Unterstützung des Patienten bei der Zielfindung möglicher Therapien. Dazu informiert der Arzt den Patienten über die klinischen Gegebenheiten und versucht gemeinsam mit dem Patienten, diese in Relation zu dessen Vorstellungen, seien diese reflektierte Wertmaßstäbe oder aber bedürfnisorientierte Bevorzugungen, zu setzen. Der Arzt erörtert mit dem Patienten einerseits was unter den gegebenen Umständen möglich ist und was nicht, und andererseits welche Gesundheitsziele möglicherweise sinnvoller sind als andere. Dabei handelt der Arzt wie ein Freund oder Lehrer, der einen moralischen Entwicklungsprozess begleitet.

Das interpretative Modell schließlich geht davon aus, dass die Wertvorstellungen beim Patienten keineswegs festgeschrieben sind, sondern vielmehr sind sie unvollständig, vom Patienten zum Teil unverstanden und geraten angesichts konkreter Situationen in Widersprüche. Die Aufgabe des Arztes ist es daher als Berater zu helfen, die Wertvorstellungen zu klären, von manchem, das dem Patienten nicht entspricht, abzuraten und damit ein kohärentes Gesamtkonzept zu erreichen. Dazu arbeitet der Arzt daran, dem Patienten dessen Ziele, Eigenschaften und Ideale vor Augen zu führen. Im Weiteren hilft der Arzt, die klinische Situation dazu ins Verhältnis zu setzen und zu klären, welche Ziele am ehesten den nun geklärten Wertvorstellungen des Patienten entsprechen.

Neben diesen Modellen existieren auch noch andere, gerade um den Entscheidungsfindungsprozess zu benennen. So ist ein „paternalistic" von einem „informed" und einem „shared decision making" Modell abzugrenzen [28]. Während das „paternalisitc decision making" und das „informed decision making" dem paternalistischen bzw. informativen Modell von Emanuel und Emanuel größtenteils gleicht, meint das „shared decision making" eine Zwischenstufe zwischen beiden Modellen. So sieht es eine gegenseitige Information über Wertmaßstäbe von Arzt und Patient vor und lässt den Arzt das Expertenwissen in diesen Kontext einordnen, ohne den Patienten hinsichtlich der Entscheidung zu beeinflussen [28].

Nun handelt sich bei allen diesen Modellen um Idealvorstellungen, deren reine Erfüllung in der Realität nicht zu erwarten ist, umso weniger als unter den Bedingungen der geschlossenen Unterbringung die Zielsetzung der Therapie den Patienten in hohem Maß vorgegeben werden. Therapeuten unterschätzen mitunter die Wichtigkeit von Mitbestimmung bei der Therapieplanung und von freiem Ausgang für die Patienten. Der Aspekt der Patientenautonomie wird aber auch selten in Fragebögen erfasst. [29] Anhand der Ergebnisse dieser Arbeit wird das Konzept von Emanuel und Emanuel unter Einbeziehung der spezifisch psychiatrischen Fragestellung zu diskutieren sein.

1.3 Forensische Psychiatrie und Suchtpsychiatrie

<u>1.2.1 Rechtliche Grundlagen</u>

Nachdem wir die wichtigsten für uns relevanten medizinethischen Begriffe bestimmt haben, widmen wir uns nun der Aufgabe die Bereiche, in denen wir diese anwenden, näher zu umreißen. Der Umgang mit der Forensischen Psychiatrie zwingt uns nun gesetzliche Rahmenbedingungen zu behandeln, stellt diese Fachdisziplin doch die Verbindung zwischen Recht und Psychiatrie dar. Da wir uns mit Patienten beschäftigen, die im Maßregelvollzug untergebracht sind, müssen wir die Bedingungen verstehen, unter denen eine Unterbringung erfolgte. Für die Forensische Psychiatrie sind hierfür das Strafgesetzbuch (StGB) und die Strafprozessordnung (StPO) maßgeblich. So lautet §20 StGB:

„Ohne Schuld handelt, wer bei Begehung einer Tat wegen einer krankhaften seelischen Störung, wegen einer tiefgreifenden Bewusstseinsstörung oder wegen Schwachsinns oder einer anderen seelischen Abartigkeit unfähig ist, das Unrecht seiner Tat einzusehen oder nach dieser Einsicht zu handeln."

Dieser Paragraph gibt nun zunächst nur die Bedingungen an, in denen eine Person schuldunfähig ist. Die vier genanten Gründe nennt man Eingangsmerkmale und sie bedürfen einer Interpretation durch den Forensischen Psychiater. Dieser hat beim Vorliegen einer psychischen Erkrankung bei einem Straftäter eine Diagnose zu stellen und diese dann den Eingangsmerkmalen zuzuordnen. Dabei meint „krankhafte seelische Störung" Erkrankungen, für die nach klassischer psychiatrischer

Ansicht eine organische Ursache angenommen wird, wie z.B. körperlich begründbare Psychosen, Durchgangssyndrome, Epilepsie, endogene Psychosen usw. Liegen bei einem Patienten Belastungs- und Bedrängungssituationen vor, die zu erheblichen Einengungen der psychischen Funktionsfähigkeit führen, so spricht man von „tiefgreifenden Bewusstseinsstörungen", was zum Beispiel auch den Bereich des Somnabulismus umfasst. Unter das Schlagwort „Schwachsinn" fallen körperlich nicht begründbare Intelligenzminderungen, wobei sich nicht nur nach einem Intelligenzquotienten unter 80 richten, sondern auch nach der Täterpersönlichkeit. Unter die „schweren seelischen Abartigkeiten" schließlich fallen eine Reihe von Erkrankungen, die in den anderen Kategorien keinen Platz gefunden haben. So sind Persönlichkeitsstörungen, neurotische Entwicklungen, sexuelle Devianzen, schwere Missbrauchsformen ohne körperliche Abhängigkeit, Störungen der Impulskontrolle usw. zu nennen. Für alle diese Eingangsmerkmale ist anzumerken, dass auch immer ein quantitativer Aspekt zu berücksichtigen ist, dass also schon eine schwere Störung oder eine schwere Ausprägung einer Störung vorliegen muss, damit ein Eingangsmerkmal erfüllt ist. Zudem ist auch noch zu beurteilen, ob die psychische Erkrankung zum Zeitpunkt der Tat den Täter dergestalt beeinträchtigt hat, dass er das Unrecht nicht einsehen oder nach dieser Einsicht handeln konnte. Die Benennungen, die für die Eingangsmerkmale gefunden wurden, sind sicherlich etwas gewöhnungsbedürftig, da vor allem historischer Natur und bedürften wohl einer Revision [30].

An dieser Stelle wäre noch §21 StGB zu erwähnen, der im Prinzip §20 gleicht, nur betrifft dieser die verminderte Schuldfähigkeit und basiert entsprechend auf einer verminderten Fähigkeit das Unrecht seiner Tat einzusehen oder danach zu handeln. Die Eingangsmerkmale sind aber identisch. Die Feststellung der verminderten Schuldfähigkeit kann auch zu einer Unterbringung im Maßregelvollzug führen oder aber einem verminderten Strafmaß.

Damit aber nun die Unterbringung in einer Forensischen Psychiatrie erfolgt müssen §63 oder §64 StGB erfüllt sein. Die aktuelle Gesetzesinterpretation sieht eine Unterbringung eines Straftäters in einem psychiatrischen Krankenhaus nach §63 StGB vor, wenn von einem schuldunfähigen bzw. vermindert schuldfähigen Straftäter weitere erhebliche Straftaten zu erwarten sind. Auch darf die verantwortliche Störung nicht nur vorübergehend vorgelegen haben und die bisherigen und zu erwartenden Straftaten müssen in einem engen Zusammenhang mit der Störung stehen oder erheblich (Straftaten gegen Leib und Leben oder mit schwerer psychischer Schädigung des Opfers, aber auch schwerwiegende Vermögensdelikte) sein. Mit dieser Unterbringung sind für den Maßregelvollzug der Auftrag der Besserung und Sicherung verbunden. Besserung bedeutet in diesem Zusammenhang eine Therapie, die darauf abzielen muss, dass nach einer Entlassung keine Gefährdung der Allgemeinheit, also keine erheblichen Straftaten mehr zu erwarten sind. Die

Sicherung bedeutet eine Minimierung der Gefährdung der Allgemeinheit durch den Patienten, was konkret gefängnisartige Sicherheitsmaßnahmen nach sich zieht. Sollte der Patient aber nicht therapierbar sein, was z.b. bei Patienten mit progredienten sadistischen Perversionen der Fall sein kann, so bedeutet der Auftrag der Sicherung eine - unter gewissen Umständen im wörtlichen Sinne - lebenslange Unterbringung.

Während eine Unterbringung nach §63 StGB wegen der Schuldunfähigkeit oder verminderten Schuldfähigkeit nach einem der vier Eingangsmerkmalen erfolgt, so müssen diese Bedingungen für die Unterbringung nach §64 StGB nicht vorliegen. Dieser Paragraph sieht nämlich die Einweisung zur Suchtbehandlung vor, sollten Straftaten im Zusammenhang mit einem Rausch oder einer stoffgebundenen Sucht stehen. Der Verdacht der Schuldunfähigkeit reicht hierbei aus. Allerdings darf die Therapie des Patienten nicht aussichtslos sein, wobei eine Therapieunwilligkeit und ein unsicheres Behandlungsergebnis noch kein Grund sind, keine Behandlung anzuordnen. Als eine konkrete Konsequenz daraus erfolgen diese Unterbringungen kürzer, auf keinen Fall ein Leben lang, und sie können auch abgebrochen werden.

Neben diesen längerfristigen Unterbringungen kann bei Vorliegen der entsprechenden Voraussetzungen, also einer entsprechenden Begutachtung während des Ermittlungsverfahrens, bei noch nicht verurteilten Inhaftierten eine vorläufige Unterbringung nach §126a StPO erfolgen. Der Zweck hierbei ist, den psychisch kranken Rechtsbrecher möglichst früh einer eventuell notwendigen Therapie zuzuführen. Die Unterbringung wird aufgehoben oder beibehalten, sobald abschließend darüber geurteilt wurde. Für diese Patienten besteht die Besonderheit der Kontaktsperre nach außen, da sie sich ja gewissermaßen in Untersuchungshaft befinden und eine eventuelle Straftatverschleierung verhindert werden soll.

Haben wir die wichtigsten rechtlichen Grundlagen der Forensischen Psychiatrie umrissen, so wenden wir uns noch kurz der Suchtpsychiatrie zu. Die Unterbringung erfolgt hier freiwillig, aber auch im Rahmen des Betäubungsmittelgesetztes (BtmG). So kann nach § 35 BtmG eine ausstehende (Gefängnis-)Strafe zurückgestellt werden, solange eine Suchtbehandlung erfolgt und nach erfolgreicher Behandlung kann die betreffende Strafe zur Bewährung ausgesetzt werden. Zudem kann eine stationäre Behandlung nach §36 BtmG auf die Strafe angerechnet werden. Dies zu erwähnen ist insofern wichtig, als dass in dieser Arbeit ein Vergleich zwischen Stichproben aus Forensischer Psychiatrie und Suchtpsychiatrie erfolgt. Wie im Diskussionsteil zu sehen sein wird, bestehen aufgrund dieser rechtlichen Voraussetzungen Gemeinsamkeiten, aber auch Unterschiede.

1.2.2 Praktische Ausgestaltung

Wie nun die rechtlichen Regelungen konkret in der Praxis umgesetzt werden, soll Gegenstand der nun folgenden Erörterungen sein, wobei mit der Forensischen Psychiatrie begonnen wird. Der Sicherungsauftrag ist hier keine hohle Phrase, sondern bedingt schon baulich anderes Vorgehen als z.b. bei geschlossenen Stationen der Allgemeinpsychiatrie. Im Folgenden soll dies am Beispiel einer Klinik veranschaulicht werden: Grundsätzlich können alle Fenster nicht ganz geöffnet werden und sämtliche Gebäude sind mit einem elektronisch gesicherten Zaun umgeben. Um auf eine Station gelangen zu können, bzw. von dieser in die Freiheit, sind mindestens zwei elektronisch gesicherte Schleusen zu überwinden, die teilweise nur zentral geöffnet werden können. Die Sicherheitsvorkehrungen werden laufend überprüft und verbessert, wofür gesondert die Stelle eines Sicherheitschefs existiert, der nur diesen Aufgabenbereich abzudecken hat.

Für den einzelnen Patienten existieren weitere Sicherungsvorschriften, je nach dem auf welcher Stufe des Lockerungsprogramms er sich befindet. Auf der niedrigsten Stufe dürfen Patienten nur in Hand- und Fußfesseln und mit Einzelbegleitung durch das Personal die Klinik verlassen. Die Therapie selbst läuft nach festen Regeln in einem Stufenprogramm ab. Um die nächste Lockerungsstufe zu erreichen, welche mit weiteren Freiheiten verbunden ist, muss ein Patient in allen Therapieangeboten des multiprofessionellen Teams zufrieden stellend mitarbeiten. Dann kann er nach Zustimmung seines persönlichen Therapeuten einen Stufenantrag stellen. Dieser wird im Patientenforum, wo alle Patienten und das Team der Station anwesend sind, durch den Patienten vorgetragen und anschließend entscheidet das Team über den Antrag. Eine Zustimmung des Teams bedarf aber auch der Absegnung durch den Staatsanwalt. Selbstverständlich ist auch der Maßregelvollzugsleiter, oftmals der Chefarzt der Klinik, in diese Entscheidungen miteingebunden. Bevor ein Patient nach Absolvierung des Stufenprogramms endgültig entlassen wird, muss noch ein Gutachten durch einen unabhängigen Gutachter, der von außerhalb der Klinik kommt, positiv ausfallen.

Grundsätzlich sind bei der Behandlung der Patienten sehr verschiedene Professionen beteiligt, angefangen bei der Bezugspflege, über Sozialpädagogen, Psychologen und Ärzte, bis zu Ergotherapeuten, Sporttherapeuten und Mitarbeitern der Arbeitstherapie. Damit soll eine Täuschung durch den Patienten über den Therapiefortschritt entgegengewirkt werden, denn man glaubt, dass sich ein Patient durchaus gegenüber mehreren Personen verstellen kann, jedoch nicht immer und nicht in allen Situationen.

Doch für welchen Typ von Patienten werden all diese Maßnahmen getroffen? Dazu seien persönliche Erfahrungen von einer Station für nach § 64 StGB Untergebrachte, also vorwiegend Suchtkranke, berichtet. Die typische Biographie eines Patienten dieser Station beginnt mit einem desolaten Elternhaus („broken home situation") mit suchtkranken Eltern, die ihre Kinder vernachlässigten. Es kommt zumeist zu frühem (im Alter von 10 Jahren) Drogen- und/oder Alkoholkonsum und einer frühen Abhängigkeit. Die Sucht zwingt zur Geldbeschaffung, für die auf illegale Methoden wie Drogenhandel, Diebstahl, Raub o.ä. zurückgegriffen wird. Es kommt zu Verurteilungen und Gefängnisstrafen, möglicherweise auch Suchtbehandlungen. Nach einer weiteren Straftat erfolgt schließlich die Unterbringung in einer forensischen Klinik, wobei viele Patienten dort nicht einmal 30 Jahre alt sind. Der Stationsalltag ist strikt geregelt und die Patienten erfahren oft zum allerersten Mal, dass ihre Handlungen unmittelbare Konsequenzen haben. Entstehen Konflikte mit Mitpatienten, werden diese durch eine Aussprache unter Mediation des Teams geklärt, was ebenfalls eine oft neue Erfahrung für die Patienten darstellt. Als Praktikant auf einer solchen Station bekommt man das Gefühl an einer Erziehungsmaßnahme für Erwachsene unter verschärften Sicherheitsbedingungen teilzuhaben. Jedoch darf nicht vergessen werden, dass die Patienten allesamt Straftäter mit erheblichen Delikten sind und es auch zu gefährlichen Situationen in Form von körperlichen Angriffen kommen kann.

Für die geschlossene Suchtpsychiatrie gelten sehr ähnliche Voraussetzungen, wenn auch in abgeschwächter Form, was die Sicherheitsvorkehrungen betrifft, denn so erreicht man die Station schon durch nur eine Schleusentür. Das Team ist ebenfalls multiprofessionell zusammengesetzt, doch ist für Voten über ein Vorrücken im Stufenprogramm ist nicht die Meinung aller Professionen einzuholen, sondern dies wird durch Therapeuten zusammen mit der Pflege entschieden, und das Placet durch einen Staatsanwalt entfällt auch. Auch hier existiert ein Stufenprogramm, das die Teilnahme an verschieden Gruppen, eine Schuldenregulierung, Kontakt zu Selbsthilfegruppen draußen u.ä. vorsieht. Auch wenn dies nicht explizit erwähnt wurde, so ist es doch so, dass sich hier das Vorgehen beider Psychiatrieeinrichtungen ähnelt, denn jeder Patient hat durch die erwähnten therapeutischen Angebote die für ihn speziell relevanten Themen zu bearbeiten und sich mit sich selbst auseinanderzusetzen.

1.4 Ziele und Problematik dieses Buchs

Nachdem nun der Rahmen, in dem sich die diesem Buch zugrundeliegen Arbeit bewegt, erläutert wurde, sollen noch das Ziel der Erläuterungen beschrieben und dabei auftretende Probleme angerissen werden. Ziel soll es sein, einen Überblick über die Situation der Patientenautonomie in geschlossenen Einrichtungen zu geben. Dabei bewegen wir uns sozusagen auf zwei Ebenen. Die eine Ebene betrifft die äußeren Umstände der Unterbringung, also die erläuterten

Sicherungsvorkehrungen, die nicht nur die Bewegungsfreiheit stark einschränken, sondern den Patienten auch einen Tagesablauf vorgeben. Insofern ist zu überprüfen, inwiefern die Patienten ihre Entscheidungsfreiheit von außen eingeschränkt sehen. Die zweite Ebene betrifft die innere Freiheit des Patienten. Die Bedeutung dieser Ebene haben wir bereits im Zusammenhang mit der Entscheidungsfähigkeit von Psychiatriepatienten diskutiert (siehe 1.1.1). Diese Ebene abzuprüfen ist allerdings sehr viel schwieriger und in vielen Fällen wird man über Spekulationen nicht hinausgehen können. Ein Ansatz, um verlässliche Daten hierfür zu sammeln, ist die Einbeziehung der Psychotherapeuten, die ebenfalls die Situation der Patienten bewerten. An und für sich hätten alle Professionen der Psychiatrie mit einbezogen werden müssen, da alle einen Anteil am Genesungsprozess haben, allerdings würde dies den Umfang dieser Arbeit sprengen. So ist diese Arbeit auch Anregung für weitere Forschung, nicht zuletzt da sich abzeichnet, wie stark das Problem der Patientenautonomie in der Psychiatrie vernachlässigt wurde. Dies zeigen unter anderem Untersuchungen, die auf eine starke Beeinträchtigung der Privatsphäre der Patienten bei der stationären Unterbringung hinweisen [31]. Insgesamt liegen aber gerade für den Bereich der Forensischen Psychiatrie nur wenige Daten hinsichtlich der Patientenautonomie vor, sodass diese Arbeit eine erste Standortbestimmung sein soll.

2. METHODIK

Vorhergehend sollte klar geworden sein, dass trotz der vordergründigen Widersprüchlichkeit wohlverstandene Patientenautonomie gerade in geschlossenen Einrichtungen einen hohen Stellenwert haben muss und, dass diesbezüglich diese Arbeit als Standortbestimmung dienen soll. Dazu wurde die Methode der Fragebogenuntersuchung gewählt, wobei aus verschiedenen Gründen sowohl Patienten als auch Therapeuten befragt wurden. So kann unter Anderem erstens ein umfassenderes Bild der Situation durch Einschätzung aus verschiedenen Blickwinkeln gewonnen werden und zweitens wird der Verfälschung durch vermeintlich erwünschtes Antworten zur schnelleren Lockerung, wie auch bei dependenten Persönlichkeiten entgegengewirkt. Drittens kann direkt zwischen Therapeuten- und Patientenantwort mittels so genannter Personenkennnummern verglichen werden.

2.1 Entwicklung des Patientenfragebogen

Auf die Entwicklung des Patientenfragebogens wirkten sich vor allem mehrere Gespräche mit ärztlichen und psychologischen Mitarbeitern der Forensischen Psychiatrie und Diskussionen im Rahmen der Doktorandengruppe Patientenautonomie unter der Leitung von Prof. Dr. Dr. Rogler, sowie eigene Erfahrungen im Rahmen einer Famulatur aus. Eine gewisse Orientierungshilfe waren auch die Arbeiten von Herrn Florian Degenhart [32] und Frau Mirjam Busse [33]. Die konkreten Fragen orientieren sich an für die Patienten wichtigen Themen im Rahmen dieser „geschützten" bzw. freiheitsbeschränkten Umgebung und an der Arbeit der persönlichen Therapeuten. Die Themenkomplexe lassen sich grob wie folgt zusammenfassen:

- Aufklärung über und Mitbestimmung bei der Therapie
- Umgang mit dem Sicherungsauftrag der Forensischen Psychiatrie
- Persönlicher Nutzen der Therapie
- Therapeuten-Patienten-Beziehung
- Allgemeinärztliche Versorgung im Rahmen der Unterbringung

Die Erstellung des Therapeutenfragebogens orientiert sich ebenfalls an diesen Themen, wenn auch z. T. in anderer Formulierung, um eine möglichst große Vergleichbarkeit zu erreichen.

Im Bezug auf die Ausgestaltung der Therapeuten-Patienten-Beziehung wird zwischen Wunsch und wahrgenommener Realität unterschieden, was eine Untersuchung der unterschiedlichen Auffassungen auf folgenden Ebenen ermöglichen soll:

- Realität des Patienten vs. Realität des Therapeuten
- Wunsch des Patienten vs. Wunsch des Therapeuten
- Realität des Patienten vs. Wunsch des Patienten
- Realität des Therapeuten vs. Wunsch des Therapeuten

Die Wahl zur Untersuchung der Thematik mittels Fragebogen und nicht anhand eines strukturierten Interviews war vor allem der besonderen Situation in der Forensischen Psychiatrie geschuldet. Aus Sicht der Patienten sind die Mitarbeiter der Forensik nicht nur Therapeuten ihrer Krankheit (die oftmals nicht als solche gesehen wird), sondern vor allem der Widerstand den es zur Wiedererlangung der Freiheit zu überwinden gilt.[3] Dementsprechend herrscht oft, nicht immer und nicht bei allen, ein Klima des Misstrauens seitens der Patienten dem Team gegenüber, dass jede Äußerung vermeintlich dazu verwendet wird Lockerungen nicht zu gewähren und umgekehrt des Teams gegenüber den Patienten, da diese ja allzu oft lügen. Diese Gegebenheiten ändern sich je nach aktueller Gruppendynamik, sind aber für einen Außenstehenden nicht einzusehen. Um nun also sowohl Patienten als auch Therapeuten es zu ermöglichen möglichst ehrlich antworten zu können wurde das anonyme Fragebogenverfahren gewählt. Im Folgenden wird der Inhalt des Fragebogens beschrieben. (siehe Anhang)

2.1.1 Allgemeine Fragen zur Person

Um die teilnehmenden Patienten in weiter Untergruppen differenzieren zu können, wurden die Kriterien Alter, Geschlecht, Schulabschluss, psychische Erkrankung, rechtliche Grundlage der Unterbringung, wiederholter Aufenthalt, Delikt, Unterbringungsdauer und Lockerungsstufe gewählt.

---

[3] Diese Einschätzung beruht auf den Erfahrungen, die ich im Rahmen meiner Famulatur in Vorbereitung auf die Arbeit gemacht habe und wie sie sich im Gespräch mit ärztlichen und psychologischen Kollegen der Psychiatrie wieder gefunden haben. Ein Psychiater äußerte dazu bewusst provokativ: „Wir bringen den Patienten bei, uns so anzulügen, dass wir ihnen guten Gewissens glauben dürfen."

- Alter: Anhand dieses Kriteriums sollen Unterschiede zwischen älteren und jüngeren Patienten unterscheidbar werden. Folgende Altersblöcke wurden gewählt:
    o unter 20 Jahre
    o 21 bis 40 Jahre
    o 41 bis 60 Jahre
    o über 60 Jahre

- Geschlecht: Bestehen geschlechtsspezifische Unterschiede in der Einschätzung der eigenen Autonomie?

- Schulabschluss: Hat der Bildungsstand der Patienten einen Einfluss auf ihr Verhältnis zum Thema Patientenautonomie? Die Einteilung erfolgte in sechs Gruppen:

    o Kein Schulabschluss
    o Hauptschule/Volksschule
    o Realschule/Mittlere Reife
    o Abitur/Allgemeine Hochschulreife
    o Weiterführende Schulen (BOS, FOS, etc.)
    o Abgeschlossenes Studium (Universität/Fachhochschule)

- Psychische Erkrankung: Mit diesem Kriterium soll geklärt werden, ob Unterschiede im Autonomieempfinden zwischen den verschiedenartig psychisch erkrankten Patienten besteht. Die Unterscheidung erfolgte nicht anhand der vier Eingangskriterien, da zum Einen deren Formulierung als beleidigend empfunden werden könnte und zum Anderen von den intelligenzgeminderten Patienten (Eingangskriterium „Schwachsinn") nicht erwartet wurde, den Anforderungen des Fragebogens gerecht zu werden. Bei der Erstellung der Untergruppen ergab sich zudem das Problem, dass nicht alle Patienten den Fachbegriff für ihre Erkrankung kennen.[4] Die Einteilung der Gruppen erfolgte nach den erfahrungsgemäß wichtigsten Erkrankungsbildern, wobei Mehrfachnennungen möglich waren:

---

[4] In den zahlreichen Vorgesprächen mit verschieden Psychiatern und aus eigener Erfahrung durch die Arbeit in psychiatrischen Einrichtungen weiß ich, dass von vielen Ärzten bei der Erstaufklärung Begriffe wie Schizophrenie oder Persönlichkeitsstörung gemieden werden, da damit eine Stigmatisierung der Patienten verbunden sei.

- o Suchterkrankung
- o Schizophrenie/ Psychose Erkrankung
- o Persönlichkeitsstörung
- o weitere Erkrankung (z.b. ADHS)

- Rechtliche Grundlage: Anhand dieses Kriteriums soll geklärt werden, ob ein Unterschied zwischen den Patienten mit relativ klarem zeitlichen Rahmen (§ 64 StGB) und denen mit bis zu lebenslanger Unterbringungsdauer gegeben ist ((§ 63 StGB). Dementsprechend sind die Gruppen juristisch korrekt:

  - o § 63 Strafgesetzbuch
  - o § 64 Strafgesetzbuch
  - o § 126 Strafprozessordnung bei zu erwartendem § 63 Strafgesetzbuch
  - o § 126 Strafprozessordnung bei zu erwartendem § 64 Strafgesetzbuch

- Delikt: Unterscheiden sich die Einschätzungen der Patienten in Zusammenhang mit ihrer strafrechtlichen Vergangenheit? Die Gruppenunterscheidung orientiert sich an der Gliederung des Strafgesetzbuchs und berücksichtigte zusätzlich die durchaus häufigen Verstöße gegen das Betäubungsmittelgesetz. Mehrfachnennungen waren auch hier möglich.

  - o Vermögensdelikte, Raub und Erpressung sowie gemeingefährliche Straftaten oder Sachbeschädigung und Straftaten gegen die öffentliche Ordnung (Diebstahl, Betrug, Unterschlag usw., Raub, Erpressung usw. sowie Brandstiftung, Hausfriedensbruch usw.)

  - o Straftaten gegen die körperliche Unversehrtheit sowie gegen das Leben (Körperverletzung mit oder ohne Todesfolge, Misshandlung Schutzbefohlener usw. sowie Totschlag, Mord usw.)

  - o Straftaten gegen die sexuelle Selbstbestimmung (Exhibitionismus, sexuelle Nötigung, sexueller Missbrauch mit oder ohne Todesfolge usw.)

- o Verstöße gegen das Betäubungsmittelgesetz (Drogenbesitz, Drogenhandel usw.)

- Unterbringungsdauer: Es soll eine Differenzierung der Patienten zum einen anhand dessen, wie lange die Unterbringung bereits andauert, und zum anderen, wie lange die Unterbringung voraussichtlich noch andauern wird, erfolgen. Der Frage nach dem letzteren ist eine Ja- Nein – Frage vorgeschaltet, um zu überprüfen, ob die Patienten dies überhaupt abschätzen können. Die Zeiträume orientieren sich an der durchschnittlichen Verweildauer von 6,5 Jahren und ist wie folgt aufgegliedert:

  - o weniger als 1 Jahr
  - o 1 bis 2 Jahre
  - o 3 bis 4 Jahre
  - o mehr als 4 Jahre

- Lockerungsstufe: Dieses Kriterium soll die Patienteneinschätzung ihrer Autonomie anhand der bereits erfolgreich absolvierten Therapiestufen untersuchen. Bei dieser Gruppeneinteilung wird auf das Klinikkonzept in Regensburg zurückgegriffen und nach Lockerungsstufen gefragt:

  - o 0 (kein Ausgang)
  - o A (Ausgang auf dem Klinikgelände mit Begleitung)
  - o B (Ausgang auf dem Klinikgelände ohne Begleitung)
  - o C (Ausgang außerhalb des Geländes)
  - o D (Ausgang mit auswärtigem Übernachten, inkl. Entlassungsstufe)

2.1.2 Fragen zu den allgemeinen Rahmenbedingungen

In diesem Abschnitt werden die Patienten bezüglich der Ausgestaltung ihres Lebens und ihrer Therapie in der Forensischen Psychiatrie befragt. Dabei muss man sich vor Auge halten, dass zahlreiche Berufsgruppen (Fachpflege, Ergotherapie, Sporttherapie usw.) an der Ausgestaltung der Therapie mitwirken und damit wesentlichen Einfluss auf die in diesem Abschnitt abgefragten Aspekte der Behandlung haben, selbstredend im Bezug auf die Patientenautonomie. Die Formulierung „allgemeine Rahmenbedingungen" sei damit dem darauf folgenden Abschnitt gegenüber gestellt.

Konkreter formuliert beschäftigen sich die Fragen 11 bis 17 (siehe Anhang) mit Aufklärung über Erkrankung und Behandlung, Einflussmöglichkeiten auf die Therapie. Dementsprechend kann man diese Items zum Themenkomplex „Informiertes Einverständnis" zusammenfassen.

Daran anschließend befasst sich Frage 18 mit der Zufriedenheit des Patienten mit den gewählten Behandlungen.

Da im klinischen Setting der Forensik zu einem großen Teil verhaltenstherapeutische Methoden ihre Anwendung finden und diese auf Verstärkung (Belohnung) und Bestrafung basieren, bleiben Bestrafungen und der Verlust von Lockerungen im klinischen Alltag nicht aus, letzteres natürlich auch vor dem Hintergrund, dass die Sicherungsaufgabe des Maßregelvollzug erfüllt werden muss. Mit diesem Aspekt beschäftigen sich die Fragen 19 bis 24 und 29, wobei auch auf die Ehrlichkeit der Patienten eingegangen wird. Diese Fragen sollen für die Auswertung als zum Themenkomplex „Freiheit" (von der Beschränkung im Maßregelvollzug)gehörig verstanden werden.

Nach dem persönlichen Gewinn zum Selbstverständnis der Patienten wird in Frage 26 gefragt.

Bei den Fragen 25, 27, 28, 30 und 31 wurden Ja – Nein – Fragen vorangestellt um zu überprüfen, ob eine Partnerschaft besteht, ob um das Recht zum externen Gutachten gewusst wird, der Wunsch zum Klinikwechsel besteht, Gefängniserfahrungen bestanden, bzw. die JVA bevorzugt würde. Bei Fragen 28 und 31 wurden zudem nach einer Begründung für bei einer positiven Entscheidung gefragt, als vorgegebene Antworten, basierend auf der Präevalution, und zum freien Antworten.

Ansonsten wurde als Beantwortungsmodus eine Likert-Skala, also von 1 bis 6 verwendet, vergleichbar mit dem deutschen Schulnotensystem, sodass also 1 den positiven, zustimmenden und 6 den negativen, ablehnenden Pol der Skala darstellt. Bei der Skala jeder Frage wurden angelehnt an die Formulierung, die beiden Pole zum besseren Verständnis entsprechend beschriftet.

Beispiel Frage 11:

Wurden Sie zum Beginn ihrer Behandlung über ihre Erkrankung beziehungsweise Sucht aufgeklärt?

o	o	o	o	o	o
1	2	3	4	5	6
vollkommen aufgeklärt					gar nicht aufgeklärt

2.1.3 Fragen zum Verhältnis zum persönlichen Therapeuten

Nachdem im vorangehend Abschnitt Fragen gestellt wurden, die im Verhältnis zu dem gesamten Team und den Stationsregeln stehen, beschäftigt sich dieser Abschnitt ausschließlich mit dem Verhältnis des Patienten zum persönlichen Therapeuten, umfasst also nur noch die Berufsgruppen der Ärzte und Psychologen. Die Wahl sich auf diese Berufsgruppen zu beschränken ist der Ansiedlung der Arbeit im medizinischen Bereich und der zur Verfügung stehenden Arbeitskapazität geschuldet. Eine Erweiterung auf alle Berufsgruppen, auch zur Beleuchtung der fachspezifischen Unterschiede, wäre sicher lohnenswert. Ein erster Schritt in diese Richtung ist der Einschluss der psychologischen Kolleginnen und Kollegen bei den Befragungen.

Wie erwähnt wird bei der Frage nach dem Verhältnis zum persönlichen Therapeuten sowohl nach Wunsch als auch nach der Realität gefragt. Folgende Annahmen wurden bei der Formulierung der entsprechenden Fragen (Nr. 32 u. 33) vorausgesetzt :

- Das Verhältnis wird maßgeblich durch das Verhalten des Therapeuten gestaltet.
- Es existieren vier verschiedene Verhaltensstile, sowohl bei Ärzten als auch bei Psychologen, wie sie modellhaft von Emanuel und Emanuel beschrieben worden sind [26]
- Es existieren Mischformen zwischen den verschiedenen Modellen.

Übertragen auf den Kontext dieses Fragebogens bedeuten die erwähnten vier Modelle im Einzelnen:

- Das paternalistische Modell: Es kann objektiv durch den Therapeuten beurteilt werden, was für den Patienten das Beste ist. Dementsprechend tritt er als Vormund auf und gibt die Richtung vor, wobei dem Patienten es nur zukommt das Richtige einzusehen und bei abweichendem Verhalten mit Strafe zu rechnen. Im Fragebogen wurde dieses Konzept für den Patienten wie folgt „übersetzt":

Verhält sich Ihr Therapeut Ihnen gegenüber wie ein Erziehungsberechtigter, der am besten weiß, was das Beste für Sie ist und dafür sorgt, dass sie tun was er sagt?

- Das informative Modell: Der Therapeut als Experte versorgt den Patienten lediglich mit allen zur Verfügung stehenden Informationen bezüglich seiner Situation (Erkrankung, Behandlung, Zukunftsoptionen) und überlässt ihm dann die Entscheidung alleine, ohne gemäß den eigenen Wertvorstellungen Einfluss auf ihn zu nehmen. Im Fragebogen wurde dies so formuliert:
  Verhält sich Ihr Therapeut Ihnen gegenüber wie ein Experte, der Ihnen alle verfügbaren Informationen liefert und Sie selbst eine Entscheidung treffen lässt?

- Das interpretative Modell: Da der Patient aufgrund von verschiedenen und teilweise widersprüchlichen Wertvorstellungen seine Entscheidungen trifft, hilft ihm der Therapeut diese Grundlagen konsequent zu durchdenken und dann zu entscheiden, ohne das die Präferenz des Therapeuten zum Tragen kommt. Umformuliert:
  Verhält sich Ihr Therapeut Ihnen gegenüber wie ein Berater, der versucht Ihnen zu helfen sich selbst besser zu verstehen und damit erleichtert eine Entscheidung zu treffen?

- Das deliberative Modell: Der Therapeut informiert den Patienten über seine Situation und versucht dessen (wie oben) widersprüchlichen zu verstehen Wertvorstellungen. Bei der Entscheidungsfindung des Patienten berät der Therapeut den Patienten aktiv, was wohl die sinnvollste Entscheidung für ihn wäre. In anderen Worten:
  Verhält sich Ihr Therapeut Ihnen gegenüber wie ein Freund, der sie über die Gegebenheiten informiert und mit Ihnen gemeinsam versucht herauszufinden, was das Beste für Sie ist?

An diese konzept-basierenden Fragen anschließend beschäftigen sich die Fragen 34, mit der Zeit, die sich der Therapeut für den Patienten nimmt.
Frage 35 fragt nach dem Hang des Patienten sich mit möglichst vielen Fragen an den Therapeuten zu wenden und quasi daraus resultierend Frage 36, ob sich der Therapeut jenseits der (wöchentlichen) Einzelgespräche Zeit nimmt.
In Frage 37 schließt sich die abermalige Frage nach der Ehrlichkeit an, jedoch verknüpft mit dem Glauben dadurch schneller in Freiheit gelangen zu können.
Um die maximale Ablehnung des Therapeuten dreht sich Frage 38, umschrieben mit dem Wunsch zum Wechsel. Hierbei wird von der ansonsten verwendeten Skala abgewichen und eine Ja - Nein-

Frage vorausgestellt, um dann ggf. wieder nach Gründen zu fragen. Die vorgegebenen Antwortmöglichkeiten basieren auf den Ergebnissen der Präevaluation (s.u.).
Schließlich dreht sich Frage 39 um die Schweigepflicht, als nur im Berichterstatterwesen z. T. eingeschränkten Recht des Patienten[5] und der Verletzung durch den Therapeuten.

Bei allen Fragen bis auf Frage 38 wurde die Likert–Skala wie oben beschrieben angewandt.

2.1.4 Fragen zu der allgemeinmedizinischen Versorgung

Hinter der Entscheidung auch noch einen spezifisch medizinischen Frageteil zu entwerfen stehen verschiedene Gründe:

- Viele Forensik-Patienten leiden aufgrund ihrer Abhängigkeit von i.v.-Drogen unter chronischen Erkrankungen wie z.b. Hepatitis C.
- Es existieren natürlich auch Komorbiditäten mit psychischen Erkrankungen, die teilweise massive körperliche Auswirkungen haben, wie z.b. Anorexie
- Mache Patienten sind sehr lange bis lebenslänglich in der forensischen Psychiatrie untergebracht und entwickeln dementsprechend die gleichen Erkrankungen und Sportverletzungen[6] wie die Normalbevölkerung.
- Wie in allen psychiatrischen Einrichtungen werden auch in der Forensik Psychopharmaka als Teil des Behandlungskonzeptes eingesetzt, was natürlich ärztliche Aufgabe ist.

Diesen Überlegungen folgend dreht sich Frage 40 um die Zeit, die sich der Arzt für die medizinischen Anliegen des Patienten nimmt, wobei für die Beantwortung auf die Likert-Skala zurückgegriffen wird.
Fragen 41 bis 43 beschäftigen sich mit der medikamentösen Behandlung, als wahrscheinlich wichtigster Bereich der medizinischen Behandlung. Die Formulierungen der Fragen basieren teilweise auf den Bögen von Frau Mirjam Busse [33] und Herrn Florian Degenhart [32] und fragen nach der Aufklärung über Austausch von Medikamenten, sowie über Indikationen, Therapieziele

---

[5] Während meiner Famulatur ergab sich die Situation, dass der persönliche Therapeut nicht von seiner Schweigepflicht gegenüber dem gerichtlich bestellten Gutachter (zur Verlaufsbeurteilung nach § 66 StGB) entbunden wurde. Damit durfte der betreffende Arzt seinem Kollegen nicht über den zu beurteilenden Patienten berichten, umgekehrt der Gutachter dem Stationsarzt sehr wohl.
[6] Manche Patienten betreiben auch übermäßiges schon gesundheitsschädliches Krafttraining. Nicht selten versuchen Patienten durch eine Überweisung an einen externen Arzt wenn auch nur für ein paar Stunden, gefesselt und in Begleitung die Klinik zu verlassen, da das ihre aktuelle Lockerungsstufe nicht zulässt, manchmal auch mit der Absicht auszubrechen. Gezielte Selbstverletzungen kommen dabei auch vor.

und Nebenwirkungen medikamentöser Behandlung. Dabei wird unterschieden, ob die Aufklärung unaufgefordert und ausreichend erfolgt. Die Antwortmöglichkeiten sehen dabei wie folgt aus:

o immer   o meistens   o manchmal   o nie

Den Abschluss bilden Fragen nach dem Arzt-Patienten-Verhältnis, die mit den Fragen nach dem Therapeuten-Patienten-Verhältnis identisch sind.

2.1.5 Präevaluation des Fragebogen

Nachdem der Fragebogen basierend auf den Erfahrungen der Doktorandenkollegen und den oben ausgeführten Überlegungen konzipiert wurde, sollte eine Überprüfung der Praktikabilität und Verständlichkeit erfolgen. Dazu wurden 12 Patienten der Forensischen Psychiatrie, genauer der Station für nach § 64 StGB untergebrachten Männer und Frauen, gebeten, erst den Patientenfragebogen auszufüllen und anschließend schriftlich Fragen zu Verständlichkeit, Zeitaufwand und möglichen Verbesserungen zu beantworten. Da die Befragung anonym war und die ausgefüllten Patientenfragebögen, deren Daten in dieser Arbeit auch keine Anwendung finden sollten, zu diesem Zweck im Anschluss vernichtet wurden, kann von ehrlichen Antworten ausgegangen werden. Die Vernichtung der ausgefüllten Bögen erfolgte also als wichtige vertrauensbildende Maßnahme vor den Augen der Patienten. Viele Patienten äußerten auch direkt ihre Meinung zu den Bögen, was ausnahmslos positiv ausfiel.

Der Bogen zur Präevalutaion (siehe Tabelle 1) bestand aus sechs Fragen (Fragen 1-4 u. 6-7) die mit einer Likert-Skala nach dem Schulnotenprinzip von 1 (optimal) bis 6 (unannehmbar) beantwortet werden konnten, einer Frage nach der benötigten Zeit (Frage 5) und zwei offenen Fragen (Fragen 8 u. 9).

Tabelle 1 fasst Frageninhalt und Fragemodus der Präevaluation zusammen

Frage	Inhalt der Frage	Antwortmodus
1	Verständlichkeit und Übersichtlichkeit	Likert-Skala
2	Anweisungen ausreichend?	Likert-Skala
3	Darstellung verwirrend?	Likert-Skala
4	Zeitaufwand akzeptabel?	Likert-Skala
5	Benötigte Zeit in Minuten	Minutenangabe
6	Fragen wiederholt/ überflüssig und welche	Likert-Skala + freie Antwort
7	Antwortskala ausreichend?	Likert-Skala
8	Gründe für Therapeutenwechsel (Frage 38)	freie Antwort
9	Weitere Kommentare	freie Antwort.

Tabelle 1 Frageninhalt und Antwortmodus des Präevaluationsbogens des Patientenfragebogen

In Abbildung 1 sind die Ergebnisse der Präevaluation in Form eines Balkendiagramms dargestellt.

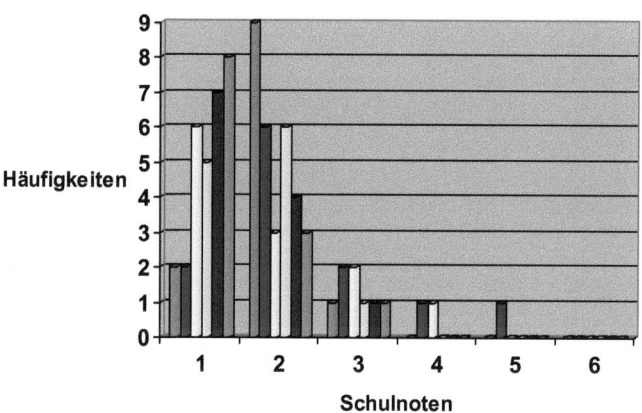

Abbildung 1 Ergebnisse der Präevaluation der Patientenbögen - Verteilung der Noten für alle Fragen in absoluten Zahlen vs. Häufigkeit

Was den tatsächlichen Zeitaufwand betraf gaben die Patienten in Frage 5 durchschnittlich 9,83 min (Maximum 14 min, Minimum 6 min) an.

Als unnötig wurde einmalig Frage 7 (voraussichtliche Unterbringungszeit) bezeichnet. Die offenen Fragen wurden von insgesamt 8 Patienten beantwortet und werden im Folgenden dargestellt, wobei wörtlich Zitate kursiv geschrieben und sinnstiftende Ergänzungen des Autors eingeklammert sind.

Zunächst die Antworten auf Frage 8 des Präevaluationsbogens:

- *Ich bin kein leichter Patient und habe des Öfteren das Gefühl meine Therapeuten zu überfordern*
- *Kein Vertrauen* (2 Mal genannt).
- *Kein Vertrauen, wenn die immer recht hat und versucht so zu machen, das ich mache, was die will*
- *Wenn man sich nicht ernst genommen fühlt,*
- *evtl. vorhandene Antipathie*[7]
- *Mangelnde Kompetenz* (2 Mal genannt)
- *Desinteresse*
- *Ich brauche jemand der mich vor den Kopf stößt mit seiner Meinung damit ich darüber nachdenke.*
- *Verletzung der Schweigepflicht*
- *Indiskretion*
- *Unrealistisches Denken*
- *Behinderung beim Stufen*
- *Sanktionierung wg. Ehrlichkeit*

Dementsprechend wurden im endgültigen Fragebogen folgende Auswahlmöglichkeiten vorgegeben:
- *schlechte persönliche Beziehung/ kein Vertrauen zum Therapeuten*
    Dies soll neben dem Vertrauensaspekt auch die genannte Antipathie und das Gefühl nicht verstanden zu werden abdecken.
- *Verletzung der Schweigepflicht/ Indiskretion*
    o Der Hinweis auf diesen Punkt, erschien dermaßen wichtig, dass daraus auch eine eigene Frage entstand, denn wie schon daraufhin gewiesen wurde, ist dies eines der wenigen gesicherten Rechte des Patienten.

---

[7] Obwohl auch die Präevaluation anonym durchgeführt wurde, schrieb der Patient, der mir als möglichen Grund Antipathie nannte, mit Sternchen die Ergänzung : „(*nicht der Fall!)" Dies zeigt, wie groß das Misstrauen einzelner Patienten ist. Dementsprechend erforderte die Durchführung der Untersuchung ein Regime, in dem die Patienten davon ausgehen konnten, dass ihre Angaben absolut vertraulich behandelt werden.

- *Zu wenig Anleitung zu konkretem Verhalten*
  - Diese Auswahlmöglichkeit entstand vornehmlich aus der Anmerkung des Patienten, der vor den Kopf gestoßen werden wollte. Auch kann das langsame Vorankommen im Stufenprogramm darauf beruhen.

Neben diesen Auswahlmöglichkeiten wurde auch die Möglichkeit mit Freitext zu antworten gegeben, da vermutlich durch die für die Auswertung sinnvolle Verknappung zwar das meiste jedoch nicht alle Beweggründe abgedeckt werden konnten.

Frage 9 des Präevaluationsbogen beantworteten die Patienten wie folgt:
- *Sehr gut finde ich dass sich mal jemand dafür interessiert wie wir die Patienten denken. Ich wünsche mir für Sie + uns dass es was bringt!*
- *Was passiert sollte jemand das 2. x da sein?*
- *Die Delikte sind zu eng zusammengefasst*
- *Bei den Lockerungen gibt es Stufen unabhängige Regelungen (§ 126; ect.)*
- Frage 17(*Nehmen sie sich manchmal Freiheiten, die ihnen das Team nicht zugestanden hat?*) schüre wahrscheinlich Misstrauen.
- *Warum keine Fragen zum Pflegeteam? (erste Ansprechpartner!)*
- *Man merkt, dass es Sie sehr interessiert was die Patienten sich so vorstellen würden.*
- *Frage 9* (Aufklärung zu Beginn) *genauer und Frage 10* (Aufklärung später)

Gemäß diesen Anregungen wurde die Antwortmöglichkeit nach § 126 StPO untergebracht worden zu sein und es wurde die Frage nach vorhergehenden Unterbringungen aufgenommen Manche anderen berechtigten Verbesserungsvorschläge konnten jedoch aus organisatorischen Gründen nicht umgesetzt werden. So erforderte die Befragung des Pflegeteams einen Aufwand der alleine nicht zu bewältigen wäre und die weitere Aufsplitterung der Delikte in weitere Untergruppen würde bei der zu befragenden Patientenzahl eine Bildung von Untergruppen sinnvoller Stärke schwer möglich machen.

Sicher kann man aber auch das Fazit ziehen, dass die Behandlung des Themas Autonomie in der Forensischen Psychiatrie aus Sicht der Patienten begrüßt wird.

In der Zusammenschau der Ergebnisse der Präevaluation kann das Fazit gezogen werden, dass der Fragebogen hinsichtlich Darstellung, Verständlichkeit und Zeitaufwand von einer Gruppe der zu untersuchenden Patientenkollektivs gut angenommen wurde. Zudem konnten notwendige Präzisierungen vorgenommen werden.

Unabhängig von der Präevaluation wurden noch weitere Fragen aufgenommen, die sich während einer Famulatur in der forensischen Psychiatrie ergaben. Dies sind die Fragen, die auf einen Vergleich mit der Gefangenschaft in einer JVA abzielen (Fragen 30 u. 31), sowie Frage 29 zum Thema der Nachvollziehbarkeit von Entscheidungen des Teams. Der komplette Bereich zur medizinischen Versorgung durch den Stationsarzt rührt auch von den Erfahrungen als Famulant her.

Wie im Folgenden erläutert werden wird, basiert der Therapeutenfragebogen inhaltlich vor allem auf der Patientenbefragung. Aus diesem Grund und weil davon ausgegangen wurde, dass hinsichtlich der Verständlichkeit die zu befragenden Therapeuten eben so wenig Schwierigkeiten haben sollten wie die Patienten, wurde auf eine Präeavaluation des Therapeutenfragebogens verzichtet. Zudem fanden ja zahlreiche Vorgespräche mit den Mitarbeitern der Forensik statt.

2.2 Entwicklung des Therapeutenfragebogen

Nachdem ein zentrales Thema des Patientenfragebogens die Therapeuten-Patienten-Beziehung darstellt und davon ausgegangen wurde, dass diese vor allem durch den Therapeuten gestaltet wird lag es nahe, auch die Therapeuten zu befragen. Zudem ergibt sich durch die rechtliche und organisatorische Einbettung, dass den Forensik-Patienten die Mittel, um als Patienten autonom zu handeln, nicht im gleichen Umfang wie den meisten anderen Patienten zur Verfügung stehen. So besteht keine freie Arztwahl, bzw. der Wechsel des Therapeuten muss ausgehandelt werden, die Klinik zu wechseln ist sehr unüblich, um eine Zweitmeinung einzuholen bedarf es des Wegs über den Anwalt und wie schon ausgeführt rechnen Patienten mit Repressalien, sollten sie widersprechen, zu Recht oder zu Unrecht sei dahingestellt. Davon ausgehend kann man davon ausgehen, dass Patienten in dieser Situation in starkem Maße von der Gewährung von Autonomie durch die behandelnden Therapeuten abhängig sind.

Für die Wahl der Methode der Befragung anhand von Fragebögen sprachen im Prinzip dieselben Gründe wie schon bei der Entscheidung für Patientenfragebögen.

Die Entwicklung des Bogens basierte konsequenterweise auf dem Patientenfragebogen, da ja eine Vergleichbarkeit (s.u.) erreicht werden sollte. Dementsprechend sind die Antwortmöglichkeiten wieder in den meisten Fällen nach dem Schulnotenprinzip gestaltet.

2.2.1 Allgemeine Fragen zur Person

Auch hier werden verschiedene Merkmale(Alter, Geschlecht, Funktion und Berufserfahrung) abgefragt um die Population der Therapeuten weiter differenzieren zu können.

Die Fragen nach Alter und Geschlecht ist mit denen des Patientenfragebogens identisch. Weiter wird nach der Funktion gefragt, die die befragte Person in der Forensischen Psychiatrie innehat. Dahinter steht die These, dass sich ärztliche und psychologische Psychotherapeuten in der Gestaltung der Beziehung zu ihren Patienten und im Bezug auf die Gewährung von Patientenautonomie unterscheiden. In der untersuchten Klinik haben, wie in manch anderen Kliniken auch, Psychologen die Möglichkeit eine Position äquivalent zu der eines Oberarztes zu erreichen und werden dann Leitende Therapeuten genannt. Daher sind folgende Antwortmöglichkeiten vorgegeben:

- Stationsarzt/ -ärztin
- Oberarzt/ -ärztin
- Diplom Psychologin/ Psychologe
- Leitende/r Therapeut/ in

Des Weiteren wird die These untersucht, dass sich auch durch entsprechende Berufserfahrung Unterschiede ergeben. Hierbei wird explizit nach der Berufserfahrung in der Forensischen Psychiatrie gefragt, womit der Fokus auf die Besonderheit dieser Arbeit zwischen Psychiatrie und Justiz gelegt werden soll. Als Zeiträume wurden gewählt:

- weniger als 5 Jahre
- 5 bis 10 Jahre
- 11 bis 25 Jahre
- mehr als 25 Jahre

2.2.2 Fragen zur Tätigkeit als Psychotherapeut

In diesem Abschnitt sollen Fragen zur psychotherapeutischen Arbeit der Ärzte und Psychologen mit den Patienten, für die diese der Bezugstherapeut sind, behandelt werden. In dieser Funktion trifft der Therapeut laufend Entscheidungen von geringerer Bedeutung, wie z.B. über die Teilnahme an Gruppen, und ist bei wichtigeren (Team-)Entscheidungen, wie z.B. über die Gewährung eines Stufenantrags, maßgeblich durch sein Urteil beteiligt. So gesehen hat der Therapeut im Bezug auf die Freiheiten des Patienten eine verantwortungsvolle Machtposition inne.

Die erste Frage dieses Abschnitts (Frage 5) fragt, ob sich der Therapeut aufgrund der eigenen Intuition gegen eine Lockerung ausgesprochen hat, obwohl die formalen Voraussetzungen erfüllt waren. Hinter dieser Frage steht die Hypothese, dass ein Patient zwar formal durch die Beteiligung an allen Therapieangeboten und –gruppen, und durch seine Aussagen und Verhaltensweisen das Bild eines Patienten zeigt, von dem keine schwerwiegenden Straftaten mehr zu erwarten seien (Kriterium für die Entlassung), doch nonverbal im Einzelgespräch mit dem Therapeuten ein anderes Bild vermittelt. Neben diesem zugegebenermaßen den Patienten misstrauenden Szenario sind viele Situationen denkbar, in denen es auf die Kumulation von Erfahrung und Empathie des Therapeuten ankommt, wie z.b. bei einer Überforderung des Patienten, die dieser selbst nicht wahrnimmt oder nicht äußern kann oder will. Der Begriff der Intuition erscheint als brauchbarer Überbegriff bei der Untersuchung der Frage, ob Therapeuten für sich auch irrational argumentieren, in dem Bereich der zwischenmenschlichen Beziehung, der an Irrationalität nicht zu überbieten ist.

Wie schon im Patientenfragebogen wird in den nächsten Fragen nach Wunsch und Realität der Therapeuten-Patienten-Beziehung gefragt, basieren auf dem Modell von Emanuel und Emanuel. Die Fragen wurden lediglich auf die Sicht des Therapeuten umformuliert.

Wie schon erwähnt, spielt die Schweigepflicht als Vorschrift für den Therapeuten und damit als Recht des Patienten, eine nicht zu unterschätzende Rolle. Dementsprechend beschäftigen sich die restlichen Fragen dieses Abschnitts (Fragen 8 bis 10) mit dem Umgang des Therapeuten damit. So wird erfragt, ob es für den Therapeut vorstellbar wäre, dass die Verletzung der Schweigepflicht für den Patienten von Vorteil sein könnte, ob dies der Therapeut richtig fände und ob der Therapeut eine solche Verletzung schon einmal begangen habe und ob dies zum Schaden des Patienten gewesen wäre. Hierbei kann nicht nur mit der Likert-Skala geantwortet werden, vielmehr werden auch Ja-Nein-Fragen gestellt.

2.2.3 Fragen für Ärzte

Wie schon aufgeführt spielt die allgemeinärztliche Versorgung für manche Patienten eine nicht unerhebliche Rolle. Diese Versorgung sowie die psychopharmakologische Versorgung wird durch die Stationsärzte und Oberärzte für alle Patienten ihrer Station übernommen, womit sich dieser Fragenteil ausschließlich an diese wendet, also von den psychologischen Kollegen nicht beantwortet werden sollte. Die Fragen sind im Prinzip lediglich die Umkehrung der Fragen, die auch den Patienten gestellt wurden. Dementsprechend wird zunächst gefragt, ob sich die Ärzte ihrer

Meinung nach genügend Zeit für die Anliegen der Patienten nehmen würden, wobei wieder nach dem Schulnotenprinzip geantwortet werden konnte.

Die Fragen 12 bis 14 behandeln wie schon im Patientenbogen, den Umgang mit der medikamentösen Therapie, als den wahrscheinlich wichtigsten Bereich der medizinischen Behandlung. Die Formulierungen wurden in Anlehnung an den Patientenfragebogen gestaltet und fragen wiederum nach der Aufklärung über Austausch von Medikamenten, sowie über Indikationen, Therapieziele und Nebenwirkungen medikamentöser Behandlung. Dabei wird unterschieden, ob die Aufklärung unaufgefordert und ausreichend erfolgt. Die Antwortmöglichkeiten sind wiederum so gestaltet:

      o immer   o meistens   o manchmal   o nie

Den Abschluss bilden wieder Fragen nach dem Arzt-Patienten-Verhältnis, die mit den Fragen nach dem Therapeuten-Patienten-Verhältnis identisch sind.

2.2.4 Fragen zu 5 ausgewählten Patienten

Nachdem die Therapeuten auf die vorhergehenden Fragen gemäß ihren allgemeinen Ansichten basierend auf ihren Erfahrungen antworten sollten, zielt der folgende Teil auf das Verhältnis des Therapeuten zu jeweils einem speziellen Patienten ab. Damit soll eine direkte Vergleichbarkeit von den Ansichten des Therapeuten und des Patienten erreicht werden. Wie diese Vergleichbarkeit gewährleistet werden soll, ohne die Anonymität zu verletzten, wird unten aufgeführt. Die Ausgestaltung dieses Fragenteils basiert zum einen folgerichtig auf den Fragen des Patientenbogens und wiederholen zum anderen Fragen, die bereits im allgemeinen Frageteil für Psychotherapeuten gestellt wurden. Damit können zum einen bei der Auswertung der Bögen von Patienten und Therapeuten diese verglichen werden. Zum anderen kann auch untersucht werden, ob die Antworten im allgemeinen Teil sehr stark von den Antworten in diesem speziellen Teil abweichen, ob also gewisse Patienten den Therapeuten zu einer Änderung seiner allgemeinen Ansichten bringen, oder ob er diese konsequent bei allen Patienten verfolgt.

Der spezielle Fragenteil beginnt mit der Ausleuchtung der Therapeuten-Patienten-Beziehung unterschieden nach Wunsch und Realität basierend auf dem Konzept von Emanuel und Emanuel, wie es schon zur Genüge weiter oben behandelt wurde (Fragen PX.1 und PX.2).

Als Umkehrung der Frage 35 des Patientenbogens wird der Therapeut weiter gebeten zu beurteilen, wie sehr sich der Patient vom Therapeuten abhängig macht, zu beurteilen auf der Likert-Skala.

Die Fragen PX.4 und PX.5 beschäftigen sich wiederum mit der Schweigepflicht. Beginnend damit, ob konkret die Schweigepflicht bereits verletzt wurde (Ja/ Nein/ Keine Angabe) und falls Ja, ob dadurch zum Schaden des Patienten gehandelt wurde, wobei dies nach Schulnoten zu bewerten ist. Schließlich wird weiter gefragt, ob der Patient wohl davon ausgeht, dass eine Verletzung der Schweigepflicht stattfand. Diese Frage lässt zum einen eine Vergleichbarkeit mit der entsprechenden Frage des Patientenbogens zu und prüft zum anderen auch im gegebenen Fall, wie ehrlich der Therapeut in dieser Frage mit dem Patienten umgeht.

Die Frage PX.6 behandelt anschließend die Einschätzung des Therapeuten bezüglich der Ehrlichkeit des Patienten, wobei zunächst grundsätzlich mit Ja oder Nein zu beantworten ist, ob der Patient wohl lügt. Falls Ja wird nach der Häufigkeit und den Gründen gefragt. Die Antwortmöglichkeiten bei letzterem basieren zum Teil auf den Antworten der Patienten in der Präevaluation, wobei davon ausgegangen wird, dass das Lügen des Patienten als Misstrauensbeweis zu werten ist. Bei dieser Frage interessiert, ob bei einem gegenseitig festgestellten Misstrauen auch die Gründe hierfür ähnlich wahrgenommen werden.

Die Antwortmöglichkeiten sind konkret:
    o schlechte persönliche Beziehung zu Ihnen
    o Glaube des Patienten dadurch schneller in Freiheit zu gelangen?
    o Persönlichkeitsstruktur des Patienten
    o kein Vertrauen zu Ihnen
        o _____

Frage PX.7 schließlich behandelt den Wunsch des Patienten, den persönlichen Therapeuten zu wechseln. Die Antwortmöglichkeiten sind hierbei stufenförmig aufgebaut. So wird zunächst gefragt, ob ein solcher Wunsch des Patienten bestand, sollte die Antwort Ja sein, so wird gefragt, ob der Therapeut dieses Anliegen unterstützte und schließlich bei einem Nein darauf, warum dieses Anliegen nicht unterstützt wurde. Die Auswahlmöglichkeiten zu diesen Gründen basieren auf in den Vorgesprächen zu dieser Arbeit gemachten Aussagen der Psychiater zu dieser Problematik und sind im einzelnen:

    o ein anderer Therapeut würde auch nichts anders machen
    o der Wechselwunsch ist nur Ausdruck der mangelnden Therapiebereitschaft des Patienten
    o Grundsätze der Station
        o _____

2.3 Vergleichbarkeit der Bögen

Nachdem bei der vorangehenden Darstellung der Entstehung und Ausgestaltung von Patienten- und Therapeutenbögen in mehrfacher Weise auf die Vergleichbarkeit der Bögen in der Auswertung hingewiesen wurde, soll nun beschrieben werden, wie dies konkret erreicht werden soll.

Zunächst sind die beiden Bögen inhaltlich aufeinander abgestimmt, was bereits deutlich geworden sein sollte. Beispielsweise sind die Fragen zur Therapeuten-Patienten-Beziehung nur in leichter Umformulierung in beiden Bögen vorhanden.

Grundsätzlich ist es folglich möglich die Antworthäufigkeit bei einer Frage im Patientenbogen zu beschreiben und dies mit der Antworthäufigkeit der entsprechenden Frage im Therapeutenbogen zu vergleichen.

Über dieses nahe liegende Auswertung hinausgehend sieht das Konzept dieser Arbeit jedoch vor, die Antworten einzelner Patienten direkt mit den Antworten ihres persönlichen Therapeuten zu vergleichen ohne dabei die Anonymität der Antwortenden aufzugeben. Zu diesem Zwecke wurden so genannte Personenkennnummern (PK) verwendet. Diese setzten sich zusammen aus dem ersten und dritten Buchstaben des Vornamen und dem Geburtstag des Patienten.

Jeder Patient wurde beim Ausfüllen gebeten diese PK anzugeben, wobei auf der ersten Seite des Fragbogens entsprechende Beispiele zur Erläuterung der PK angeführt wurden.

Auf Seite der Therapeuten wurde Entsprechendes bei der Beantwortung der speziellen Fragen zu den einzelnen Patienten verlangt. Die Therapeuten wurden gebeten hierbei fünf Patienten auszuwählen, die nach ihrer Meinung sich bei der Arbeit freiwillig beteiligen würden und bei denen keine Kontraindikation besteht, wie Intelligenzminderung, akute psychotische Zustände oder Umstände, die eine selbstständiges Ausfüllen des Fragebogen verhindern.

Auf diese Weise konnten Daten von Therapeuten und Patienten anonym gewonnen werden, die dann bezüglich der PK verglichen werden konnten.

2.4 Datenerhebung in der Forensischen Psychiatrie

Die Erhebung der Daten in der Forensischen Psychiatrie fand im Zeitraum März und April 2007 statt. Hierbei ist zu beachten, dass die untersuchte Forensische Psychiatrie über 7 Stationen verfügte, sowie zwei weiteren Stationen an einem weiteren Standort, welche jedoch organisatorisch demselben Chefarzt unterstehen. Die Untersuchung wurde auf allen Stationen durchgeführt mit Ausnahme der so genannten Schub-Station ist, welche für Patienten gedacht ist, die auf ihre

Verlegung (auch genannt Verschubung) in eine JVA warten, oder die neu aufgenommen wurden und noch geklärt werden soll, welche Station die beste für diese Patienten ist. Auf dieser Schub-Station findet nicht das therapeutische Arbeiten Anwendung, auf das dieser Fragebogen ausgelegt ist und daher wäre eine entsprechende Befragung ohne Sinn.

Die Arbeit wurde auf allen Stationen den Teams vorgestellt und die entsprechenden Fragebögen wurden an die Ärzte und Psychologen ausgeteilt. Diese wurden gebeten die ausgefüllten Bögen in einem neutralen Umschlag in eine aufgestellte Box im Chefarztsekretariat einzuwerfen. Auf jeder Station wurde nebst einem Exemplar des Patientenfragebogens auch ein Merkblatt mit den Kontaktdaten des Doktoranden hinterlegt, versehen mit dem ausdrücklichen Hinweis, dass jeder Patient ggf. in der Lage sein sollte diesen zu kontaktieren. Für die Therapeuten waren für den Fall von Fragen die Kontaktdaten auf dem Therapeutenfragebogen vermerkt.

Ebenfalls wurde ein Termin für ein so genanntes Stationsforum vereinbart, wo alle Patienten anwesend sein würden. Zu Beginn dieses Treffens wurde die Arbeit vorgestellt und im Anschluss konnten die Patienten, die wollten, den Fragebogen ausfüllen. Die Fragebogen wurden alle vom betreuenden Doktoranden ausgeteilt und direkt nach dem Ausfüllen wieder eingesammelt. Die Patienten hatten immer einen direkten Ansprechpartner um ggf. Fragen zu den Bögen stellen zu können. Dieses Vorgehen wurde so gewählt, da der Maßregelvollzug durch seine gefängnisähnlichen Sicherungsvorkehrungen nicht einfach zugänglich ist und daher die Fragebögen nicht zu beliebigen Zeitpunkten eingesammelt werden konnten. Zudem sollten sich die Patienten nicht untereinander absprechen können und so das Ergebnis verfälschen.[8]

2.5 Datenerhebung in der Suchtpsychiatrie

Nachdem die Beteiligung der Therapeuten der Forensischen Psychiatrie lediglich eine Beteiligung von zwei Ärzten und neun Psychologen brachte entschloss man sich die Untersuchung auf einen weiteren Teil der Psychiatrie auszudehnen, wofür die Mitarbeiter der geschlossenen Suchtpsychiatrie gewonnen werden konnten.

---

[8] Dass dies ein nicht nur hypothetisches Problem darstellt zeigte ein Vorkommnis bei der Durchführung der Untersuchung. Ein Patient bat mich nach dem Ausfüllen des Fragebogens um ein Exemplar, da die darin Angesprochene genau das sei, was die Patienten im Stationsleben zum Thema machen müssten. Aus der Wortwahl und dem Tonfall ging er hervor, dass er mithilfe des Fragebogens Stimmung gegen das Team machen wollte. Nach Rücksprache mit demselben („Keine Sorge, wir halten das schon aus") händigte ich dem betreffenden Patienten einen Bogen aus, während dieser von einer Gruppe umringt bereits Stimmung machte.

Natürlich wurde nicht von einer direkten Vergleichbarkeit der zu erhebenden Daten ausgegangen, da die Rahmenbedingungen in beiden Therapieeinrichtungen stark unterschiedlich sind. Jedoch war das geschlossene Setting von starkem Interesse. Die Auswertung der Daten wird folgerichtig getrennt erfolgen.

2.5.1 Durchführung der Datenerhebung in der Suchtpsychiatrie

Nach den notwendigen formalen Vorarbeiten wurde die Arbeit wiederum in der Teambesprechung der Station vorgestellt und ein entsprechendes Merkblatt für das Team ausgehängt. Mit den betreffenden Psychologen und Ärzten wurde vereinbart, dass den Therapeuten mitgeteilt werden sollte, welche Patienten sich beteiligt hätten, damit gezielt für diese der Therapeutenfragebogen ausgefüllt werden konnte. Dies geschah vor dem Hintergrund, dass den Patienten die Beteiligung an der Befragung positiv im Sinne des Stufensystems der Suchtpsychiatrie angerechnet werden sollte, wie es schon bei anderen Untersuchungen auf dieser Station geschehen ist. Zugang zu den Antworten der Patienten erhielten die Therapeuten natürlich nicht. In einem Patientenforum wurde dann die Arbeit vorgestellt und ein wöchentlicher Termin bekannt gegeben, an dem sich die Patienten an der Befragung beteiligen konnten. Dies geschah wiederum unter Aufsicht durch den Doktoranden. Die Ausdehnung der Befragung auf einen längeren Zeitraum wurde gewählt, da die Suchtpsychiatrie aufgrund der hohen Abbruchrate sozusagen einen hohen Durchsatz an Patienten hat. Dementsprechend fand die Befragung von September bis Dezember 2008 statt. Konkret wurde jedem Patienten die Teilnahme bestätigt und dem zuständigen persönlichen Therapeuten mitgeteilt, welcher dann die entsprechenden Fragen zu dem Patienten beantwortete. Aufgrund dieses Vorgehens konnte eine relative hohe Beteiligung und eine große Übereinstimmungsrate erreicht werden.

2.5.2 Modifizierungen des Patientenfragebogens für die Suchtpsychiatrie

Da der vorliegende Fragebogen für die Patienten der Forensischen Psychiatrie entworfen worden war, wurden für die Verwendung in der Suchtpsychiatrie Veränderungen notwendig. Da aus Kostengründen auf einen Neudruck verzichtet werden sollte, behalf man sich mit einem Ergänzungsblatt.

Es entfielen die Fragen zur zugrunde liegenden Erkrankung (Frage 4), zur Rechtsgrundlage der Unterbringung (Frage 5), zum verübten Delikt (Frage 7) und ob der Patient lieber als Gefangener in einer JVA wäre (Frage 31). Die Gründe für dies Streichung waren natürlich, dass sämtliche

Patienten im Prinzip freiwillig, aufgrund einer Suchterkrankung, sowie ohne ein Delikt verübt zu haben in der Suchtpsychiatrie untergebracht sind und ohne der Alternative der Gefangenschaft in einer JVA.
Schließlich arbeitet die untersuchte Station auch mit einem Stufenprogramm, welches nicht absolut identisch mit dem des Maßregelvollzugs ist, weshalb eine Übertragung stattfinden musste.
Entsprechend wurde folgende Änderung der Zuordnung von Frage 10 vorgenommen:

Stufe ROT   = 0 (kein Ausgang)
Stufe Weiß = A (Ausgang auf dem Klinikgelände mit Begleitung)
Stufe GELB = B (Ausgang auf dem Klinikgelände ohne Begleitung)
Stufe GRÜN = C (Ausgang außerhalb des Geländes)
Stufe BLAU = D (Ausgang mit auswärtigem Übernachten, inkl. Entlassungsstufe)

Hierbei muss deutlich gemacht werden, dass diese Zuordnungsänderung lediglich formaler Natur ist und inhaltlich nicht übereinstimmt.

Erst im Laufe der Untersuchung wies ein Patient daraufhin, dass die Zeiträume in den Fragen 8 und 9 (Unterbringungsdauer und voraussichtliche Unterbringung) zu lange gewählt sind, da das Stufenprogramm der Suchtstation auf einen viel kürzeren Zeitraum ausgelegt ist. Eine Änderung der Zuordnung wäre also hier sinnvoll gewesen um diese Fragen besser auswertbar zu machen. Ebenfalls gestrichen wurde Frage 27, da die Suchtpsychiatriepatienten nicht aufgrund eines Gerichtsbeschlusses untergebracht wurden und daher Gutachten keine Rolle spielen.

2.6 Auswertung

Nach der Darstellung der Konzipierung soll nun kurz umrissen werden, wie die Auswertung der gewonnen Daten erfolgt. Die Wahl der statistischen Tests musste durch die geringe Stichprobenzahl unter anderem bei der Therapeutenbefragung modifiziert werden, d.h. dass zum Teil nur eine deskriptive Statistik Anwendung findet.
Generell werden Ergebnisse auf einem Signifikanzniveau $< 0,05$ als signifikant und $< 0,01$ als hoch signifikant betrachtet. Für weiterführende Tests werden Items und Variablen dann verwendet, wenn signifikante Ergebnisse der Vortests dies rechtfertigen.
Sämtliche Berechnungen wurden mit dem Programm SPSS 14.0 für Windows, Version 14.0.1, durchgeführt.

2.6.1 Auswertung der Patientenfragebögen

Nachdem die Stichprobe in der Forensischen Psychiatrie mit n = 83 zwar hinter dem gesetzten Ziel von n > 100 zurückgeblieben ist, dennoch ausreichend groß erscheint wird zunächst anhand der allgemeinen Angaben zur Person versucht Untergruppen sinnvoller Größen zu bilden. Dies geschieht durch die Betrachtung der Häufigkeiten der Antworten auf die einzelnen Fragen. Die so erhaltenen Untergruppen dienen im Weiteren der Untersuchung signifikanter Unterschiede im Antwortverhalten zwischen den verschiedenen Untergruppen.

Die Auswertung der Fragen/ Items erfolgt unterschiedlich, je nachdem, ob das Item einem der Themenkomplexe „Informiertes Einverständnis", „Freiheit", „Zeit" oder „Medikamentenaufklärung" angehört.

Die Ergebnisse von Items, die keinem Themenkomplex angehören, werden mittels Häufigkeitstabellen und Median- sowie Mittelwertberechnung deskriptiv dargestellt. Weiter werden die Items auf signifikante Unterschiede im Antwortverhalten der Untergruppen hin untersucht. Dafür werden zwei Tests verwendet. Erstens werden die Daten mit dem Chi-Quadrat-Test hinsichtlich ihrer zu erwartenden und tatsächlichen Verteilung auf die Untergruppen überprüft, wofür die Likert-skalierten Antworten zusammengefasst werden(aus 1 und 2 wird 1, aus 3 und 4 wird 2 sowie aus 5 und 6 wird 3).

Zweitens wird mittels Mann-Whitney-U-Test (abgekürzt = U-Test) die Abweichung der Mittelwerte zweier unabhängiger Stichproben geprüft. Bei dem U-Test wird also überprüft ob sich die Untergruppen als voneinander unabhängige Stichproben herausstellen.

Items, die einem der Themenkomplexe („Informiertes Einverständnis", „Freiheit", „Zeit" oder „Medikamentenaufklärung") angehören, sollen in mehreren Schritten ausgewertet werden. Zunächst soll eine deskriptive Darstellung erfolgen. Im nächsten Schritt werden die Fragen dahingehend untersucht, ob die inhaltliche Übereinstimmung sich auch in den Ergebnissen widerspiegelt. Dazu werden die Daten mittels Kolmogorov-Smirnov-Test (abgekürzt K-S-Test) auf ihre Normalverteilung hin überprüft. Im nächsten Schritt werden die Daten mit dem Spearman-Test bei nicht-normalverteilten Daten bzw. bei normalverteilten Daten mittels Pearson-Test, auf Korrelationen überprüft. Sollten die Items auf einem Signifikanzniveau < 0,05 korrelieren, werden die korrelierenden Items zu einer Variable transformiert, d.h. es wird die arithmetische Mitte der Ergebnisse der verschiedenen einzelnen Items gebildet. Items die nicht korrelieren werden wie Items behandelt, die keinem Themenkomplex angehören. Die durch Transformation gewonnene

„neue Variable" wird mittels K-S-Test auf ihre Normalverteilung hin überprüft. Sollte dieser signifikant ausfallen, ist die „neue Variable" nicht normalverteilt (= nicht parametrisch) und wird mittels U-Test auf signifikante Unterschiede zwischen den Untergruppen untersucht. Sollte die neue Variable im K-S-Test nicht signifikant getestet werden ist sie normalverteilt (= parametrisch) und wird mittels t-Test, der parametrische Daten erfordert, auf Korrelationen überprüft. Diese schrittweise Testung fasst Abbildung 2 zusammen.

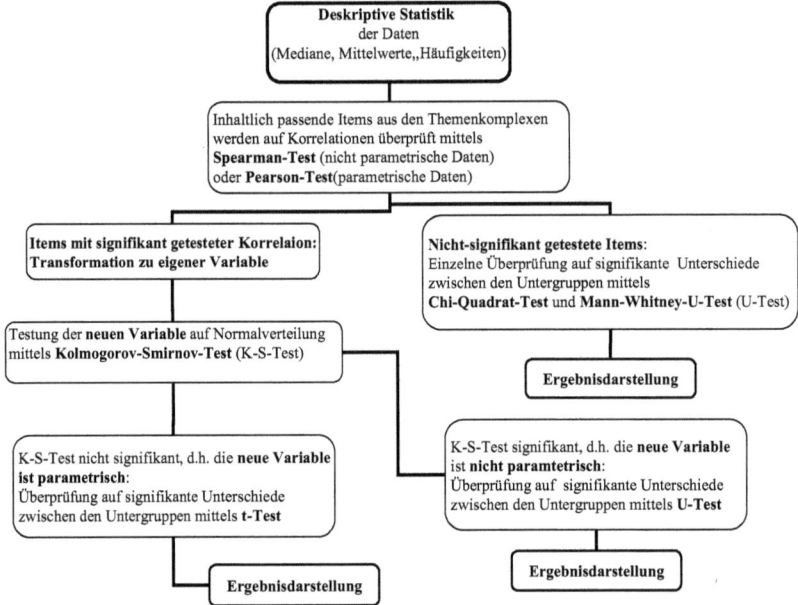

Abbildung 2 Algorithmus für die schrittweise Testung der Items, die einem Themenkomplex zugeordnet worden sind, enthalten im Patientenfragebogen

Die Items des Abschnitts zum Verhältnis des Patienten zum persönlichen Therapeuten werden unterschiedlich ausgewertet, je nachdem ob sie auf den vier Modellen nach Emanuel und Emanuel basieren oder nicht. Tun sie das nicht werden sie ausgewertet wie die Items des Teils der allgemeinen Rahmenbedingungen. Hierbei können die Items 34 und 36 als zum Themenkomplex „Zeit" zugehörig angesehen werden und werden dementsprechend getestet. Die restlichen Items gehören keinen Themenkomplex an und werden entsprechen zur Testung verwendet.

Die modellbasierten Items werden wie oben ausgeführt in sich unterschieden, ob sie nach der Realität oder nach dem Wunsch des Patienten fragen und sind jeweils vier Items gemäß den vier Modellen der Arzt-Patienten-Beziehung. Neben der deskriptiven Statistik werden die jeweiligen vier Items mittels Spearman-Test auf Korrelationen überprüft, um zu erfahren, ob die unterschiedlichen Modelle klar abgrenzbar sind. Des Weiteren werden die einzelnen Items wie schon beschrieben mittels Chi-Quadrat-Test und U-Test auf signifikante Unterschiede im Bezug auf die 9 Merkmale überprüft. Um dann weiter zu überprüfen, inwieweit Wunsch und Realität auseinander liegen, richtet sich nun der Blick auf die zwei Items zu einem Modell je aus Wunsch und Realität. Es werden also jeweils die beiden Items zum paternalistischen, deliberativen, informativen und interpretativen Modell betrachtet, ein Item zur Realität eines zum Wunsch.

Nun werden die Realitäts-Werte von den Wunsch-Werten abgezogen, um als Differenz einen Diskrepanz-Wert zu erhalten. Durch die Wahl der Gleichung Wunsch – Realität bedeutet ein positiver Wert einen Überschuss und ein negativer Wert einen Mangel aus Sicht des Patienten. Zur Verdeutlichung sei es im folgenden Beispiel mit Extremwerten gezeigt:

	Realität	Wunsch
Bsp. Paternalismus	1(trifft voll zu)	6(trifft überhaupt nicht zu)
		→ Überschuss an Paternalismus

Wunsch – Realität = 5

Bsp. Informativ	6(trifft überhaupt nicht zu)	1(trifft voll zu)
		→ Mangel an Informativem

Wunsch – Realität = -5

Nachdem man nun vier neue Variablen gewonnen hat, die einem nicht nur Diskrepanzen allgemein, sondern auch Mangel und Überschuss bezüglich der vier Modelle angeben, können diese dementsprechend deskriptiv beschrieben werden. Diese vier Variablen werden dann mittels U-Test auf signifikante Unterschiede zwischen den Untergruppen getestet.

Zu dem Frageteil der allgemeinärztlichen Versorgung bleibt lediglich ein Verweis auf bereits Beschriebenes. Die Items zur Arzt-Patientenbeziehung werden genau wie die zur Therapeuten-Patienten-Beziehung ausgewertet, da sie auf dem gleichen Konzept basieren.

Das Item zur Zeit, die sich der Arzt nimmt, wird deskriptiv beschrieben und mittels Chi-Quadrat- und U-Test auf Unterschiede zwischen den Untergruppen untersucht.

Die restlichen Items können inhaltlich als Themenkomplex „Medikamentenaufklärung" gefasst werden und werden daher gemäß der oben beschriebenen Schritte untersucht.

Die Auswertung wie sie hier dargestellt wurde, kann genau so nur auf die Ergebnisse in der Forensischen Psychiatrie Anwendung finden, da die Stichprobe in der Suchtpsychiatrie eine weitaus geringere ist. Das Prinzip der Auswertung bleibt für die Antworten der Sucht-Patienten jedoch das gleiche und wird entsprechend der Ergebnisse modifiziert. Eine Erläuterung der Modifikationen erfolgt im Teil 4 dieser Arbeit, wo die Ergebnisse der Suchtpsychiatrie dargestellt werden.

2.6.2 Auswertung der Therapeutenfragebögen

Das Vorgehen bei der Auswertung der Therapeutenfragebögen ist maßgeblich durch die sehr kleinen Stichproben geprägt. So sind diese in der Forensischen Psychiatrie n = 11, da sich schlicht nicht mehr Therapeuten beteiligten, und in der Suchtpsychiatrie n = 4, was bei der Erweiterung so geplant war, da hier vor allem die direkt vergleichbaren Ergebnisse im Vordergrund standen.

Entsprechend dem Diktat des Faktischen werden die Ergebnisse der Allgemeinen Fragen zur Person lediglich deskriptiv dargestellt, da die Bildung von weiteren Untergruppen zwar sicherlich interessant wäre, dies die Daten jedoch schlicht nicht hergeben.
Der nächste Abschnitt behandelt Fragen zur Tätigkeit als Psychotherapeut. Auch hier finden sich Items zu den Modellen nach Emanuel und Emanuel, die nach allgemeiner Beschreibung und Prüfung auf Korrelationen untereinander, auch zu vier Diskrepanz-Variablen (siehe oben) zusammengefasst werden. Diese können zunächst nur beschrieben werden.
Die restlichen Items dieses Abschnitts können nur deskriptiv beschrieben werden. Auch wenn zahlreiche Items das Thema Schweigepflicht behandeln, so können diese nicht sinnvoll zu einem Themenkomplex zusammengefasst werden, da zwei Ja-Nein-Fragen darunter sind und eine von diesen einer Zusatzfrage vorgeschaltet ist. Eine Untersuchung mittels Chi-Quadrat-Test der Ja-Nein-skalierten Fragen ist aufgrund der zu geringen Stichprobe nicht sinnvoll.

Der nur für Ärzte konzipierte Abschnitt wird mit einer Stichprobe von n = 2 nicht behandelt, da dies nur dem biographischen Beschreiben zweier anonymer Ärzte gleichkäme.

Der letzte Abschnitt dieses Fragebogens behandelt 5 vom Therapeuten ausgewählte Patienten. Die hier gewonnen Daten können auf zweifache Weise verwendet werden. Erstens um sie mit den Angaben der Patienten direkt zu vergleichen, mit denen eine Übereinstimmung durch die PK ermittelt werden konnte. Zweitens um sie als eigener Datensatz zu beschreiben. Das Vorgehen bei Ersterem wird unter 2.6.3 beschrieben, die Beschreibung des Vorgehens bei letzterem erfolgt hier. Zunächst muss man sich klar machen, dass es sich bei diesen Daten nicht um die Angaben von 52 Patienten zu sich selbst handelt, sondern um die Angaben von 11 Psychotherapeuten zu 5 ihrer Patienten (bzw. einmal nur zu 2 Patienten, was die obigen Zahl von 52 Patienten erklärt).

Dementsprechend wurden die Daten als einem Psychotherapeuten zugehörig eingegeben und führen zu den folgenden formal möglichen Unterscheidungen:
Patient 1 von Psychotherapeut 1, Patient 2 von Psychotherapeut 1 usw.,
sowie: Patient 1 von Psychotherapeut 2, Patient 2 von Psychotherapeut 2 usw.

Wichtig zu beachten ist, dass es diese vermeintlich gut unterscheidbaren Patienten real zwar existieren, aber nie diese Einzelangaben gemacht haben, weshalb die Daten nicht als 52 Einzeldaten behandelt werden sollten, sondern vor einer Auswertung sozusagen über einen Therapeuten hinweg gemittelt werden müssen. Die Mittlung erfolgt arithmetisch, indem die 5 verschiedenen Angaben (resultierend aus der Befragung zu 5 Patienten) zu einem Item zusammengezählt und durch 5 geteilt werden. In dem Fall, wo nur Angaben zu zwei Patienten gemacht worden sind, bleibt das Vorgehen gleich nur eben mit 2. Dieses Vorgehen ist nur sinnvoll für alle Items mit Likert-skalierten Antworten. Bei den Ja-Nein-Fragen und Fragen nach Begründungen können lediglich die Häufigkeiten bei allen Angaben gezählt werden, denn ein bisschen Ja oder ein bisschen Nein gibt es bei diesen Fragen nicht. Diese Häufigkeiten behandeln dann die Daten wieder als von 52 echten Patienten stammend, gibt aber dennoch einen Überblick, wie die beurteilte Patienten-Population zu beschreiben ist.

Da auch in diesem Abschnitt Fragen zur Arzt-Patienten-Beziehung basierend auf den 4 Modellen vorhanden sind, sind auch die sich hier zeigenden Diskrepanzen interessant. Zu diesem Zweck werden zunächst die Diskrepanzen bei allen Patienten 1, 2, 3 usw. durch Subtraktion bestimmt und in Betrag gesetzt, bevor sie wiederum arithmetisch gemittelt wurden. Eine genauere Angabe von Überschuss und Mangel bei den einzelnen Modellen wie es oben beschrieben wurde, ist nicht möglich, da beim Errechnen des arithmetischen Mittels sich dann negative und positive Werte auslöschen würden, was zu einem falschen Ergebnis führen würde. Es sind also nur Angaben zu allgemeinen Diskrepanzen zwischen Wunsch und Realität möglich. Diese gewonnen Daten werden mittels Spearman-Test mit den Ergebnissen aus dem (allgemeinen) Teil zur Tätigkeit als Psychotherapeut zu korrelieren versucht.

Kurz zusammengefasst werden die Likert-skalierten Items gemittelt und deskriptiv beschrieben, von den restlichen Items dagegen werden nur die Häufigkeiten beschrieben. Bei den modellbasierten Items werden zusätzlich die Diskrepanzen beschrieben und mit den Angaben des allgemeinen Teils zu korrelieren versucht.

2.6.3 Auswertung der direkt vergleichbaren Ergebnisse beider Bögen

Nachdem sowohl auf Patienten- als auch auf dem Therapeutenfragebogen die so genannte Personenkennnummer (PK) anzugeben war, konnte nach direkten Übereinstimmungen gefahndet werden. Die so identifizierten Daten wurden aus den Matrizen des Therapeuten- und des Patientenfragebogen in eine eigene Matrix übertragen, damit ein direkter Vergleich angestellt werden kann. Neben den zweimal vier Items basierend auf den Modellen von Emanuel und Emanuel wurden noch weitere Items zu den Themen Schweigepflicht, Abhängigkeit und Unehrlichkeit übertragen. Diese sind im Einzelnen aus dem Patientenfragebogen die Fragen 35(Abhängigkeit), 37(Unehrlichkeit) und 39(Schweigepflicht), sowie aus dem Therapeutenfragebogen die Fragen tPX.3(Abhängigkeit), tPX.5(Schweigepflicht), tPX.6.1(Unehrlichkeit, Ja-Nein-Frage) und tPX.6.2(Unehrlichkeit, Likert-Skala). Bei den zueinander gehörigen Likert-skalierten Items werden mittels Subtraktion evtl. Diskrepanzen herausgestellt. Um nun nicht nur das Ausmaß der Diskrepanzen festzustellen, sondern auch in welche Richtung diese differieren, müssen für jeden Vergleich Regeln aufgestellt werden. Diese seien zunächst für den Bereich Therapeuten-Patienten-Beziehung erläutert. Es wird festgelegt sozusagen die Sicht des Patienten zu wählen und daher immer den Wert des Patienten von dem des Therapeuten abzuziehen. Im folgenden Beispiel ist anhand von Extremwerten erläutert was das bedeutet:

	Patient Realität	*Therapeut Realität*
Paternalismus	*1(trifft voll zu)*	*6(trifft überhaupt nicht zu)*

→Patient schätzt Paternalismus stärker ein
Therapeuten Realität – Patienten Realität = 5

Informatives	*6(trifft überhaupt nicht zu)*	*1(trifft voll zu)*

→ Patient schätzt informativen Anteil geringer ein
Therapeuten Realität – Patienten Realität = -5

Diskrepanz-Werte können nun für die Einschätzung der Realität und den Wunsch beider Seiten gebildet werden, sowie für die wahrgenommenen Diskrepanzen in der Beziehung, wofür zuerst jeweils die Diskrepanzen zwischen Realität und Wunsch festgestellt werden müssen. Um nicht beim zweiten Rechenschritt aufgrund möglicher negativer Werte auf der einen Seite und positiver auf der anderen, den Unterschied auszulöschen muss wieder der Betrag verwendet werden. Die Rechenschritte sehen so aus:

1a Wunsch Patient – Realität Patient = Diskrepanz Patient
1b Wunsch Therapeut – Realität Therapeut = Diskrepanz Therapeut
2 |Diskrepanz Therapeut| - |Diskrepanz Patient| = Diskrepanz Vergleich

Bei dem Themenkomplex der Abhängigkeit kann ebenfalls ein Diskrepanz-Wert nach derselben Regel gebildet werden. Alle Diskrepanz-Werte werden schließlich deskriptiv beschrieben.

Bei den Themenkomplexen Unehrlichkeit und Schweigepflicht müssen dagegen Kreuztabellen zur Anwendung kommen, da den Therapeuten Ja-Nein-Fragen gestellt wurden mit erst nachgestellten Likert-skalierten Fragen.

2.6.4 Anmerkungen zu der Auswertung der Bögen der Suchtspsychiatrie

Da die Erhebung der Daten in der Suchtpsychiatrie vor allem dem Zweck dienen sollte, mehr direkt vergleichbare Bögen zu erhalten, wurde erst gar nicht eine Stichprobe angestrebt, die eine Aufteilung in Untergruppen statistisch zulässig gemacht hätte. Dementsprechend sollen sämtliche Items lediglich deskriptiv beschrieben werden. Themenkomplexe sollen aber dennoch gebildet werden, damit diese Ergebnisse im Diskussionsteil mit denen der Forensik-Befragung verglichen werden können.

Item 8 wird ebenfalls gestrichen, da die bei dieser Frage gewählten Antwortmöglichkeiten im Bezug zum Stufenprogramm der Suchtpsychiatrie sinnlos sind, denn so bleibt kein Patient länger als 1 Jahr dort geschlossen untergebracht. Da bei Frage 9 die gleichen sinnlosen Zeitintervalle als Antwort vorgegeben wurden, wurden die Antworten dort schlicht als Ja oder Nein im Bezug auf die voraussichtliche Unterbringungsdauer gewertet.

Die Auswertung der Therapeutenbögen erfolgt identisch wie im Forensik-Teil der Arbeit, so auch die Auswertung der direkt vergleichbaren Bögen.

3. ERGEBNISSE FORENSISCHE PSYCHIATRIE

Die Erläuterungen des Methodik-Teils können so verstanden werden, dass anhand vieler verschiedener Fragen, bzw. Items, das gespannte weil widersprüchliche Verhältnis der Autonomie des Patienten gegenüber der notwendigen Sicherung der Allgemeinheit beleuchtet werden soll. Dieses Verhältnis wird sozusagen sowohl aus der Sicht des gesicherten Autonomiestrebenden als auch aus Sicht des sichernden Autonomieermöglichenden beleuchtet. Die Vielzahl und gleichzeitige Varietät der Items machen nun zahlreiche, schwerwiegende und sicher kritische Entscheidungen notwendig, um eine sinnvolle Darstellung der Daten erst zu ermöglichen, damit man sich also nicht im Wust der Zahlen verliert. Dies trifft vor allem für die Ergebnisse der Patientenbefragung zu, wo sich 83 Patienten beteiligten, weniger jedoch für die Ergebnisse der Therapeutenbefragung, wo sich lediglich 11 Personen beteiligten. Ziel soll es sein eine Standortbestimmung zu erreichen.

Am Ende jedes Gliederungspunktes findet sich eine kurze Zusammenfassung der bemerkenswerten Ergebnisse, welche als graues Textfeld hervorgehoben wurde. Zusätzlich findet sich im Anhang eine Zusammenfassung aller signifikanten Ergebnisse, welche einen Überblick geben soll.

3.1 Ergebnisse der Patientenbefragung

3.1.1 Vorbemerkungen zur Dateneingabe

Bei Übertragung der von den Patienten ausgefüllten Bögen in die Matrix des Statistikprogramms ergaben sich ein paar wenige Zweideutigkeiten, mit denen wie folgt umgegangen wurde.
Ein Patient mit Psychose-Erkrankung gab als einziger ein abgeschlossenes Hochschulstudium an. Da jedoch bei den weiteren Antworten keine Auffälligkeiten bestanden, kann nicht eindeutig von einem akuten psychotischen Erleben ausgegangen werden, was einen Ausschluss bedeutet hätte.
Zwei Patienten benutzten nicht immer die vorgegebene Likert-Skala, sondern kreuzten einen Zwischenwert an. Dieser wurde auch so übernommen, da eine Auswertung in Hinsicht auf die Mittelwerte erfolgen sollte. Ebenso wurde der Mittelwert genommen, wenn zwei Zahlen auf der Likert-Skala angekreuzt wurde, was zweimal der Fall war.
Bei Frage 9 (voraussichtliche Unterbringung) und 31 (Bevorzugung der JVA) kreuzten insgesamt 4 Patienten Nein an, um dann doch eine Angabe zu machen. Dies wurde dann mit Ja und Begründung gewertet.

Bei Frage 28 (beabsichtigter Klinikwechsel) antworteten 5 Patienten frei, was nicht vorgesehen war. Dies wurde als „Ja ohne Grund" gewertet.

Ein Patient gab an, keine Medikamente einzunehmen und beantwortet die betreffenden Fragen trotzdem. Diese Antworten wurden nicht gewertet,

Ein Patient gab bei Frage 6 an, vorher nicht in der Forensik untergebracht worden zu sein, gab jedoch einen Paragraphen, weswegen er bereits untergebracht worden war. Da diese Angabe mit dem aktuellen Unterbringungsgrund übereinstimmte, wurde diese Frage mit Nein gewertet.

Ein Patient gab als rechtliche Grundlage sowohl § 64 als auch §126 bei zu erwartendem §64 an. Dies wurde nur als § 64 gewertet, da einer Unterbringung aufgrund des StPO-Paragraphen einer „echten Unterbringung" oft vorausgeht.

Ein Patient gab als PK sowohl DP22 als auch GO22 an. Da es bei letzterer eine Übereinstimmung mit einem Therapeutenfragebogen gab, wurde diese gewertet.

3.1.2 Allgemeine Fragen zur Person

Die Fragen dieses Abschnitts dienen neben der der Beschreibung der Stichprobe dazu das Antwortverhalten hinsichtlich verschiedener Kriterien zu unterscheiden. Um hierfür eine sinnvolle Einteilung der Untergruppen zu finden sollen zunächst die Häufigkeiten der Antworten der einzelnen Items untersucht werden.

Bei dem Unterscheidungsmerkmal „Alter" ergeben sich zwei klare Gruppen, der unter (n=68, 81,9%) und der über (n=15, 18,1%) 40-Jährigen.
Die geringe Anzahl an weiblichen Patientinnen (n=5, 6,1%) lässt eine Unterscheidung anhand dieses Merkmals sinnlos werden.
Tabelle 2 zeigt die Häufigkeitsverteilung der Bildungsabschlüsse in der Stichprobe.

Bildungsabschlüsse		Häufigkeit	Prozent	Gültige Prozente	Kumulierte Prozente
Gültig	kein Abschluss	17	20,5	20,5	20,5
	Hauptschule/Volksschule	46	55,4	55,4	75,9
	mittlere Reife	15	18,1	18,1	94,0
	Abitur	3	3,6	3,6	97,6
	BOS/FOS	1	1,2	1,2	98,8
	abgeschlossenes Studium	1	1,2	1,2	100,0
	Gesamt	83	100,0	100,0	

Tabelle 2 Häufigkeitsverteilung der Bildungsabschlüsse bei Forensik-Patienten

Aufgrund der vorliegenden Daten soll eine Unterscheidung in drei Untergruppen (kein Abschluss, Hauptschule/ Volksschule sowie mittlere Reife und höhere Abschlüsse) erfolgen.

Tabelle 3 zeigt die Verteilung der Erkrankungen in der Stichprobe, wobei Mehrfachnennungen möglich waren.

Erkrankung		Häufigkeit	Prozent	Gültige Prozente	Kumulierte Prozente
Gültig	Suchterkrankung	48	57,8	58,5	58,5
	Schizophrenie/ Psychose	7	8,4	8,5	67,1
	PS	5	6,0	6,1	73,2
	anderes	1	1,2	1,2	74,4
	1 + 2	6	7,2	7,3	81,7
	1 + 3	3	3,6	3,7	85,4
	1 + 4	2	2,4	2,4	87,8
	1 + 2 + 3	1	1,2	1,2	89,0
	1 + 3 + 4	5	6,0	6,1	95,1
	3 + 4	4	4,8	4,9	100,0
	Gesamt	82	98,8	100,0	
Fehlend	System	1	1,2		
Gesamt		83	100,0		

Tabelle 3 Häufigkeiten der Erkrankungen in der Stichprobe der Forensik-Patienten
1 = Suchterkrankung, 2 = Schizophrenie/ Psychose, 3 = Persönlichkeitsstörung (PS) und 4 = Anderes.

Der Zusammenhang von Suchterkrankungen und anderen psychiatrischen Erkrankungen ist ein bekanntes Phänomen und wird heutzutage als Komorbidität rein phänomenologisch beschrieben, da letztlich nicht sicher zu unterscheiden ist, welche Erkrankung welcher vorangeht [34] S. 29ff. Daher scheint bei diesem Ergebnis lediglich die Unterscheidung von Suchtkranken (n= 65, 79,3%) und Nicht-Suchtkranken (n= 17, 20,7%) sinnvoll, auch wenn damit beide Gruppen sehr heterogen werden.

Aufgrund der geringen Anzahl an Patienten die aufgrund der StPO (n= 4, 4,8%) in der Forensischen Psychiatrie untergebracht sind, wird diese Gruppe vernachlässigt. Die Tatsache, dass in dieser Stichprobe die Anzahl der nach §64 StGB untergebrachten Patienten nicht der Anzahl der Suchtkranken entspricht (auch dann nicht wenn man die mit §126 StPO bei zu erwartendem §64 hinzu zählt) spiegelt die oben erwähnte Problematik der Komorbidität[9] wieder und wie die

---

[9] Wie verzwickt diese Problematik ausfallen kann zeigt das Beispiel eines Patienten, der aufgrund des §64 StGB untergebracht worden war, bei dessen Behandlung sich jedoch herausstellte, dass eine

einzelnen Erkrankungen durch den Gutachter gewertet wurden. Die Unterscheidung nach §64 und §63 StGB Untergebrachte ist trotzdem interessant, da Erstere im Durchschnitt nur ein Jahr Verweildauer im Maßregelvollzug haben ([30] S. 249) und ein entsprechend schnelles Stufenprogramm absolvieren.

Tabelle 4 zeigt die Häufigkeiten der Patienten die zum wiederholten Male im Maßregelvollzug untergebracht wurden. Die vor geschaltete Ja-Nein-Frage wurde bereits berücksichtigt. Dementsprechend bedeuten, „nein", dass der Patient vorher nicht im Maßregelvollzug untergebracht war und alle anderen Felder, dass die Patienten bereits vorher untergebracht war und aufgrund welcher Rechtsgrundlage.

Wiederholte Unterbringung		Häufigkeit	Prozent	Gültige Prozente	Kumulierte Prozente
Gültig	nein	64	77,1	77,1	77,1
	§63 StGB	3	3,6	3,6	80,7
	§64 StGB	12	14,5	14,5	95,2
	§126 bei §64	2	2,4	2,4	97,6
	ja ohne §	1	1,2	1,2	98,8
	3 + 4	1	1,2	1,2	100,0
	Gesamt	83	100,0	100,0	

Tabelle 4 Häufigkeiten der wiederholten Unterbringung von Forensik-Patienten
ja ohne § = keine Angabe der Rechtsgrundlage bei der 1. Unterbringung, 3 = §126 StPO bei § 63 StGB, 4 = §126 StPO bei § 64 StGB

Lediglich 19 Patienten (= 22,9 %) waren vorher bereits im Maßregelvollzug untergebracht, wobei sich diese Gruppe sehr heterogen darstellt, dennoch soll in Untergruppen nach bereits vorher Untergebrachten und erstmalig Untergebrachten unterschieden werden.

Persönlichkeitsstörung das wesentlichere Problem sei und auch wichtiger in der Behandlung erschien. Dementsprechend wurde er von der Sucht-Station auf die Station für Persönlichkeitsgestörte verlegt. Dort sah sich das Team nun mit der Problematik konfrontiert, dass dieser Patient aufgrund der Rechtslage einer baldigen Entlassung entgegen sehen konnte, jedoch im auf einen längeren Zeitraum ausgelegten Stufenprogramm längst nicht so weit war.

Tabelle 5 zeigt Delikte aufgrund derer die Patienten im Maßregelvollzug untergebracht wurden, wobei Mehrfachnennungen möglich waren.

		Häufigkeit	Prozent	Gültige Prozente	Kumulierte Prozente
Gültig	Vermögensdelikte	11	13,3	13,9	13,9
	Körperliche Unversehrtheit	11	13,3	13,9	27,8
	Sexuelle Selbstbestimmung	9	10,8	11,4	39,2
	BtmG	25	30,1	31,6	70,9
	1+2	3	3,6	3,8	74,7
	1+4	12	14,5	15,2	89,9
	2+3	1	1,2	1,3	91,1
	2+4	2	2,4	2,5	93,7
	1+2+4	5	6,0	6,3	100,0
	Gesamt	79	95,2	100,0	
Fehlend	System	4	4,8		
Gesamt		83	100,0		

Tabelle 5 Häufigkeiten der Delikte bei den Forensik-Patienten
1 = Vermögensdelikte, 2 = Straftaten gg. die körperliche Unversehrtheit, 3 = Straftaten gg. die sexuelle Selbstbestimmung, 4 = Verstöße gg. das Betäubungsmittelgesetz

Entsprechend der hohen Anzahl an Suchtkranken geben 44 Patienten (= 55,7%) an nur oder auch gegen das BtmG verstoßen zu haben. Bemerkenswert scheint, dass immerhin 4 Patienten sich nicht zu ihrem Delikt äußern, so viele wie bei keinem anderen Item dieses Abschnitts.

Zudem zeigt sich, dass 40 der 44 oben genannten BtmG-Delinquenten (= 90,9 %) nach § 64 StGB untergebracht sind und umgekehrt 40 der 52 „64er-Patienten" (= 76,9%) ein BtmG-Delikt begangen haben.

Von der Bildung zweier Untergruppen BtmG-Täter und Nicht-BtmG-Täter kann man sich also keinen großartigen Erkenntnis-Gewinn versprechen. Auch weitere Zusammenfassungen dieser Manier, wie z.B. Vermögensdelinquenten vs. Nicht-Vermögensdelinquenten, erscheint ebenso wenig sinnvoll und auch allzu konstruiert. So bleibt nur die Wahl der Gruppen nach den vier Hauptdeliktgruppen, auch wenn damit nur 67,5% der Gesamtstichprobe (56 Patienten) abgedeckt sind.

Tabelle 6 zeigt die bisherige Unterbringungsdauer im Maßregelvollzug.

		Häufigkeit	Prozent	Gültige Prozente	Kumulierte Prozente
Gültig	weniger als 1 Jahr	39	47,0	47,0	47,0
	1 bis 2 Jahre	23	27,7	27,7	74,7
	3 bis 4 Jahre	9	10,8	10,8	85,5
	mehr als 4 Jahre	12	14,5	14,5	100,0
	Gesamt	83	100,0	100,0	

Tabelle 6 Häufigkeiten Bisherige Unterbringungsdauer der Forensik-Patienten

Der hohe Anteil an Patienten, die weniger als ein Jahr untergebracht sind ist der hohen Zahl an 64er-Patienten geschuldet, die ja generell eine kürzere Verweildauer haben (s.o.). Trotz der relativ geringen Anzahl an Patienten, die 3 bis 4 Jahre Unterbringungsdauer haben, soll nach diesen vier Untergruppen unterschieden werden.

Tabelle 7 zeigt die voraussichtliche Unterbringungsdauer:

		Häufigkeit	Prozent	Gültige Prozente	Kumulierte Prozente
Gültig	nein	39	47,0	47,0	47,0
	weniger als 1 Jahr	16	19,3	19,3	66,3
	1 bis 2 Jahre	22	26,5	26,5	92,8
	3 bis 4 Jahre	3	3,6	3,6	96,4
	mehr als 4 Jahre	3	3,6	3,6	100,0
	Gesamt	83	100,0	100,0	

Tabelle 7 Häufigkeiten Voraussichtliche Unterbringungsdauer der Forensik-Patienten
Nein = Patient weiß nicht wie lange seine Unterbringung noch dauert.

Da die Gruppe derer, die noch 3 bis 4 Jahre und mehr als 4 Jahre untergebracht sein werden, jeweils sehr gering sind, werden drei Untergruppen gebildet (ohne Wissen über die weitere Unterbringungsdauer, voraussichtliche Unterbringungsdauer weniger als 1 Jahr und voraussichtliche Unterbringungsdauer mehr als 1 Jahr) .

Tabelle 8 schließlich zeigt die Lockerungsstufe der Patienten in der Stichprobe.

		Häufigkeit	Prozent	Gültige Prozente	Kumulierte Prozente
Gültig	0	26	31,3	31,7	31,7
	A	20	24,1	24,4	56,1
	B	20	24,1	24,4	80,5
	C	6	7,2	7,3	87,8
	D	10	12,0	12,2	100,0
	Gesamt	82	98,8	100,0	
Fehlend	System	1	1,2		
Gesamt		83	100,0		

Tabelle 8 Häufigkeiten Lockerungsstufen bei den Forensik-Patienten

Trotz der relativ geringen Zahl an Patienten in Lockerungsstufe C sollen diese 5 Untergruppen verwendet werden, nicht zuletzt da keine Lockerungsstufe sinnvoll mit einer anderen kombiniert werden kann.

Folgende 9 Unterscheidungsmerkmale wurden bestimmt (Untergruppen in Klammern):
- „Alter" (21 bis 40 Jahre alt, 41 bis 60 Jahre alt)
- „Bildung" (kein Abschluss, Hauptschule/Volksschule,
  mittlere Reife und höhere Abschlüsse)
- „Erkrankung" (Suchtkranke, Nichtsuchtkranke)
- „Rechtsgrundlage" (nach §64 StGB, nach §63 StGB)
- „Wiederholte Unterbringung" (vorher bereits in der Forensik, vorher nie in der Forensik)
- „Delikt" (Vermögensdelikte, Straftäter gg. die körperliche Unversehrtheit, Straftäter
  gg. die sexuelle Selbstbestimmung, Verstöße gg. das
  Betäubungsmittelgesetz)
- „Bisherige Unterbringungsdauer" (weniger als 1 Jahr, 1 bis 2 Jahre, 3 bis 4 Jahre,
  mehr als 4 Jahre)
- „Voraussichtliche Unterbringungsdauer"
  (ohne Wissen über voraus. Unterbringungsdauer, weniger als 1 Jahr voraus.
  Unterbringungsdauer, mehr als 1 Jahr voraus. Unterbringungsdauer)
- „Lockerungsstufen" (0, A, B, C, D)

3.1.3 Fragen zu den allgemeinen Rahmenbedingungen

Nachdem die Stichprobe beschrieben wurde und Untergruppen für 9 Unterscheidungsmerkmale (Alter, Bildung, Erkrankung, Rechtsgrundlage, wiederholte Unterbringung, Delikt, bisherige Unterbringungsdauer, voraussichtliche Unterbringungsdauer und Lockerungsstufe) gebildet wurden, sollen die Tests wie sie im Methodik-Teil beschrieben angewendet und deren Ergebnisse dargestellt werden. Begonnen wird mit den beiden Themenkomplexen „Informiertes Einverständnis" und „Freiheit".

3.1.3.1 Themenkomplex „Informiertes Einverständnis"

Zu diesem Themenkomplex gehören insgesamt 8 Items, die alle Likert-skaliert sind und folgende Einzelthemen erfragen:

Item 11: Aufklärung über die Erkrankung zu Beginn
Item 12: Aufklärung über die Erkrankung später
Item 13: Aufklärung über die Behandlung
Item 14: Angebot an Behandlungsmöglichkeiten
Item 15: Einverständnis mit der Behandlung
Item 16: Mitspracherecht bei den Behandlungszielen
Item 17: Anpassung der Therapie an Wünsche, Nöte und Zukunftsvorstellungen
Item 18: Zufriedenheit mit der Behandlung

Die Prüfung der Items auf Normalverteilung mit dem K-S-Test ergab nicht parametrische Daten bei allen Items außer bei Item 15. Die Tabellen 9 und 10 stellen die deskriptive Statistik der 8 Items dar.

		Item 11	Item 12	Item 13	Item 14
N	Gültig	83	82	82	82
	Fehlend	0	1	1	1
Mittelwert		3,63	2,55	3,7	4,73
Median		4,00	2,00	3,50	5,00
Standardabweichung		1,77	1,31	1,56	1,60
Minimum		1,00	1,00	1,00	1,00
Maximum		6,00	6,00	6,00	6,00

Tabelle 9 Mediane, Minima, Maxima und Mittelwerte mit Standardabweichungen der Items 11 bis 14 des Patientenfragebogens Forensik

	Item 15	Item 16	Item 17	Item 18
N Gültig	81	83	83	83
Fehlend	2	0	0	0
Mittelwert	3,21	4,11	3,35	3,18
Median	3,00	4,00	3,00	3,00
Standardabweichung	1,60	1,73	1,57	1,43
Minimum	1,00	1,00	1,00	1,00
Maximum	6,00	6,00	6,00	6,00

Tabelle 10 Mediane, Minima, Maxima und Mittelwerte mit Standardabweichungen der Items 15 bis 18 des Patientenfragebogens Forensik

Die Patienten gaben an, die Aufklärung zu Beginn der Behandlung sei relativ schlecht, wobei dennoch 13 Patienten (= 15,7%) angaben vollkommen aufgeklärt worden zu sein.

Aber bei fortgeschrittener Behandlung sei die Aufklärung relativ gut, auch wenn je 4 Patienten (= 4,9% jeweils) die Noten 5 und 6 vergaben.

Die Aufklärung über die notwendigen Behandlungen sei eher schlecht gewesen, auch wenn 50% der Patienten die Noten 1 bis 3 vergaben.

Sehr schlecht wurde beurteilt wie viele Behandlungsangebote gemacht wurden, wenn auch 4 Patienten (= 4,9%) das komplette Gegenteil angaben.

Beim Einverständnis mit der Behandlung scheint die Meinung geteilt, so gaben auch 14 Patienten (= 17,3%) an vollkommen einverstanden gewesen zu sein und 10 (= 12,3%) dagegen gar nicht.

Das Mitspracherecht bei der Behandlung wurde stark vermisst, obwohl 8 Patienten(= 9,6%) dieses als sehr groß empfanden.

Geteilte Meinung herrscht wie die Wünsche und Nöte miteinbezogen wurden, was auch für die Zufriedenheit mit der Behandlung gilt.

Der Spearman-Test ergab signifikante Korrelationen zwischen allen Items, mit Ausnahme von Item 12 und Item 15. Die Spannweite der Korrelationen reichen von 0,025 bis 0,742, wobei Item 15 am geringsten mit den anderen Items korreliert. Dennoch wurden diese 8 Items aufgrund der inhaltlichen Zusammengehörigkeit zur Variable „Informiertes Einverständnis" zusammengefasst. Der K-S-Test fiel bei der neuen Variable nicht signifikant aus, was eine Normalverteilung bei dieser bedeutet.

Der t-Test lieferte bei Alter, Bildung, Erkrankung, Rechtsgrundlage, wiederholte Unterbringung, Delikt, bisherige Unterbringungsdauer und Lockerungsstufen keine signifikanten Unterschiede zwischen den Untergruppen im Bezug auf die Variable „Informiertes Einverständnis".

Signifikante Unterschiede zeigten sich beim Merkmal „voraussichtliche Unterbringungsdauer".

Zwischen der Untergruppe ohne Wissen über weitere Unterbringungsdauer und den Patienten mit weniger als 1 Jahr weitere Unterbringungsdauer zeigten sich signifikante Unterschiede. Auch zwischen der Untergruppe ohne Wissen über weitere Unterbringungsdauer und den Patienten mit mehr als 1 Jahr weitere Unterbringungsdauer zeigten sich signifikante Unterschiede. Tabelle 11 zeigt die verglichenen Mittelwerte.

	Voraussichtliche Unterbringungsdauer	N	Mittelwert	Standardabweichung	Standardfehler des Mittelwertes	p-Wert
Themenkomplex "Informiertes Einverständnis"	ohne Wissen über weitere Unterbringungsdauer	35	3,88	,92	,16	0,033
	weniger als 1 Jahr weitere Unterbringungsdauer	16	3,23	1,10	,28	
	ohne Wissen über weitere Unterbringungsdauer	35	3,88	,92	,16	0,038
	mehr als 1 Jahr weitere Unterbringungsdauer	28	3,30	1,24	,24	

Tabelle 11 Vergleich der Mittelwerte der Variable Informiertes Einverständnis zwischen den Patienten ohne Wissen über die weitere Unterbringungsdauer sowie denen mit voraussichtlich weniger als und mehr als 1 Jahr Unterbringungsdauer

Patienten, die wissen, wie lange sie noch untergebracht sein werden, geben beim Informierten Einverständnis bessere Werte an als die, die es nicht wissen. Untereinander unterscheiden sich jedoch die Untergruppen der Wissenden nicht.

Tabelle 12 schließlich beschreibt die Variable „Informiertes Einverständnis".

„Informiertes Einverständnis"

N	Gültig	79
	Fehlend	4
Mittelwert		3,55
Median		3,75
Standardabweichung		1,11
Minimum		1,25
Maximum		5,75

Tabelle 12 Median, Mittelwert, Standardabweichung, Minimum und Maximum der Variable Informiertes Einverständnis der Forensik

Eine Aufklärung im Sinne eines „informed consent" findet eher nicht statt.

> Die Patienten fühlen sich nicht gut aufgeklärt, auch nicht im Sinne eines informed consent, und haben auch eher keine Auswahl zwischen verschiedenen Behandlungsmöglichkeiten. Geteilte Meinung besteht beim Einverständnis zur Behandlung und bei der Zufriedenheit damit. Ein Mitspracherecht wurde vermisst.
>
> Patienten mit Wissen um die weitere Unterbringungsdauer geben in Bezug auf den „informed consent" bessere Werte an. (t-Test)

3.1.3.2 Themenkomplex „Freiheit"

7 Items (alle Likert-skaliert) gehören zu diesem Themenkomplex mit folgenden Einzelinhalten:

Item 19: *Nehmen Sie sich manchmal Freiheiten, die Ihnen das Team nicht zugestanden hat?*

Item 20: *Werden Ihnen Freiheiten nicht zugestanden mit der Begründung, Sie würden zu Ihrem eigenen Nachteil handeln?*

Item 21: *Sie es richtig, dass Sie schon einmal gewährte Freiheiten wieder verloren haben, weil Sie daran gebundene Auflagen nicht eingehalten haben?*

Item 22: *Nehmen Sie an den Therapieangeboten nur teil, weil Sie nur dadurch wieder in Freiheit gelangen können?*

Item 23: *Sind Sie dem Team gegenüber unehrlich, weil Sie glauben, dadurch schneller in Freiheit zu gelangen?*

Item 24: *Sind Sie der Meinung, Ihnen wird zu stark vorgeschrieben, wie ihr Tag auszusehen hat?*

Item 29: *Können Sie die Entscheidungen des Teams z.B. zu Sperrungen oder Ihren Behandlungsmaßnahmen nachvollziehen?*

Alle Items erweisen beim K-S-Test als nicht parametrisch, mit Ausnahme von Item 21, welches mit p = 0,051 knapp nicht mehr signifikant ist.

Die Tabelle 13 beschreibt die Items.

N		Item 19	Item 20	Item21	Item 22	Item 23	Item 24	Item 29
N	Gültig	83	80	78	83	83	83	81
	Fehlend	0	3	5	0	0	0	2
Mittelwert		4,22	3,70	3,56	3,8	4,72	2,87	3,3
Median		5,00	3,50	4,00	4,00	5,00	3,00	3,00
Standardabweichung		1,61	1,69	1,83	1,81	1,27	1,48	1,58
Minimum		1,00	1,00	1,00	1,00	1,00	1,00	1,00
Maximum		6,00	6,00	6,00	6,00	6,00	6,00	6,00

Tabelle 13 Mediane, Minima, Maxima und Mittelwerte mit Standardabweichungen der Items 19 bis 24 und 29 des Patientenfragebogens Forensik

Eher wenige Patienten scheinen sich Freiheiten gegen den Willen des Teams zu nehmen, auch wenn immer noch 3 Patienten (= 3,6%) eine 1 und 15 Patienten (= 18,1%) eine 2 vergeben.

Zum Selbstschutz scheinen knapp der Hälfte der Patienten Freiheiten vorenthalten zu werden. Auch hier sind die Extremwerte vertreten, so geben 6 Patienten (= 7,5%) an dies passiere ihnen sehr oft und 20 Patienten (= 25,0%) geben „nie" an.

Konsequenzen ihrer (falschen) Handlungen zu spüren scheinen die Patienten eher abzulehnen, auch wenn sich hier wieder 15 Patienten (= 19,2%) finden, die das „sehr richtig" finden.

Therapiebeteiligung scheint nicht vor allem für die Wiedererlangung der Freiheit stattzufinden, doch wieder geben 14 Patienten (= 16,9%) an, dies sei ihrer einziger Beweggrund, wobei diesen 23 Patienten (= 27,7%) gegenüber stehen, die diesen Gedanken vollkommen ablehnen.

Die Patienten betrachten sich selbst als relativ ehrlich und nur 1 Patient (= 1,2%) gibt an sehr oft unehrlich zu sein, um in Freiheit zu gelangen.

Relative Einigkeit besteht darin, dass zu viel Einfluss auf den Tagesablauf genommen wird, wobei immerhin 6 Patienten (= 7,2%) dies überhaupt nicht so sehen.

Die Entscheidungen des Teams zu freiheitsbeschränkenden Maßnahmen scheinen relativ gut nachvollziehbar zu sein, auch wenn wiederum 10 Patienten (= 12,3%) dies überhaupt nicht vermögen.

In der Prüfung auf Korrelation mit dem Spearman-Test ergaben sich nur zwischen den Items 20, 22, 23 und 24 durchgehende signifikante Korrelationen in der Spannweite von 0,026 bis 0,045. Entsprechend wurden nur diese 4 Items zur Variable „Freiheit" zusammengefasst. Der K-S-Test zeigte eine Normalverteilung der Daten.

Tabelle 14 zeigt die neue Variable „Freiheit"

„Freiheit"

N	Gültig	80
	Fehlend	3
Mittelwert		3,77
Median		3,63
Standardabweichung		1,12
Minimum		1,50
Maximum		6,00

Tabelle 14 Median, Mittelwert, Standardabweichung, Minimum und Maximum der Variable Freiheit der Forensik

Insgesamt geben die Patienten an, relativ viel Freiheit zu genießen. So finden sich auch nur 30 Angaben (37,5%) im „nicht-freiheitlichen" Spektrum.

Der t-Test lieferte bei Alter, Erkrankung, Rechtsgrundlage, wiederholte Unterbringung, bisherige Unterbringungsdauer, voraussichtliche Unterbringungsdauer und Lockerungsstufen keine signifikanten Unterschiede zwischen den Untergruppen im Bezug auf die Variable „Freiheit".

Beim Merkmal „Bildung" zeigte sich mit $p = 0,023$ ein signifikanter Unterschied zwischen der Gruppe mit Hauptschulabschluss sowie der mit mittlerer Reife und höherem Bildungsabschluss.

Mit p = 0,068 zeigt sich auch zwischen den Untergruppen ohne Abschluss sowie denen mit mittlerer Reife und höherem Abschluss ein klarer Unterschied.
Tabelle 15 zeigt die verglichenen Mittelwerte und p-Werte.

	Gruppierungsvariable Bildung	N	Mittelwert	Standardabweichung	Standardfehler des Mittelwertes	p-Wert
Freiheit	kein Abschluss	17	3,94	1,18	,287	0,068
	mittlere Reife und höher	18	3,22	1,07	,252	
	Hauptschule/ Volksschule	45	3,92	1,08	,16	0,023
	mittlere Reife und höher	18	3,22	1,07	,25	

Tabelle 15 Vergleich der Mittelwerte der Variable Freiheit zwischen den Patienten ohne Abschluss, mit Hauptschulabschluss und denen mit mittlerer Reife und höherem Abschluss

Da die „besseren Schulnoten" mit einer größeren Freiheitseinschränkung in Verbindung zu bringen sind, zeigen diese Daten, dass Patienten mit den höheren Bildungsabschlüssen eher eine Freiheitseinschränkung empfinden als die mit Hauptschulabschluss und als die Patienten ohne Abschluss. Lässt man also die höher gebildeten weg, so ergibt sich kein besser oder schlechter im Bezug auf die „Freiheit" zwischen den anderen Untergruppen.

Signifikante Unterschiede ergeben sich auch beim Merkmal „Delikt", was Tabelle 16 zeigt.

	begangene Delikte	N	Mittelwert	Standardabweichung	Standardfehler des Mittelwertes	p-Wert
Freiheit	Vermögensdelikt	11	3,00	,89	,268	0,022
	BtmG	24	3,88	1,04	,21	
	Straftat gg. körperliche Unversehrtheit	9	3,14	1,25	,42	0,085
	Straftat gg. sexuelle Selbstbestimmung	9	3,89	1,29	,43	
	BtmG	24	3,88	1,04	,21	0,096
	Straftat gg. körperliche Unversehrtheit	9	3,14	1,25	,42	

Tabelle 16 Vergleich der Mittelwerte der Variable Freiheit zwischen den vier Delikt-Untergruppen (Vermögen, Gewalt, sexuelle Selbstbestimmung und BtmG)

Bei diesen beiden Untergruppen scheinen sich die Vermögensdelikt-Patienten unfreier zu fühlen, als die die gegen das BtmG verstoßen haben und als die Straftäter gg. die sexuelle Selbstbestimmung. Auch fühlen sich die Gewaltstraftäter unfreier als die BtmG-Delinquenten.

Weiterhin ergibt sich beim Merkmal „voraussichtliche Unterbringungsdauer" ein signifikanter Unterschied, was Tabelle 17 genauer ausführt.

	Gruppierungsvariable voraussichtliche Unterbringungsdauer	N	Mittelwert	Standard-abweichung	Standardfehler des Mittelwertes	p-Wert
Freiheit	ohne Wissen über weitere Unterbringungsdauer	38	3,53	1,08	,175	0,029
	mehr als 1 Jahr weitere Unterbringungsdauer	28	4,15	1,15	,22	

Tabelle 17 Vergleich der Mittelwerte der Variable Freiheit zwischen den Patienten ohne Wissen über die weitere Unterbringungsdauer und denen mit mehr als 1 Jahr weiterer Unterbringung in der Forensik

Die Patienten, die nicht wissen, wie lange sie noch in der Forensik untergebracht sein werden, empfinden auch eine stärkere Freiheitseinschränkung als die, die noch mehr als 1 Jahr untergebracht sein werden. Patienten die weniger als 1 Jahr untergebracht sein werden, unterschieden sich von den anderen Patienten jedoch nicht.

Nachdem die Items 19, 21 und 29 nicht in die Variable „Freiheit" eingegangen sind, werden diese einzeln mittels Chi-Quadrat-Test und U-Test auf signifikante Unterschiede zwischen den einzelnen Untergruppen der 9 Merkmale getestet.

Beim Thema eigenwillige Freiheitsnahme (Item 19) zeigt die Testung keine signifikanten Unterschiede bei Alter, Bildung, Erkrankung, Rechtsgrundlage, wiederholte Unterbringung, bisherige und voraussichtliche Unterbringungsdauer sowie Lockerungsstufen.

Beim Merkmal „Delikt" zeigen sich jedoch signifikante Unterschiede Tabelle 18 zeigt die verglichenen Mittelwerte und zugehörigen p-Werte.
Item 19

Delikte	Mittelwert	N	Standardabweichung	p-Wert
Vermögensdelikt	2,91	11	1,38	0,043
Straftat gg. sexuelle Selbstbestimmung	4,22	9	1,48	
Straftat gg. körperliche Unversehrtheit	5,09	11	1,22	0,02
Vermögensdelikt	2,91	11	1,38	
BtmG	4,16	25	1,55	0,029
Vermögensdelikt	2,91	11	1,38	
Straftat gg. körperliche Unversehrtheit	5,09	11	1,22	0,077
BtmG	4,16	25	1,55	

Tabelle 18 Vergleich der Mittelwerte bei Item 19 nach den vier Untergruppen des Merkmals Delikt
Signifikante Unterschiede bestehen zwischen Vermögen und BtmG, zwischen Vermögen und sexuelle Selbstbestimmung sowie zwischen Vermögen und körperliche Unversehrtheit.

Die Patienten, die Vermögensdelikte begangen haben nehmen sich mehr Freiheiten als die Patienten der restlichen drei Deliktgruppen. Die Gewalttäter nehmen sich vermutlich weniger Freiheiten heraus als die BtmG-Delinquenten. Signifikante Unterschiede zeigt auch der Chi-Quadrat-Test bei diesem Merkmal mit einem p = 0,011. Eher mehr Freiheiten nehmen sich demnach Vermögensdelinquenten heraus. Eher weniger Freiheiten nehmen sich die Gewalttäter und die Patienten mit BtmG-Verstößen heraus.

Beim Merkmal „Lockerung" zeigen sich Unterschiede (p = 0,099) zwischen den Lockerungsstufen 0 und B. Patienten in Lockerungsstufe B nehmen sich demnach vermutlich weniger Freiheiten heraus, als Patienten in der Stufe 0.

Item 21 (Verlust von Freiheiten aufgrund von Fehlverhalten zeigt beim Chi-Quadrat-Test keine signifikanten Unterschiede bei Alter, Bildung, Erkrankung, Rechtsgrundlage, Delikte, bisheriger Unterbringungsdauer sowie den Lockerungsstufen.
Mit p = 0,073 zeigt der Chi-Quadrat-Test einen Unterschied beim Merkmal „wiederholte Unterbringung". Vermutlich akzeptieren vorher bereits in der Forensik untergebrachte Patienten eher gewährte Freiheiten aufgrund von Fehlverhalten wieder zu verlieren, während nie in der Forensik untergebrachte Patienten dies nicht tun.

Bezüglich des Verlusts von Freiheiten aufgrund von Fehlverhalten (Item 21) zeigt der U-Test keine signifikanten Unterschiede bei Alter, Bildung, Erkrankung, Rechtsgrundlage, bisheriger und voraussichtlicher Unterbringungsdauer sowie den Lockerungsstufen.

Beim Merkmal wiederholte Unterbringung unterscheiden sich die beiden Untergruppen mit und ohne vorheriger Unterbringung signifikant mit p = 0,023. Tabelle 19 zeigt die verglichenen Mittelwerte.

Item 21

Wiederholte Unterbringung	Mittelwert	N	Standardabweichung	p-Wert
Vorher bereits in der Forensik untergebracht	2,74	19	1,76	0,023
Vorher nie in der Forensik untergebracht	3,83	59	1,78	

Tabelle 19 Vergleich der Mittelwerte bei Item 21 zwischen Patienten mit und ohne vorherige Unterbringung in der Forensischen Psychiatrie

Patienten, die vorher bereits in der Forensik untergebracht waren, finden es eher richtig, gewährte Freiheiten aufgrund des eigenen Fehlverhaltens wieder zu verlieren, als Patienten, die vorher noch nicht in der Forensik untergebracht waren.

Auch der Chi-Quadrat-Test zeigt mit p = 0,072 einen Unterschied beim Merkmal „voraussichtliche Unterbringungsdauer". Im Bezug auf die Akzeptanz des Freiheitsverlust bei Fehlverhalten sind Patienten ohne Wissen über die weitere Unterbringungsdauer vermutlich eher uneinsichtig, während Patienten mit mehr als 1 Jahr weiterer Unterbringungsdauer gespalten erscheinen.

Beim Merkmal „Delikt" zeigt sich ein signifikanter Unterschied, was Tabelle 20 zeigt.

Item 21

Begangene Delikte	Mittelwert	N	Standardabweichung	p-Wert
Vermögensdelikt	3,5455	11	2,06706	
Straftat gg. sexuelle Selbstbestimmung	4,3750	8	1,99553	
Straftat gg. körperliche Unversehrtheit	4,5000	10	1,58114	0,047
BtmG	3,2174	23	1,67757	

Tabelle 20 Vergleich der Mittelwerte bei Item 21 unterschieden nach den begangenen Delikten

Patienten, die alleinig gegen das BtmG verstießen finden es eher richtig, gewährte Freiheiten aufgrund des eigenen Fehlverhaltens wieder zu verlieren, als solche, die alleinig Straftaten gegen die körperliche Unversehrtheit begangen haben.

Bezüglich der Nachvollziehbarkeit von Entscheidungen (Item 29) zeigen sich bei der Testung keine signifikanten Unterschiede bei allen Merkmalen. Warum also jemand abweichend die Entscheidungen nicht nachvollziehen kann ist nicht eruierbar.

> Generell empfinden die Patienten sich als relativ frei.
> Patienten mit Abitur oder mittlerer Reife, BtmG-Delinquenten und Patienten ohne Wissen um die weitere Unterbringungsdauer fühlen sich weniger frei als andere Patienten ihrer Gruppe
> Vermögensdelinquenten nehmen sich mehr (nicht zugestandene) Freiheiten heraus als die Patienten mit anderen Delikten. Weniger noch als BtmG-Delinquenten nehmen sich Gewaltstraftäter heraus. (Chi-Quadrat-Test und U-Test)
> Patienten in Lockerungsstufe B nehmen sich weniger Freiheiten heraus als die in Stufe 0. (U-Test)
> Patienten die vorher bereits Maßregelvollzug untergebracht waren tolerieren Bestrafungen besser als Patienten, die vorher nie in der Forensik waren. (Chi-Quadrat-Test und U-Test)
> Patienten ohne Wissen um die voraussichtliche Unterbringungsdauer sind uneinsichtiger bei Bestrafungen als die Patienten mit Wissen um die weitere Unterbringungsdauer, wobei die Patienten mit über einem Jahr vor sich hinsichtlich dieser Frage gespalten sind. (Chi-Quadrat-Test) BtmG-Delinquenten tolerieren Bestrafungen besser als Gewaltstraftäter. (U-Test)

3.1.3.3 Items ohne Themenkomplexzuordnung

Dieser Abschnitt befasst sich mit insgesamt 6 Items, die allerdings nicht alle Likert-Skaliert sind und teilweise weiterführende Unterfragen beinhalten. Nicht alle Items werden auf signifikante Unterschiede in Hinsicht auf die Untergruppen getestet, da ihre Beantwortung von übergeordneten Fragen abhängen und damit die Stichproben für die Anwendung von Test zu gering werden.

Item 25 fragt, ob der Patient eine Partnerschaft führt. Bei einer Ja-Antwort wird nachgeschaltet gefragt, ob zu viel Einfluss auf die Partnerschaft genommen wird (Item 25.2) und ob die Therapieangebote beim Führen der Partnerschaft helfen (Item 25.3). Die beiden letztgenannten Items werden lediglich deskriptiv ausgewertet.
Lediglich 27 der befragten Patienten (= 32,5%) führen eine Partnerschaft. Der durchgeführte Chi-Quadrat-Test zeigt keine signifikanten Unterschiede bei Alter, Bildung, Rechtsgrundlage,

wiederholter Unterbringung, Delikte, bisheriger und voraussichtlicher Unterbringungsdauer sowie den Lockerungsstufen.

Signifikante Ergebnisse (p = 0,037) zeigen sich beim Merkmal Erkrankung, was Tabelle 21 zeigt.

		p25.1 ja	nein	Gesamt
Erkrankung	Suchtkranke	25	40	65
	Nicht-Suchtkranke	2	15	17
Gesamt		27	55	82

Tabelle 21 Kreuzungstabelle Forensik-Patienten: Zeilen: Die zwei Untergruppen des Merkmals Erkrankung. Spalten: Die Ja-Nein-skalierten Antworten des Item 25.1(Führen einer Partnerschaft)

Nicht-Suchtkranke führen seltener eine Partnerschaft als Suchtkranke.

Wie sich zeigt, sind die Patienten, die eine Partnerschaft führen, eher nicht der Meinung, es werde zu viel Einfluss auf diese genommen, 10 Patienten (= 38,5%) sind sogar der Ansicht, es werde überhaupt kein Einfluss genommen. Jedoch finden sich auch 5 Patienten (= 19,2%), die das totale Gegenteil behaupten.

Auch wird deutlich, dass die Therapieangebote des Maßregelvollzugs nicht als hilfreich für das Führen ihrer Partnerschaft empfunden werden. Dennoch finden sich wieder 3 Patienten (= 11,1%), die die Therapie als sehr hilfreich empfinden.

Item 26 fragt, ob die Patienten durch die Behandlung ihren Willen besser verstehen. Dies scheint, wie Tabelle 22 zeigt tatsächlich eher bejaht zu werden, auch wenn wiederum 6 Patienten (= 7,2%) dies strikt ablehnen.

Item 26

N	Gültig	83
	Fehlend	0
Mittelwert		2,92
Median		3,00
Standardabweichung		1,52
Minimum		1,00
Maximum		6,00

Tabelle 22 Median, Mittelwert, Standardabweichung, Minimum und Maximum des Items 26(Willen und Wünsche durch Therapie besser verstanden)

Durch den U-Test zeigen sich signifikante Unterschiede lediglich bei den Merkmalen „bisherige Unterbringungsdauer" und „Lockerung".

Unterschiede bei je p = 0,082 zeigen sich zwischen den bereits mehr als 4 Jahre untergebrachten Patienten auf der einen Seite und den Patienten, die weniger als 1 Jahr untergebrachten sowie denen 3 bis 4 Jahre untergebrachten Patienten auf der anderen Seite. Patienten die mehr als 4 Jahre im Maßregelvollzug untergebracht sind haben vermutlich weniger das Gefühl durch die Therapie ihre eigenen Wünsche und Willen besser zu verstehen als die, die weniger als 1 Jahr bzw. 3 bis 4 Jahre untergebracht worden sind.

Signifikante Unterschiede der Mittelwerte bestehen zwischen der Lockerungsstufe C auf der einen Seite und Stufe 0 mit p = 0,019, Stufe A mit p = 0,024 sowie Stufe D mit p = 0,03 auf der anderen Seite. Eine Tendenz zur Signifikanz zeichnet sich zwischen den Stufen B und C mit p = 0,09 ab. Tabelle 23 zeigt die verglichenen Mittelwerte.

Lockerungsstufen	Mittelwert	N	Standardabweichung	p-Wert
0	3,04	26	1,46	0,019
C	4,67	6	1,21	
A	2,70	20	1,87	0,024
C	4,67	6	1,21	
B	2,90	20	1,17	0,09
C	4,67	6	1,21	
C	4,67	6	1,21	0,03
D	2,20	10	,92	

Tabelle 23 Vergleich der Mittelwerte beim Item 26(Willen und Wünsche durch Therapie besser verstanden) zwischen den fünf Untergruppen des Merkmals Lockerung

Patienten in Lockerungsstufe C meinen durch die Therapie ihre Wünsche und ihren Willen weniger gut zu verstehen als die Patienten in den Stufen O, A, und D, sowie vermutlich auch als die Patienten in Stufe B.

Auch Der Chi-Quadrat-Test zeigte beim Merkmal Lockerung ein signifikantes Ergebnis (p = 0,047). Während die Therapie in den beiden ersten Lockerungsstufen stärker als hilfreich für das Selbstverständnis erscheint, verfällt diese positive Einschätzung in den Stufen B und C, bevor sie in der Entlassungsstufe wieder auftritt.

Der Chi-Quadrat-Test liefert ansonsten beim Item 26 keine signifikanten Ergebnisse.

Item 27 fragt, ob den Patienten wissen, dass sie ein externes Gutachten anfordern können. 49 Patienten (= 62,0%) wissen dies.

Der Chi-Quadrat-Test zeigt Unterschiede für die Merkmale „Rechtsgrundlage" (p = 0,07; Tabelle 37 zeigt die Verteilungen), „wiederholte Unterbringung" (p = 0,08) und „Unterbringungsdauer" (p = 0,08).
Patienten, die nach §63 StGB untergebracht sind, wissen demnach überzufällig häufiger um ihr Recht ein externes Gutachten anfordern zu können.
Zudem zeigt sich, dass Patienten, die vorher bereits in der Forensik untergebracht waren überzufällig häufig um ihr Recht wissen.
Auch wissen Patienten, die 3 Jahre und länger in der Forensik untergebracht sind eher um ihr Recht als die die 2 Jahre und weniger in der Forensik sind.

Patienten, die um ihr Recht auf ein externes Gutachten wissen, sind nicht einheitlich entschlossen ein Gutachten einzufordern oder nicht. Es finden sich wieder beide Extreme, so wollen 14 Patienten(29,8%) auf jeden Fall und 16 Patienten (34%) auf keinen Fall ein solches Gutachten.

Item 28 fragt, ob der Wunsch zum Klinikwechsel besteht, was 21 Patienten (= 25,9%) wollen. Mit p = 0,029 zeigen sich im Chi-Quadrat-Test bei diesem Item signifikante Unterschiede lediglich im Bezug auf das Merkmal „Bildung". Patienten mit Hauptschulabschluss wollen häufiger die Klinik wechseln.

Von den 29 Patienten mit Wechselwunsch wurden alle vorgegebenen Gründe und zahlreiche Kombinationen daraus angekreuzt. Hervorstechend erscheint dabei dass 11 Patienten (= 37,9%) das Therapieangebot als Grund (alleine oder in Kombination) angeben. 7 Patienten (24,1%) geben keinen Grund an.

Item 30 fragt den Patienten, ob er schon einmal als Gefangener in einer JVA war. 70 Patienten (= 85,4%) waren bereits als Gefangener in einer JVA. Ein hochsignifikanter Unterschied (p < 0,01) im Chi-Quadrat-Test zeigt sich beim Merkmal „Rechtsgrundlage", wobei die aufgrund von §64 StGB untergebrachten Patienten überzufällig häufig vorher schon als Gefangene in der JVA waren.
Eine Unterschied (p = 0,056) zeigt sich beim Merkmal „Delikt". Dabei waren Patienten mit Vermögensdelikten, Straftaten gg. die sexuelle Selbstbestimmung und BtmG-Verstößen überzufällig häufig bereits vorher im Gefängnis, nicht jedoch die Patienten mit Verstößen gegen die körperliche Unversehrtheit.
Ebenfalls ein Unterschied (p = 0,051) zeigt sich beim Merkmal bisherige Unterbringungsdauer. Patienten, die bereits 3 bis 4 Jahre im Maßregelvollzug sind, sind seltener in der JVA gewesen.

Item 31 fragt ob die Patienten die JVA dem Maßregelvollzug vorziehen würden. 26 Patienten (= 32,1%) wären lieber als Gefangener in der JVA als als Patient im Maßregelvollzug. Signifikante Ergebnisse ergeben sich im Chi-Quadrat-Test bei Items 31 nicht. Beim Vergleich des Antwortverhaltens auf Item 30 und 31 zeigen sich im Chi-Quadrat-Test keine signifikanten Unterschiede. Als Gründe für die Bevorzugung des Gefängnisses kreuzen die Patienten zahlreiche Gründe an. 12 Patienten(= 46,1%) geben jedoch u.a. „kein Zwang zur Therapie" an, 14 Patienten(= 53,8%) nennen die Hoffnung auf frühere Entlassung und 8 Patienten(= 30,8%) eine Kombination aus beidem. 12 Patienten antworteten frei, 5 von diesen führten abermals sinngemäß das feststehende Entlassungsdatum an. Ansonsten wurden folgende Gründe angeführt:

- „meine Persönlichkeit bleibt, pseudomoral ist dort nicht"
- „Nicht so viel Streß!"
- „Einfacheres Lebenswelle in der Realität"
- „darf meine Muttersprache (frz.) reden und schreiben"
- „Regelmäßige Rückzugsmöglichkeit in Einzelzelle"
- „mehr Freiheit"

Nicht-Suchtpatienten führen seltener eine Partnerschaft als Suchtpatienten. (Chi-Quadrat-Test)

Prinzipiell finden die Patienten die Therapie hilfreich für das Selbstverständnis.

Patienten in der Lockerungsstufe C empfinden die Therapie weniger hilfreich für das Selbstverständnis als die Patienten in den Stufen 0, A und D. (Chi-Quadrat-Test und U-Test) Patienten mit mehr als 4 Jahre Unterbringungsdauer finden die Therapie hilfreicher für das Selbstverständnis als die anderen Patienten. (U-Test)

Etwas mehr als die Hälfte der Patienten wissen um ihr Recht auf ein externes Gutachten, wobei die 63er-Patienten und vorher bereits in der Forensik untergebrachte Patienten wissen eher um ihr Recht als andere Patienten ihrer Gruppe. Auch die Patienten die bereits 3 Jahre oder länger untergebracht sind wissen eher um das Recht. (Chi-Quadrat-Test)

Dreiviertel der Patienten wollen keinen Klinikwechsel. Patienten mit Hauptschulabschluss wollen häufiger die Klinik wechseln als Patienten ohne Abschluss oder mit anderen Abschlüssen. (Chi-Quadrat-Test)

Die meisten Patienten waren vorher schon einmal im Gefängnis. Die 64er-Patienten waren häufiger vorher schon im Gefängnis als 63er-Patienten. Verurteilte Gewalttäter und Patienten mit einer Unterbringungsdauer von 3 bis 4 Jahren waren seltener vorher schon im Gefängnis als die Patienten der anderen Untergruppen. (Chi-Quadrat-Test)

3.1.4 Fragen zum Verhältnis zum persönlichen Therapeuten

3.1.4.1 Items der Modelle nach Emanuel und Emanuel

Die 8 Items dieses Abschnitts werden in sich noch nach zwei Kategorien unterschieden. Zum einen wird nämlich nach der Realität der Therapeuten-Patienten-Beziehung gefragt und zum anderen nach dem Wunsch wie diese gestaltet sein sollte. Jeweils werden die vier Beziehungsstile in der Reihenfolge deliberativ (Item 32.1 und 33.1), paternalistisch (Item 32.2 und 33.2), informativ (Item 32.3 und 33.3) und interpretativ (32.4 und 33.4) abgefragt. Bevor die Items unter sich auf Diskrepanzen untersucht werden, werden zunächst die Antworten der Patienten deskriptiv dargestellt und in Bezug auf die 9 Merkmale getestet werden, beginnend mit der Realität.

Tabelle 24 beschreibt die vier Beziehungsstile in der Realität.

		Item 32.1 deliberativ	Item 32.2 paternalisitsch	Item 32.3 informativ	Item 32.4 interpretativ
N	Gültig	82	82	82	83
	Fehlend	1	1	1	0
Mittelwert		3,24	3,85	3,26	2,56
Median		3,00	4,00	3,00	2,00
Standardabweichung		1,61	1,76	1,62	1,36
Minimum		1,00	1,00	1,00	1,00
Maximum		6,00	6,00	6,00	6,00

Tabelle 24 Mediane, Mittelwerte, Standardabweichungen, Minima und Maxima der Items 32.1 bis 32.4 (4 Beziehungsstile nach Emanuel und Emanuel in der Realität)

Der deliberative Beziehungsstil scheint nicht eindeutig gepflegt zu werden, doch auch hier finden sich 14 Patienten(= 17,1%), die diesen Stil voll, und 12 Patienten(= 14,6%), die ihn gar nicht verwirklicht sehen.

Paternalismus in der Therapeuten-Patienten-Beziehung scheint eher nicht vorzuherrschen, dennoch beurteilen 8 Patienten(= 9,8%) diesen Beziehungsstil als absolut vorherrschend und 23 Patienten(= 28,0%) als nicht existent.

Der Therapeut als Experte wird nicht eindeutig von einer Mehrheit so gesehen, wobei 14 Patienten(= 17,1%) diesen Stil voll verwirklicht sehen und 9 Patienten(= 11,0%) gar nicht.

Der interpretative Beziehungsstil scheint am meisten gepflegt zu werden, so benoten 45 Patienten(= 54,2%) hier mit 1 oder 2 und nur 2 Patienten(= 2,4%) mit der Note 6.

Der Chi-Quadrat-Test zeigt beim deliberativen Beziehungsstil lediglich im Bezug auf das Merkmal Rechtsgrundlage einen signifikanten Unterschied ($p = 0{,}032$). So nehmen nach §64 untergebrachte Patienten überzufällig häufig diesen Stil wahr, während er bei nach §63 Untergebrachten eher seltener zu sein scheint.

Der U-Test zeigt einen Unterschied ($p = 0{,}072$) beim Merkmal Rechtsgrundlage, wo zu vermuten ist, dass nach §64 untergebrachte Patienten wieder eher einen deliberativen Stil wahrnehmen als nach §63 Untergebrachte.

Ein signifikanter Unterschied bzw. ein deutlicher Unterschied besteht beim Merkmal Bildung. Patienten ohne Schulabschluss beobachten eher einen deliberativen Beziehungsstil als die mit Hauptschulabschluss ($p = 0{,}036$) und als die der Gruppe mit mittlerer Reife ($p = 0{,}052$).

Schließlich zeigt sich noch ein signifikanter Unterschied ($p = 0{,}041$) zwischen den Patienten ohne Wissen über die weitere Unterbringungsdauer und den Patienten mit weniger als 1 Jahr weiterer Unterbringungsdauer. Letztere nehmen häufiger einen deliberativen Beziehungsstil wahr.

Beim paternalistischen Beziehungsstil zeigt sich zwar im Chi-Quadrat-Test ein signifikanter Unterschied (p = 0,034) beim Merkmal Delikt, jedoch ist dieses Ergebnis aufgrund zu geringer Patientenzahlen bei den Untergruppen nicht verwertbar.

Der U-Test zeigt einen hochsignifikanten Unterschied (p = 0,008) beim Merkmal voraussichtliche Unterbringungsdauer. Wie beim Chi-Quadrat-Test nehmen Patienten mit mehr als 1 Jahr Unterbringungsdauer weniger einen paternalistischen Beziehungsstil war, als die mit weniger als 1 Jahr weiterer Unterbringungsdauer.

Der Chi-Quadrat-Test zeigt den signifikanten Unterschied (p = 0,036), sodass Patienten mit mehr als 1 Jahr weiterer Unterbringungsdauer weniger einen paternalistischen Beziehungsstil empfinden als die mit weniger als 1 Jahr Unterbringungsdauer.

Bei den Lockerungsstufen zeigt der Chi-Quadrat-Test ebenfalls einen signifikanten Unterschied (p = 0,031). Patienten in Lockerungsstufe 0 nehmen seltener einen paternalistischen Beziehungsstil war, als die Stufe D. Bei den Lockerungsstufen B und C sind die Häufigkeiten auf die beiden Extreme gleich verteilt.

Auch der U-Test erbringt diese signifikanten Unterschiede zwischen den Lockerungsstufen, nämlich zwischen Stufe D auf der einen Seite und zwischen den Stufen 0 (p = 0,011), A (p = 0,033) und B (p = 0,050). Tabelle 25 zeigt die verglichenen Mittelwerte.

Lockerungsstufen	Mittelwert	N	Standardabweichung	p-Wert
0	4,08	26	1,41	0,011
D	2,60	10	1,35	
A	4,20	20	2,02	0,033
D	2,60	10	1,35	
B	4,05	19	1,93	0,050
D	2,60	10	1,35	
C	3,33	6	1,97	

Tabelle 25 Vergleich der Mittelwerte beim Item 32.2(Realität beim paternalistischen Beziehungsstil) zwischen den Untergruppen des Merkmals Lockerung

Patienten in Lockerungsstufe D nehmen einen deutlich stärkeren paternalistischen Beziehungsstil wahr, als die in den ersten 3 Lockerungsstufen.

Der Chi-Quadrat-Test zeigt keine signifikanten Unterschiede beim informativen Beziehungsstil, wohl aber der U-Test. Zwischen den Untergruppen der Patienten, die bereits 3 bis 4 Jahre im

Maßregelvollzug sind auf der einen Seite und den Patienten mit weniger als 1 Jahr Forensikaufenthalt (p = 0,017) sowie mit 1 bis 2 Jahre Aufenthalt (p = 0,026) auf der anderen Seite. Die Patienten der beiden Untergruppen, die bereits weniger als 1 Jahr bis 2 Jahre im Maßregelvollzug waren, nehmen mehr einen informativen Beziehungsstil war, als die die 3 bis 4 Jahre in der Forensik waren.

Auch bei der Realität des interpretativen Beziehungsstil zeigen sich nur im U-Test signifikante Unterschiede. So zeigt sich eine Tendenz zur Signifikanz(p = 0,097) zwischen den Lockerungsstufen 0 und B. Patienten in der Stufe B geben öfter einen interpretativen Stil war, als Patienten in Stufe 0.

Tabelle 26 beschreibt die Wünsche zu den vier Beziehungsstilen.

	Item 33.1 deliberativ	Item 33.2 paternalistisch	Item 33.3 informativ	Item 33.4 interpretativ
N Gültig	83	80	82	82
Fehlend	0	3	1	1
Mittelwert	2,24	5,00	2,12	1,90
Median	2,00	6,00	2,00	2,00
Standardabweichung	1,44	1,38	1,51	1,19
Minimum	1,00	1,00	1,00	1,00
Maximum	6,00	6,00	6,00	6,00

Tabelle 26 Mediane, Mittelwerte, Standardabweichungen, Minima und Maxima der Items 33.1 bis 33.4 (4 Beziehungsstile nach Emanuel und Emanuel als Wunsch)

Eine deliberativ geprägt Beziehung wird sich von den Patienten deutlich gewünscht, trotzdem geben 5 Patienten (= 6,0%) an, dies überhaupt nicht zu wünschen.
Am schlechtesten schneidet der paternalistische Beziehungsstil bei den Patienten ab, trotzdem vergeben 7 Patienten (= 6,3%) die zwei besten Noten für den Paternalismus.
Den informativen Experten wünschen sich auch ein Großteil der Patienten, aber es finden sich auch wieder 6 Patienten(= 7,3%) die diesen Stil vollkommen ablehnen.
Der interpretativ arbeitende Therapeut wird sich am meisten gewünscht, wird auch nur 4 Patienten (= 4,9%) ganz oder fast ganz abgelehnt.

Der Chi-Quadrat-Test zeigt beim Wunsch zum deliberativen Beziehungsstil nur beim Merkmal wiederholte Unterbringung einen signifikanten Unterschied (p = 0,048). So wünschen sich Patienten, die vorher nie in der Forensik untergebracht waren, eher einen deliberativen Stil als solche die es nicht waren.

Der U-Test ergibt ein hochsignifikantes Ergebnis (p = 0,006) beim gleichen Merkmal. Tabelle 27 zeigt die verglichenen Mittelwerte.

wiederholte Unterbringung	Mittelwert	N	Standardabweichung
Vorher bereits in der Forensik untergebracht	3,00	19	1,60
Vorher nie in der Forensik untergebracht	2,01	64	1,33

Tabelle 27 Vergleich der Mittelwerte beim Item 33.1(Wunsch zum deliberativen Beziehungsstil) zwischen den Untergruppen der wiederholten Unterbringung

Auch hier zeigt sich, dass vorher nicht untergebrachte Patienten sich eher einen deliberativen Stil wünschen als die Patienten, die vorher bereits untergebracht waren.

Unterschiede zeigen sich im U-Test bei den Lockerungsstufen. So wünschen sich Patienten in Stufe C wohl weniger einen deliberativen Beziehungsstil als die in Stufe 0 (p = 0,079) und in Stufe D (p = 0,066).

Im Bezug auf den paternalistischen Beziehungsstil zeigt der Chi-Quadrat-Test einen signifikanten Unterschied (p = 0,021) zwischen den Suchtkranken und Nicht-Suchtkranken. Suchtkranke wünschen sich demnach weniger einen paternalistisch agierenden Therapeuten als Nicht-Suchtkranke.

Ein Unterschied (p = 0,062) zeigt sich zwischen den Untergruppen der Delikte. So scheinen Straftäter gegen die sexuelle Selbstbestimmung den paternalistischen Stil nicht ganz so stark abzulehnen wie die übrigen Delinquenzgruppen.

Auch der U-Test bestätigt hochsignifikant (p = 0,007) die Unterschiede zwischen den Erkrankungsgruppen, dass also Suchtkranke Paternalismus stärker ablehnen als Nicht-Suchtkranke. Ebenfalls lehnen nach §64 untergebrachte Patienten den paternalistischen Beziehungsstil stärker ab als nach §63 Untergebrachte (p = 0,029).

Der U-Test zeigt auch wieder einen hochsignifikanten Unterschied (p = 0,010) zwischen den Straftätern gegen die sexuelle Selbstbestimmung und den BtmG-Delinquenten. Ein Unterschied (p = 0,079) zeigt sich auch zwischen den Sexual-Straftätern und Vermögensdelinquenten. Beide Male lehnen die Straftäter gegen die sexuelle Selbstbestimmung den paternalistischen Stil am wenigsten ab.

Des Weiteren zeigen sich signifikante Unterschiede bei den Untergruppen der bisherigen Unterbringungsdauer. Patienten, die bereits länger als 4 Jahre im Maßregelvollzug untergebracht sind lehnen den paternalistischen Beziehungsstil weniger ab, als die Patienten mit weniger als 1 Jahr Unterbringungsdauer (p = 0,022) und auch als die Patienten mit 1 bis 2 Jahre Unterbringungsdauer (p = 0,014).

Schließlich ergibt sich auch ein signifikanter Unterschied (p = 0,030) zwischen den Patienten in Lockerungsstufe C und D. Letztere lehnen den Paternalismus mehr ab als Erstere.

Der informative Beziehungsstil zeigt im Chi-Quadrat-Test keine signifikanten Unterschiede. Der U-Test dagegen zeigt einen signifikanten Unterschied (p = 0,025) zwischen den Vermögensdelinquenten und den Straftätern gegen die sexuelle Selbstbestimmung. Vermögensdelinquenten wünschen sich eher einen informativ agierenden Therapeuten als Sex-Täter.

Bei der Dauer der bisherigen Unterbringung zeigen sich ebenfalls signifikante Unterschiede. Patienten mit 3 bis 4 Jahre im Maßregelvollzug unterscheiden sich von den Patienten mit weniger als 1 Jahr (p = 0,018), von denen mit 1 bis 2 Jahre (p = 0,048) und von denen mit mehr als 4 Jahre (p = 0,048). In jedem Fall wünschen sich Patienten mit 3 bis 4 Jahre Unterbringungsdauer weniger informativen Beziehungsstil als die Patienten der anderen Untergruppen.

Schließlich zeigen sich auch hochsignifikante und signifikante Unterschiede sowie Tendenzen zur Signifikanz bei den Untergruppen der Lockerung. Tabelle 28 zeigt die verglichenen Mittelwerte und zugehörigen p-Werte.

Lockerungsstufen	Mittelwert	N	Standardabweichung	p-Wert
0	2,2692	26	1,51149	0,006
D	1,1000	10	,31623	
A	2,3000	20	1,97617	0.048
D	1,1000	10	,31623	
B	2,3158	19	1,37649	0,003
D	1,1000	10	,31623	
C	1,8333	6	,98319	0,063
D	1,1000	10	,31623	

Tabelle 28 Vergleich der Mittelwerte beim Item 33.3(Wunsch zum informativen Beziehungsstil) zwischen den Untergruppen der Lockerung

Patienten der Stufe D bevorzugen vor allen anderen Patienten den informativen Beziehungsstil.

Mit dem Chi-Quadrat-Test zeigt sich ein signifikanter Unterschied im Wunsch zum interpretativen Beziehungsstil zwischen den Patienten des Merkmals Bildung (p = 0,043). So bevorzugen Patienten mit mittlerer Reife und höherem Abschluss den interpretativen Stil vor denen mit Hauptschulabschluss und ohne Abschluss.

Ebenfalls bevorzugen nach §64 untergebrachte Patienten vor den „63er-Patienten" den interpretativen Stil signifikant (p = 0.035).

Im U-Test zeigen sich Unterschiede ohne Signifikanz. So zeigt sich vermutlich ebenfalls ein Unterschied zwischen den Patienten ohne Abschluss auf der einen Seite und denen mit Hauptschulabschluss (p = 0,092) sowie denen mit mittlerer Reife und höherem Abschluss (p = 0,077) auf der anderen. Die Patienten ohne Abschluss sprechen sich etwas weniger für den informativen Stil aus als die anderen.

Auch zeigt sich vermutlich, dass sich „64er-Patienten" den interpretativen Stil mehr als die nach §63 untergebrachten Patienten wünschen (p = 0,075).

Schließlich ist ein Unterschied zwischen Vermögensdelinquenten und Straftätern gegen die sexuelle Selbstbestimmung (p = 0,075) festzustellen. Erstere bevorzugen demnach den interpretativen Beziehungsstil vermutlich vor den Sex-Straftätern.

Abbildungen 3 und 4 zeigen die mit dem Spearman-Test (bei nicht parametrischen Daten) hochsignifikant (jeweils p < 0,001) getestete Korrelationen zwischen den Items nach den Beziehungsstilen von Emanuel und Emanuel.

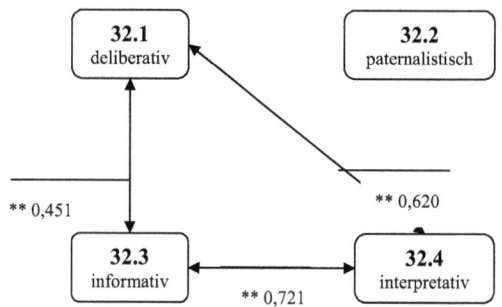

Abbildung 3 Korrelationen der Items 32.1 bis 32.4 (Beziehungsstile nach Emanuel und Emanuel in der Realität)

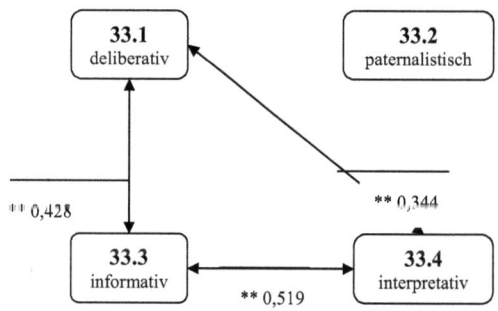

Abbildung 4 Korrelationen der Items 33.1 bis 33.4 (Beziehungsstile nach Emanuel und Emanuel als Wunsch)

Es zeigt sich, dass lediglich der paternalistische Beziehungsstil für sich steht, während der deliberative, informative und interpretetative Beziehungsstil in der Formulierung des Fragebogens von den Patienten nicht scharf gegeneinander abgegrenzt werden können.

Nun sollen die durch Subtraktion gewonnen Diskrepanzwerte zwischen Wunsch und Realität für die jeweils vier modellbasierenden Items dargestellt und auf signifikante Unterschiede untersucht werden. Tabelle 29 zeigt zunächst die Mediane und Mittelwerte der vier Diskrepanzwerte.

		Deliberative Diskrepanzen	Paternalistische Diskrepanzen	Informative Diskrepanzen	Interpretative Diskrepanzen
N	Gültig	82	80	82	82
	Fehlend	1	3	1	1
Mittelwert		-,99	1,20	-1,13	-,68
Median		-1,00	1,00	-1,00	,00
Standardabweichung		1,83	1,88	1,64	1,33
Minimum		-5,00	-5,00	-4,00	-4,00
Maximum		4,00	5,00	3,00	3,00

Tabelle 29 Mediane, Mittelwerte, Standardabweichungen, Minima und Maxima der Diskrepanzwerte zwischen Wunsch und Realität der jeweils 4 Items basierend auf den Modellen nach Emanuel und Emanuel
Ein Überschuss dieses Beziehungsstil in der Realität ist positiv, ein Mangel negativ; Es sind Extremwerte von -5 bis 5 möglich

An deliberativen Beziehungsstil scheint eher Mangel zu bestehen, wobei 22 Patienten (= 26,8%) keine Diskrepanz zwischen Wunsch und Realität empfinden.
Einzig beim paternalistischen Beziehungsstil ist ein Überschuss in der Realität zu beobachten. Dennoch geben 27 Patienten (= 33,8%) keinen Unterschied zwischen Wunsch und Realität an.
An informativen Beziehungsstil scheint es ebenfalls etwas zu mangeln, wobei auch wieder 26 Patienten (= 31,7%) keinen Unterschied zwischen Wunsch und Realität beobachten.
Beim interpretativen Beziehungsstil herrscht der geringste Unterschied, lediglich ein geringer Mangel. Dementsprechend geben 45 Patienten (= 54,9%) keinen Unterschied zwischen Wunsch und Realität.

Im U-Test zeigt sich bei den Diskrepanzen des deliberativen Beziehungsstils ein signifikanter Unterschied zwischen den Patienten ohne Bildungsabschluss und denen mit Hauptschulabschluss (p = 0,016). Letztere nehmen einen größeren Mangel daran wahr.
Zudem ergibt sich ein Unterschied (p = 0,090) zwischen den Patienten ohne Wissen um die voraussichtliche Unterbringung und denen mit mehr als 1 Jahr weiterer Unterbringungsdauer. Die unwissenden Patienten verspüren vermutlich einen größeren Mangel als die mit mehr als 1 Jahr Maßregelvollzug vor sich.

Bei den Diskrepanzen des Paternalismus ergeben sich ein signifikanter Unterschied und ein Unterschied beim Merkmal Delikt. So nehmen Vermögensdelinquenten einen im Vergleich zu den Gewalt-Straftätern (p = 0,020) und den BtmG-Straftätern (p = 0,083) einen relativ geringen Überschuss an paternalistischer Beziehungsgestaltung wahr.

Im Bezug auf die bisherige Unterbringungsdauer zeigt sich ein Unterschied (p = 0,096) zwischen den weniger als 1 Jahr und 1 bis 2 Jahre untergebrachte Patienten. Letztere nehmen vermutlich einen größeren Überschuss wahr als Erstere. Ein signifikanter Unterschied (p = 0,063) zeigt sich zwischen 1 bis 2 Jahre und 3 bis 4 Jahre untergebrachten Patienten. Letztere nehmen einen geringen Überschuss an Paternalismus wahr, während die 1 bis 2 Jahre im Maßregelvollzug Untergebrachten sehr wohl einen Überschuss angeben.

Weiter zeigt sich ein Unterschied (p = 0,093) zwischen den Patienten ohne Wissen um die voraussichtliche Unterbringung und denen mit weniger als 1 Jahr weiterer Unterbringungsdauer. Letztere nehmen einen geringeren Überschuss wahr als die Unwissenden. Die Patienten mit weniger als 1 Jahr weiterer Unterbringungsdauer unterscheiden sich signifikant (p = 0,028) von denen mit voraussichtlich mehr als 1 Jahr in der Forensik dahingehend, dass Erstere einen größeren Überschuss konstatieren.

Schließlich ergeben sich noch hochsignifikante, signifikante und tendenzielle Unterschiede zwischen den Untergruppen des Merkmals Lockerungsstufe. Tabelle 30 zeigt die verglichenen Mittelwerte und zugehörigen p-Werte.

Lockerungsstufen	Mittelwert	N	Standardabweichung	p-Wert
0	1,00	26	1,55	0,006
D	2,90	10	1,66	
A	,89	18	2,49	0,031
D	2,90	10	1,66	
B	,84	19	1,42	0,003
D	2,90	10	1,66	
C	1,17	6	1,94	0,089
D	2,90	10	1,66	

Tabelle 30 Vergleich der Mittelwerte der paternalistischen Diskrepanz zwischen den Untergruppen des Merkmals Lockerung

Patienten in Stufe D empfinden einen viel größeren Überschuss an paternalistischem Beziehungsstil als die Patienten in den anderen Lockerungsstufen.

Dass sich der Therapeut zu wenig als Experte gebärdet empfinden Patienten mit weniger als 1 Jahr weiterer Unterbringungsdauer stärker als solche mit mehr als 1 Jahr weiterer Unterbringungsdauer, wie sich signifikant im U-Test erweist (p = 0,019).

Ein Unterschied zeigt sich auch zwischen den Patienten in Lockerungsstufe A und C (p = 0,077), wobei die Stufe C-Patienten vermutlich einen größeren Mangel feststellen als die in Stufe A. Des Weiteren ergibt sich ein signifikanter Unterschied (p = 0,018) zwischen den Stufe D- und Stufe A-Patienten, bei dem die Patienten der letzten Stufe einen größeren Mangel empfinden als die in Stufe A. Schließlich ergibt sich ein Unterschied zwischen den Untergruppen der Lockerungsstufe B und D (p = 0,065), wobei Letztere wieder einen größeren Mangel konstatieren als Erstere.

Bei der Diskrepanz des interpretativen Beziehungsstil zeigt sich ein signifikanter Unterschied (p = 0,035) zwischen den Patienten ohne Bildungsabschluss und denen mit Hauptschulabschluss, wobei die Hauptschulabsolventen einen größeren Mangel empfinden.

Schließlich zeigt sich noch eine Tendenz zur Signifikanz zwischen den Patienten ohne Wissen um die voraussichtliche Unterbringungsdauer und denen mit mehr als 1 Jahr weiterer Zeit im Maßregelvollzug. Die unwissenden Patienten empfinden einen größeren Mangel als die sonst genannten.

Einschätzung zum deliberativen Beziehungsstil in der Realität
Nicht eindeutig vorherrschend. 64er-Patienten, Patienten ohne Abschluss und Patienten ohne Wissen um die weitere Unterbringungsdauer nehmen den deliberativen Stil häufiger wahr als andere Patienten ihrer Gruppe. (Chi-Quadrat-Test, U-Test)

Einschätzung zum paternalistischen Beziehungsstil in der Realität
Nicht eindeutig vorherrschend. Patienten mit voraussichtlich mehr als 1 Jahr weiterer Unterbringungsdauer nehmen den paternalistischen Stil weniger wahr als die Patienten mit weniger als einem Jahr in der Forensik vor sich. (Chi-Quadrat-Test, U-Test) Patienten der Lockerungsstufe D nehmen den paternalistischen Stil stärker wahr als die anderen Patienten. (Chi-Quadrat-Test, U-Test)

Einschätzung zum informativen Beziehungsstil in der Realität
Nicht eindeutig vorherrschend. Patienten, die bisher 3 bis 4 Jahre in der Forensik waren nehmen den informativen Stil weniger wahr als die anderen Patienten. (U-Test)

Einschätzung zum interpretativen Beziehungsstil in der Realität
Am eindeutigsten wahrgenommen. Patienten in der Stufe B nehmen den Stil mehr wahr als Patienten der Stufe 0. (U-Test)

Einschätzung zum deliberativen Beziehungsstil als Wunsch
Deutlich gewünscht. Patienten die vorher bereits einmal in der Forensik untergebracht waren und Patienten in Lockerungstufe 0 wünschen sich den deliberativen Stil weniger als andere Patienten ihrer Gruppen. (Chi-Quadrat-Test, U-Test)

Einschätzung zum paternalistischen Beziehungsstil als Wunsch
Deutlich abgelehnt. Suchtpatienten wünschen sich diesen Stil weniger als Nicht-Suchtpatienten.(Chi-Quadrat-Test) Sexual-Straftäter und Patienten, die bereits über 4 Jahre in der Forensik untergebracht sind lehnen den paternalistischen Stil am wenigsten ab. (Chi-Quadrat-Test, U-Test) Patienten der Stufe D lehnen den paternalistischen Stil stärker ab als C-Patienten. (U-Test)

Einschätzung zum informativen Beziehungsstil als Wunsch
Erwünscht. Vermögensstraftäter wünschen sich eher diesen Stil als die Sexual-Straftäter. (U-Test) Patienten die bereits 3 bis 4 Jahre untergebracht sind lehnen den Stil stärker ab als alle anderen. (U-Test) Patienten der Stufe D bevorzugen den informativen Stil vor allen anderen Patienten. (U-Test)

Einschätzung zum interpretativen Beziehungsstil als Wunsch
Am meisten gewünscht. Patienten ohne Abschluss wünschen den Still weniger als die anderen insbesondere als die Patienten mit mittlerer Reife, die diesen Stil bevorzugen. (Chi-Quadrat-Test, U-Test)

Einschätzung zum interpretativen Beziehungsstil als Wunsch (Fortsetzung)
64er-Patienten bevorzugen den interpretativen Stil vor den 63er-Patienten. (Chi-Quadrat-Test, U-Test) Vermögensstraftäter wünschen sich den Stil stärker als Sexstraftäter. (U-Test)

Korrelationen der Beziehungsstile in Wunsch und Realität
Einzig der paternalistische Beziehungsstil wird von den Patienten klar gegen die anderen abgegrenzt. Die anderen Beziehungsstile ähneln sich in der Beschreibung im Text zu stark oder sind in ihrem Konzept unscharf definiert. (Spearman-Test)

Diskrepanzen zwischen Wunsch und Realität beim deliberativen Beziehungsstil
Mangel. Patienten mit Hauptschulabschluss nehmen einen größeren Mangel am deliberativen Stil wahr als die Patienten ohne Abschluss. (U-Test) Patienten ohne Wissen um die weitere Unterbringungsdauer nehmen einen größeren Mangel diesen Stils wahr als jene mit mehr als einem Jahr vor sich. (U-Test)

Diskrepanzen zwischen Wunsch und Realität beim paternalistischen Beziehungsstil
Überschuss. Die Vermögensdelinquenten nehmen den geringsten Überschuss an Paternalismus ihrer Gruppe wahr. (U-Test) Den größten Überschuss an Paternalismus ihrer Gruppe nehmen die Patienten wahr, die bisher 1 bis 2 Jahre in der Forensik waren sowie jene ohne Wissen um ihre weitere Unterbringungsdauer und auch die Patienten in Lockerungsstufe D. (U-Test)

Diskrepanzen zwischen Wunsch und Realität beim informativen Beziehungsstil
Mangel. Patienten mit weniger als einem Jahr weiterer Unterbringungsdauer nehmen einen größeren Mangel an informativem Beziehungsstil wahr als Patienten mit mehr als einem Jahr Forensik vor sich. (U-Test)
Die Patienten der Lockerungsstufe D nehmen den größten Mangel dieses Stils vor allen Patienten ihrer Gruppe wahr. (U-Test)

Diskrepanzen zwischen Wunsch und Realität beim interpretativen Beziehungsstil
Geringer Mangel. Patienten mit Hauptschulabschluss nehmen einen Größeren Mangel dieses Stils wahr als Patienten ohne Abschluss. (U-Test) Patienten ohne Wissen um die weitere Unterbringungsdauer nehmen einen größeren Mangel wahr als jene mit über einem Jahr weiterer Unterbringungsdauer. (U-Test)

3.1.4.2 Items des Themenkomplex „Zeit"

Item 34 (nicht parametrisch) fragt, ob sich der Therapeut insgesamt genügend Zeit für den Patienten nehme, Item 36 (parametrisch), ob sich er der Therapeut auch außerhalb der Einzelgespräche Zeit für den Patienten nehme. Der Spearman-Test zeigt ein hochsignifikantes Ergebnis und einen Korrelationskoeffizienten von 0,809 zwischen den beiden Items. Tabelle 31 beschreibt die Items 34, 36 und der daraus gewonnen Variable „Zeit".

		Item 34	Item 36	Variable Zeit
N	Gültig	83	83	83
	Fehlend	0	0	0
Mittelwert		2,97	3,32	3,15
Median		3,00	3,00	3,00
Standardabweichung		1,52	1,60	1,49
Minimum		1,00	1,00	1,00
Maximum		6,00	6,00	6,00

Tabelle 31 Mediane, Mittelwerte, Standardabweichungen, Minima und Maxima der Items 34, 36 und der Variable "Zeit"

Insgesamt scheinen die Patienten tendenziell der Meinung zu sein, dass sich der Therapeut genügend Zeit für sie nimmt, dennoch geben 5 Patienten(= 6%) an, dass er gar keine Zeit für sie habe.

Im Bezug auf die Zeit außerhalb der Einzelgespräche sind die Patienten geteilter Meinung, so geben jeweils 11 Patienten(= 13,3%) an, der Therapeut nehme sich sehr oft bzw. nie Zeit außerhalb der Einzelgespräche.

Dementsprechend zeigt sich eine ausgeglichene Verteilung des Items Zeit, mit 9 Patienten (= 10,8%) am positiven und 8 Patienten (= 9,6%) am negativen Pol der Skala.

Der K-S-Test zeigt sich, dass die neue Variable normalverteilt ist. Dementsprechend wird der t-Test angewendet. Dieser zeigt beim Merkmal Alter einen signifikanten Unterschied (p = 0,018) insofern als dass jüngere Patienten wahrnehmen, der Therapeut nehme sich mehr Zeit für sie.

Des Weiteren zeigen sich Unterschiede beim Merkmal Delikt. So nehmen BtMG-Straftäter wahr, sie bekämen mehr Zeit zugebilligt als Gewalt-Straftäter (p = 0,099) und auch als Straftäter gegen die sexuelle Selbstbestimmung (p = 0,073).

Schließlich spielt auch die voraussichtliche Unterbringungsdauer eine signifikante Rolle (p = 0,031). Patienten ohne Wissen um die weitere Unterbringungsdauer bekommen weniger Zeit zugebilligt als solche mit mehr als 1 Jahr weiterer Unterbringungsdauer.

> Insgesamt bekommen die Patienten genügend Zeit zugebilligt. Patienten jünger als 40 und BtmG-Delinquenten bekommen mehr Zeit zugebilligt als die anderen Patienten ihrer Gruppe. (t-Test) Patienten ohne Wissen um ihre weitere Unterbringungsdauer bekommen weniger Zeit zugebilligt als jene mit mehr als einem Jahr vor sich. (t-Test)

3.1.4.3 Items ohne Themenkomplexzuordnung

Zu diesem Abschnitt gehören 4 Items. Item 35 fragt, ob sich der Patient mit möglichst vielen Fragen an den Therapeuten wendet. Item 37 fragt, ob der Patient dem Therapeuten gegenüber unehrlich ist aufgrund des Glaubens dadurch schneller wieder in Freiheit zu gelangen. Nach dem Wunsch den Therapeuten zu wechseln fragt Item 38. Nach der Verletzung der Schweigepflicht fragt schließlich Item 39. Tabelle 32 beschreibt Items 35, 37 und 39.

		Item 35	Item 37	Item 39
N	Gültig	83	83	83
	Fehlend	0	0	0
Mittelwert		2,95	5,04	4,95
Median		3,00	5,00	6,00
Standardabweichung		1,39	1,131	1,43
Minimum		1,00	2,00	1,00
Maximum		6,00	6,00	6,00

Tabelle 32 Mediane, Mittelwerte, Standardabweichungen, Minima und Maxima der Items 35, 37 und 39

Die Patienten scheinen ihren Therapeuten eher möglichst oft um Rat zu fragen, was 13 Patienten (= 15,7%) absolut bejahen und 5 Patienten (= 6,0%) komplett verneinen.

Eigene Unehrlichkeit geben die Patienten eher nicht an. So ist dies auch das einzige Item, bei dem nicht beide Extremwerte angekreuzt wurden.

Die Verletzung der Schweigepflicht trauen die Patienten dem Therapeuten eher nicht zu. So gehen nur 4 Patienten (= 4,8%) sicher von einer Verletzung aus, aber insgesamt 42 Patienten (= 50,6%) gehen davon aus, dass die Schweigepflicht auf keinen Fall verletzt wurde.

Nur 18 Patienten (= 22,2%) wollten ihren Therapeuten wechseln, darunter geben 10 Patienten (= 55,55 %) an, die Beziehung zum Therapeuten sei der Grund dafür.

Der Chi-Quadrat-Test zeigt bei Item 35 keine signifikanten Unterschiede. Der U-Test zeigt lediglich beim Merkmal Delikt einen signifikanten Unterschied (p = 0,029) zwischen den Patienten, die Gewaltdelikte begingen und denen mit BtmG-Verstößen. Die Drogen-Delinquenten fragen demnach ihren Therapeuten häufiger um Rat als die Straftäter gegen die körperliche Unversehrtheit.

Das Item 37 zeigt nur beim Chi-Quadrat-Test Unterschiede. Zum einen scheinen 63er-Patienten seltener zu lügen als die nach §64 untergebrachte Patienten (p = 0,063). Zum anderen haben Patienten in Lockerungsstufe C vermutlich eher einen Hang zum Lügen als die in den anderen Lockerungsstufen (p = 0,075). Der U-Test ergibt keine nennenswerten Ergebnisse.

Zum Wunsch des Therapeutenwechsel zeigt sich ein Unterschied (p = 0,054) zwischen vorher nie und vorher schon in der Forensik untergebrachten Patienten. Die Patienten ohne vorhergehende Forensik-Erfahrung scheinen seltener einen Wunsch zum Wechsel zu haben.

Beim Thema Schweigepflicht zeigt der Chi-Quadrat-Test keine signifikanten Ergebnisse. Der U-Test zeigt einen Unterschied zwischen den Patienten mit Hauptschulabschluss und denen mit mittlerer Reife sowie höherem Abschluss (p = 0,091). Die Hauptschulabsolventen glauben vermutlich noch seltener an eine Verletzung der Schweigepflicht als die andere Gruppe der Patienten mit Bildungsabschluss.

Schließlich zeigen sich noch signifikante Unterschiede zwischen den Patienten in Lockerungsstufe B auf der einen und den Patienten in Stufe 0 (p = 0,013) und Stufe A (p = 0,076) auf der anderen Seite. Stufe B-Patienten glauben noch weniger an die Verletzung der Schweigepflicht als die Patienten der anderen beiden Stufen.

> Die Patienten fragen den Therapeuten eher oft um Rat. BtmG-Delinquenten fragen ihren Therapeuten häufiger um Rat als Gewalttäter. (U-Test)
> Die Patienten geben an, nicht oft zu lügen. 64er Patienten und Patienten der Stufe C lügen eher als andere. (Chi-Quadrat-Test)
> Wenige Patienten wollen ihren Therapeuten wechseln. Patienten, die vorher nie in der Forensik waren, wollen seltener einen Therapeutenwechsel. (U-Test)
> Die Patienten glauben nicht an Schweigepflichtverletzungen ihrer Therapeuten. Hauptschulabsolventen und Stufe-B-Patienten glauben noch seltener an Schweigepflichtverletzungen als die anderen Patienten ihrer Gruppe. (U-Test)

3.1.5 Fragen zur allgemeinmedizinischen Versorgung

3.1.5.1 Items der Modelle nach Emanuel und Emanuel

Die nun behandelten Items 44.1 bis 44.4 und 45.1 bis 45.4, sind äquivalent zu denen im Abschnitt zum persönlichen Psychotherapeuten, nur wird das Verhältnis zum Stationsarzt behandelt. Tabelle 33 beschreibt zunächst die vier Items der Beziehungen in der Realität.

		Item 44.1 deliberativ	Item 44.2 paternalistisch	Item 44.3 Informativ	Item 44.4 interpretativ
N	Gültig	76	76	77	77
	Fehlend	7	7	6	6
Mittelwert		3,31	3,93	3,31	3,09
Median		3,00	4,00	3,00	3,00
Standardabweichung		1,542	1,72	1,64	1,50
Minimum		1,00	1,00	1,00	1,00
Maximum		6,00	6,00	6,00	6,00

Tabelle 33 Mediane, Mittelwerte, Standardabweichungen, Minima und Maxima der Items 44.1 bis 44.4 (4 Beziehungsstile nach Emanuel und Emanuel zum Stationsarzt in der Realität)

Kein einheitliches Bild zeichnet sich bei dem deliberativen Beziehungsstil ab, den die mit der allgemeinärztlichen Versorgung betrauten Ärzte der Forensik pflegen. So finden sich auch 11 Patienten(= 14,5%), die diesen vollkommen, und 8 Patienten (=10,5%), die ihn gar nicht verwirklicht sehen.

Paternalistisch stufen die Patienten ihre Ärzte eher nicht ein. So sehen auch 21 Patienten (= 27,6%) diesen Stil gar nicht verwirklicht.

Den Arzt als reinen Experten sehen die Patienten auch nicht eindeutig vertreten, so sehen diesen 10 Patienten (= 13,0%) und 9 Patienten (= 11,7%) gar nicht verwirklicht.

Gleiche Uneindeutigkeit herrscht beim interpretativen Beziehungsstil, wobei 10 Patienten (= 13,0%) diesen Stil absolut und 6 Patienten (= 7,8%) überhaupt nicht praktiziert sehen.

Im Chi-Quadrat-Test ein ergeben sich im Bezug auf den deliberativen Beziehungsstil keine eindeutig verwertbaren Ergebnisse. Auch der U-Test ergibt keine signifikanten Ergebnisse.

Die Realität des paternalistischen Beziehungsstil zeigt einen signifikanten Unterschied im Bezug auf die Lockerungsstufen (p = 0,018). Demnach empfinden die Patienten in Stufe D stärker einen paternalistischen Beziehungsstil als die Patienten in anderen Stufen.

Auch der U-Test liefert signifikante Unterschiede nur beim Merkmal Lockerung. So empfinden die Patienten in Lockerungsstufe D viel stärker eine paternalistische Prägung der Arzt-Patienten-Beziehung als die in Stufe 0 (p = 0,014) und in Stufe B (p = 0,012).

Fortfahrend mit dem informativen Beziehungsstil zeigt sich im Chi-Quadrat-Test ein hochsignifikanter Unterschied (p = 0,007) zwischen den nach §63 und nach §64 untergebrachten Patienten. Demnach nehmen „64er-Patienten" eine eher informativ gestaltete Arzt-Patienten-Beziehung wahr im Vergleich zu den „63er-Patienten".

Der U-Test ergibt eine Tendenz zur Signifikanz (p = 0,097) zwischen den Patienten mit Hauptschulabschluss und denen mit mittlerer Reife. Die höher Gebildeten nehmen demnach vermutlich den Arzt stärker als Experte wahr.

Abermals zeigt sich ein signifikanter Unterschied (p = 0,038) im Bezug auf die Rechtsgrundlage der Unterbringung, wobei die nach §64 Untergebrachten den Arzt eher als Experten sehen.

Beim Merkmal Delikt zeigt sich einzig ein signifikanter Unterschied zwischen Vermögensdelinquenten und den Straftätern gegen die körperliche Unversehrtheit (p = 0,013). Die Gewalttäter sehen hierbei den Arzt viel weniger als Experte als die Patienten mit wenig Respekt vor dem Eigentum anderer.

Schließlich ergibt die Testung noch einen Unterschied (p = 0,051) zwischen den Patienten ohne Wissen um die weitere Unterbringungsdauer und denen mit mehr als 1 Jahr weiterer Zeit im Maßregelvollzug. Letztere nehmen vermutlich stärker eine informativ gestaltete Arzt-Patienten-Beziehung wahr, als die unwissenden Patienten.

In der Realität des interpretativen Beziehungsstil besteht im Chi-Quadrat-Test ein signifikanter Unterschied (p = 0,033) zwischen den „63er-Patienten" und „64er-Patienten", wobei Letztere den interpretativ agierenden Arzt häufiger wahrnehmen.

Ein Unterschied im Chi-Quadrat-Test zeigt sich noch bei den Delikten (p = 0,053). Vermögens- und BtmG-Delinquenten erleben vermutlich den Arzt stärker als interpretativ agierend als die Patienten der anderen Deliktgruppen.

Im U-Test zeigt sich ein signifikanter Unterschied (p = 0,010) zwischen den Vermögens-Straftätern und Straftätern gegen die körperliche Unversehrtheit. Erstere sehen den Arzt stärker als interpretativ arbeitend als die Gewalttäter.

Schließlich ergibt sich noch ein signifikanter Unterschied (p = 0,033) zwischen den Patienten ohne Wissen um die weitere Unterbringung und denen mit mehr als einem weiteren Jahr im Maßregelvollzug. Die Patienten mit noch längerer Zeit in der Forensik erleben stärker einen interpretativen Beziehungsstil als die unwissenden Patienten.

Um nun die Wünsche der Patienten zur Beziehung zu ihrem Arzt zu behandeln, beschreibt zunächst Tabelle 34 die vier betreffenden Items.

		Item 45.1 deliberativ	Item 45.2 paternalistisch	Item 45.3 informativ	Item 45.4 interpretativ
N	Gültig	77	75	76	76
	Fehlend	6	8	7	7
Mittelwert		2,48	4,65	2,17	2,10
Median		2,00	5,00	2,00	2,00
Standardabweichung		1,69	1,60	1,44	1,43
Minimum		1,00	1,00	1,00	1,00
Maximum		6,00	6,00	6,00	6,00

Tabelle 34 Mediane, Mittelwerte, Standardabweichungen, Minima und Maxima der Items 45.1 bis 45.4 (Wünsche zu den 4 Beziehungsstile nach Emanuel und Emanuel zum Stationsarzt)

Ein deliberativer Beziehungsstil wird von den Patienten stark befürwortet, weshalb auch 29 Patienten (= 37,7%) diesen vollkommen befürworten, wobei sich dennoch 10 Patienten (vollkommen dagegen aussprechen.

Paternalismus wird wieder stark abgelehnt, wobei sich dennoch 2 Patienten (= 2,7%) vollkommen und 9 Patienten (= 12%) fast vollkommen dafür aussprechen.

Den Arzt als reinen Experten wünschen sich die Patienten am meisten. Dennoch sprechen sich 5 Patienten (= 6,6%) absolut gegen diesen Beziehungsstil aus.

Der interpretative Beziehungsstil ist ebenfalls sehr erwünscht, obwohl sich 6 Patienten (= 7,9%) absolut dagegen aussprechen.

Bezüglich der Erwünschtheit des deliberativen Beziehunggstil zeigen sich im Chi-Quadrat-Test keine signifikanten Ergebnisse und im U-Test lediglich ein Unterschied zwischen Lockerungsstufen A und D. Wobei sich Letztere vermutlich stärker einen deliberativ agierenden Arzt wünschen als die in Stufe A

Der paternalistische Beziehungsstil zeigt im Chi-Quadrat-Test einen Unterschied (p = 0,089) beim Merkmal Erkrankung. Die suchtkranken Patienten lehnen demnach vermutlich den Paternalismus stärker ab als die nicht-suchtkranken.

Der U-Test liefert ein signifikantes Ergebnis (p = 0,011) ebenfalls beim Merkmal Erkrankung. Die Suchtkranken lehnen demnach den paternalistischen Beziehungsstil stärker ab als die Nicht-Suchtkranken.

Auch zeigt sich ein signifikanter Unterschied (p = 0,038) zwischen den vorher bereits und vorher nie in der forensischen Psychiatrie untergebrachten Patienten. Die Patienten ohne Vergangenheit in der Forensik lehnen den Paternalismus weniger ab.

Des Weiteren zeigen sich Unterschiede zwischen den Untergruppen der Delikte. So lehnen Sex-Straftäter vermutlich den Paternalismus weniger ab als Vermögensdelinquenten (p = 0,067) und als BtmG-Delinquenten (p = 0,077). Schließlich ergeben sich auch noch signifikante Unterschiede zwischen den verschiedenen Lockerungsstufen. So wünschen sich Stufe D-Patienten möglichst wenig Paternalismus im Vergleich zu Stufe B- (p = 0,022) und Stufe C-Patienten (p = 0,013).

Der informative Beziehungsstil liefert im Chi-Quadrat-Test zwar einen Unterschied (p = 0,053) im Bezug auf die die verschiedenen Deliktuntergruppen, allerdings ist die Auswertbarkeit aufgrund zu geringer Stichproben der Untergruppen eingeschränkt. Man kann vermuten, dass die Straftäter gegen die sexuelle Selbstbestimmung den informativen Beziehungsstil stärker ablehnen, als die Patienten anderer Deliktgruppen.

Weiter zeigt sich ein signifikanter Unterschied beim Merkmal Lockerung (p = 0,016). Patienten der Stufen C und D bevorzugen den informativen Beziehungsstil deutlich im Vergleich zu denen der Stufe A und B.

Im U-Test zeigt sich ein signifikanter Unterschied (p = 0,023) zwischen den jüngeren und älteren Patienten. Die Jüngeren bevorzugen demnach den informativen Beziehungsstil stärker als die Älteren.

Auch zeigt sich ein signifikanter Unterschied (p = 0,025) zwischen den Patienten, die voraussichtlich noch weniger als 1 Jahr, und denen, die noch mehr als 1 Jahr in der Forensischen Psychiatrie untergebracht sein werden. Die mit weniger Zeit vor sich wünschen sich deutlich stärker einen informativen Beziehungsstil.

Signifikante bis hochsignifikante Unterschiede zeigen sich bei den Lockerungsstufen. Die verglichenen Mittelwerte und zugehörigen p-Werte zeigt Tabelle 35.

Item 45.3

Lockerungsstufen	Mittelwert	N	Standardabweichung	p-Wert
0	2,11	26	1,24	0,025
D	1,12	8	,353	
A	2,94	18	1,98	0,008
D	1,12	8	,35	
B	2,00	17	1,17	0,047
D	1,12	8	,35	
C	1,67	6	,52	0,044
D	1,12	8	,35	

Tabelle 35 Vergleich der Mittelwerte beim Item 45.3(Wunsch zum informativen Beziehungsstils des Arztes) zwischen den Untergruppen der Lockerung

Patienten in Stufe D bevorzugen demnach den informativen Beziehungsstil deutlich.

Der interpretative Beziehungsstil liefert im Chi-Quadrat-Test einen signifikanten Unterschied (p = 0,033) zwischen den Untergruppen der Patienten bis 40 Jahre und über 40 Jahre, wobei die Jüngeren diesen Stil deutlich mehr bevorzugen.
Weiter zeigt sich einen Unterschied bei den Untergruppen der Bildungsabschlüssen (p = 0,082). Die Patienten ohne Abschluss bevorzugen vermutlich den interpretativen Stil nicht so sehr wie die Patienten mit Bildungsabschlüssen.
Einen hochsignifikanten Unterschied liefert der Chi-Quadrat-Test bei den beiden Untergruppen der Rechtsgrundlage (p = 0,003). Die analysierte Kreuztabelle ist als Tabelle 36 aufgeführt.

		Item 45.4			Gesamt
		1,00	2,00	3,00	
Rechtsgrundlage	§ 63 StGB	17	3	6	26
	§ 64 StGB	38	8	0	46
Gesamt		55	11	6	72

Tabelle 36 Kreuzungstabelle Forensik-Patienten: Zeilen: Die beiden Untergruppen des Merkmals Rechtsgrundlage Spalten: Die zusammengefassten Likert-skalierten Antworten des Items 45.4(Wunsch zum interpretativen Beziehungsstil beim Arzt)

Die nach §64 untergebrachten Patienten bevorzugen den interpretativen Beziehungsstil deutlich.
Ein Unterschied liefert der Chi-Quadrat-Test auch im Bezug auf die wiederholte Unterbringung (p = 0,087). Demnach bevorzugen die nie vorher in der Forensik untergebracht waren vermutlich den interpretativen Beziehungsstil stärker.
Der U-Test zeigt ebenfalls einen hochsignifikanten Unterschied (p < 0,001) zwischen den 21 bis 40-jährigen und den 41 bis 60-jährigen. Die jüngeren Patienten bevorzugen den interpretativen Beziehungsstil deutlich.
Ein Unterschied (p = 0,092) ergibt der Vergleich von Patienten ohne Abschluss und denen mit mittlerer Reife. Die besser ausgebildeten Patienten wünschen sich eher einen interpretativ agierenden Arzt.
Ein signifikanter Unterschied (p = 0,017) zeigt sich auch zwischen den „63er"- und „64er"-Patienten". Die Patienten mit der Suchtproblematik wünschen sich demnach stärker einen interpretativen Beziehungsstil im Verhältnis zu ihrem Arzt.
Schließlich ist noch ein Unterschied (p = 0,062) zwischen den Patienten in Lockerungsstufe A und denen in Lockerungsstufe D zu beobachten. Die Patienten kurz vor der Entlassung wünschen sich vermutlich stärker einen Arzt, der die Beziehung zu Ihnen interpretativ gestaltet.

Abbildungen 5 und 6 zeigen die hochsignifikanten Korrelationen der jeweils 4 Beziehungsstile nach Emanuel und Emanuel in der Realität und als Wunsch. Es hatten sich lediglich Items 44.1 und 44.2 als normalverteilt erwiesen, weshalb diese mittels EParson Test auf Korrelation untereinander überprüft worden waren. Die Testung der Korrelationen sämtlicher anderer Items erfolgte mittels Spearman-Test.

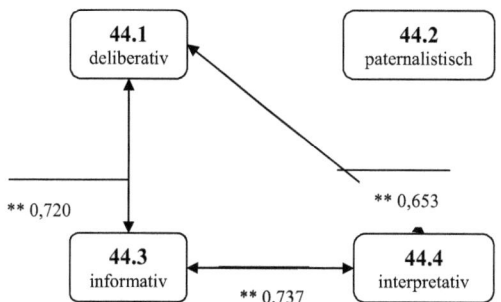

Abbildung 5 Korrelationen der Items 44.1 bis 44.4 (Beziehungsstile nach Emanuel und Emanuel in der Realität im Bezug auf den Arzt)

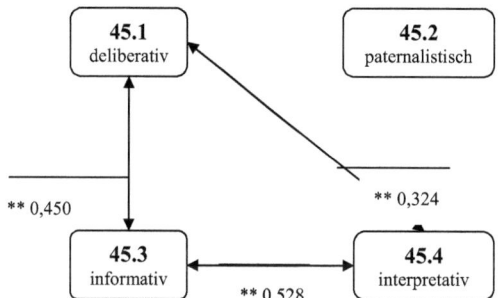

Abbildung 6 Korrelationen der Items 45.1 bis 45.4 (Beziehungsstile nach Emanuel und Emanuel als Wunsch beim Arzt)

Auch beim Arzt zeigt sich das Bild der Korrelationen der Beziehungsstile deliberativ, informativ und interpretativ und dem sozusagen allein stehenden paternalistischen Beziehungsstil.

Tabelle 37 zeigt nun die Diskrepanzen zwischen den Wünschen und der Realität in der Arzt-Patienten-Beziehung.

	Deliberative Diskrepanzen beim Arzt	Paternalistische Diskrepanzen beim Arzt	Informative Diskrepanzen beim Arzt	Interpretative Diskrepanzen beim Arzt
N Gültig	73	73	74	73
Fehlend	10	10	9	10
Mittelwert	-,85	,75	-1,23	-1,05
Median	-1,00	,00	-1,00	-1,00
Standardabweichung	1,79	2,11	1,80	1,77
Minimum	-5,00	-5,00	-5,00	-5,00
Maximum	5,00	5,00	4,00	4,00

Tabelle 37 Mediane, Mittelwerte, Standardabweichungen, Minima und Maxima der Diskrepanzwerte zwischen Wunsch und Realität beim Arzt der jeweils 4 Items basierend auf den Modellen nach Emanuel und Emanuel
Ein Überschuss dieses Beziehungsstil in der Realität ist positiv, ein Mangel negativ; Es sind Extremwerte von -5 bis 5 möglich

Zwischen Wunsch und Realität des deliberativen Beziehungsstils besteht eine geringe Diskrepanz, lediglich ein gewisser Mangel in der Realität. 21 Patienten (= 28,8%) sehen gar keine Diskrepanzen.

Beim am wenigsten erwünschten Beziehungsstil, den paternalistischen, besteht eine sehr geringe Diskrepanz zwischen diesem Wunsch und der Realität, so sehen auch 25 Patienten (= 34,2%) keine Diskrepanz. Dennoch geben 6 Patienten (= 8,2%) einen maximalen Überschuss an.

Den größten Mangel nehmen die Patienten beim informativen Beziehungsstil wahr. Dennoch sehen 22 Patienten (= 29,7%) keinerlei Diskrepanzen.

Der interpretative Beziehungsstil scheint auch einem gewissen Mangel zu unterliegen, auch wenn 21 Patienten (= 28,8%) keine Diskrepanzen wahrnehmen.

Die Untersuchung auf signifikante Unterschiede zwischen den Untergruppen der Merkmale liefert mit dem U-Test einen signifikanten Unterschied in den Diskrepanzen des deliberativen Beziehungsstil zwischen den Gewaltverbrechern und BtmG-Delinquenten (p = 0,027). Erstere empfinden einen sehr viel größeren Mangel an diesem Beziehungsstil als die Drogendelinquenten. Auch ergibt sich ein signifikanter Unterschied (p = 0,038) bei der voraussichtlichen Unterbringungsdauer. Patienten ohne Wissen um die weitere Unterbringungsdauer empfinden einen größeren Mangel an deliberativ gestalteten Arzt-Patienten-Beziehungen als Patienten mit mehr als 1 Jahr weiter Zeit im Maßregelvollzug.

Im Bezug auf die paternalisitsche Arzt-Patienten-Beziehung zeigt sich eine Tendenz zur Signifikanz zwischen den suchtkranken und nicht-suchtkranken Patienten (p = 0,051), wobei die Suchtstoffabhängigen vermutlich eher einen Überschuss an Paternalismus erlebe, während die Suchtfreien vermutlich eher einen Mangel erleben.

Patienten die vorher nie in der Forensik untergebracht waren, empfinden einen geringeren Überschuss an paternalistischer Beziehungsgestaltung als die die vorher bereits in der Forensik waren, was sich auf einem signifikanten Niveau abbildet (p = 0,031).

Auch die Dauer der Unterbringung zeigt Unterschiede. So empfinden die Patienten mit 1 bis 2 Jahre Aufenthaltsdauer vermutlich einen größeren Überschuss an Paternalismus als die Patienten mit weniger als 1 Jahr Aufenthaltsdauer (p = 0,086) und als die mit 3 bis 4 Jahre Jahren Unterbringung in der Forensik(p = 0,053).

Des Weiteren empfinden vermutlich die Patienten mit weniger als 1 Jahr voraussichtlicher Unterbringungsdauer einen größeren paternalistischen Überschuss als die Patienten ohne Wissen um die weitere Unterbringungsdauer, wie sich sich im U-Test zeigt (p = 0,098).

Schließlich zeigen sich bei den Lockerungsstufen auch hochsignifikante und signifikante Unterschiede. Tabelle 38 zeigt die verglichenen Mittelwerte und zugehörigen p-Werte.

Item paternalistische Diskrepanz

Lockerungsstufen	Mittelwert	N	Standardabweichung	p-Wert
0	,58	26	1,81	0,078
B	-,41	17	1,84	
0	,58	26	1,81	0,002
D	3,43	7	1,51	
A	1,19	16	2,29	0,066
B	-,41	17	1,84	
A	1,19	16	2,29	0,019
D	3,43	7	1,51	
B	-,41	17	1,84	0,000
D	3,43	7	1,51	
C	,83	6	1,47	0,019
D	3,43	7	1,51	

Tabelle 38 Vergleich der Mittelwerte der paternalistischen Diskrepanz beim Arzt zwischen den Untergruppen des Merkmals Lockerung

Stufe-D-Patieten fühlen sich am stärksten bevormundet. Stufe-B-Patienten nehmen dagegen einen Mangel wahr.

Beim informativen Beziehungsstil zeigen sich Unterschiede (p = 0,095) zwischen den Hauptschulabsolventen und den Patienten mir mindestens mittlerer Reife. Die besser ausgebildeten

Patienten nehmen vermutlich einen stärkeren Mangel als die Patienten mit Hauptschulabschluss wahr. Zwischen den Gewaltverbrecher auf der einen Seite und den Vermögensdelinquenten (p = 0,043) sowie den BtmG-Delinquenten (p = 0,012) auf der anderen zeigen sich signifikante Unterschiede. Demnach vermissen die Gewaltverbrecher das Auftreten des Arztes als Experte am stärksten noch vor den beiden anderen genannten Untergruppen.

Auch die voraussichtliche Unterbringungsdauer hat einen hochsignifikant getesteten Einfluss auf die Einschätzung des informativen Beziehungsstils. Patienten mit mehr als 1 Jahr im Maßregelvollzug vor sich vermissen den als reinen Experten auftretenden Arzt weniger als die ohne Wissen um die weitere Unterbringungsdauer (p = 0,002) und als die mit weniger als 1 Jahr Forensik-Zeit vor sich (p = 0,009).

Schließlich spielen die Lockerungsstufen eine Rolle. So stellen Patienten in Stufe D vermutlich einen größeren Mangel an informativ auftretenden Ärzten fest als die Patienten in Stufe A (p = 0,075).

Die Anwendung des U-Test im Bezug auf die Diskrepanzen des interpretativen Beziehungsstil ergibt ein unterscheidbares Ergebnis zwischen den jüngeren und älteren Patienten (p = 0,089). Demnach empfinden die Jüngeren einen größeren Mangel an interpretativen Beziehungsstil als die Älteren.

Weiter zeigen sich signifikante Unterschiede zwischen den Patienten ohne Schulabschuss auf der einen Seite und den Hauptschulabsolventen (p = 0,029) sowie den Patienten mit mittlerer Reife oder höher (p = 0,036) auf der anderen Seite. Die Patienten mit Abschluss nehmen demnach einen größeren Mangel dieses Stils wahr als die ohne.

Patienten mit mehr als 1 Jahr im Maßregelvollzug vor sich beschreiben einen nur geringen Mangel an interpretativ gestalteten Arzt-Patienten-Beziehungen wahr im Vergleich zu denen ohne Wissen um die weitere Unterbringungsdauer (p = 0,036) und als die mit weniger als 1 Jahr in der Forensischen Psychiatrie vor sich (p = 0,054).

Schließlich zeigen sich bei den Lockerungsstufen Unterschiede auf verschiedenen Signifikanzniveau zwischen den Patienten in Stufe 0 und D (p = 0,079), zwischen denen in Stufe A und B (p = 0,072) sowie zwischen denen in Stufe A und D (p = 0,010). Den größten Mangel an interpretativen Beziehungsstil nehmen demnach die Stufe-D-Patienten wahr, gefolgt von denen in Stufe B, Stufe 0 und schließlich in Stufe A, die fast keinen Mangel mehr wahrnehmen wollen.

Einschätzung zum deliberativen Beziehungsstil in der Realität beim Arzt
Uneinheitlich verwirklicht.
Einschätzung zum paternalistischen Beziehungsstil in der Realität beim Arzt
Eher wenig verwirklicht. D-Stufen-Patienten nehmen den paternalistischen Stil am stärksten wahr. (Chi-Quadrat-Test, U-Test)
Einschätzung zum informativen Beziehungsstil in der Realität beim Arzt
Uneinheitlich verwirklicht. 64er-Patienten nehmen den informativen Stil stärker wahr als 63er-Patienten. (Chi-Quadrat-Test, U-Test) Vermögensdelinquenten, Patienten mit mittlerer Reife, sowie die ohne Wissen um die weitere Unterbringungsdauer nehmen den informativen Beziehungsstil stärker wahr als anderer ihrer Gruppe. (U-Test)
Einschätzung zum interpretativen Beziehungsstil in der Realität beim Arzt
Uneinheitlich verwirklicht. 64er-Patienten nehmen den interpretativen Stil stärker wahr als 63er-Patienten. (U-Test) Vermögens- und Gewaltdelinquenten nehmen den Stil stärker wahr als andere. (Chi-Quadrat-Test, U-Test) Patienten mit voraussichtlich mehr als einem Jahr vor sich nehmen den Stil stärker wahr. (U-Test)

Einschätzung zum deliberativen Beziehungsstil als Wunsch beim Arzt
Befürwortet. D-Stufen-Patienten wünschen den Stil stärker als A-Stufen-Patienten. (U-Test)
Einschätzung zum paternalistischen Beziehungsstil als Wunsch beim Arzt
Abgelehnt. Suchtpatienten lehnen den paternalistischen Stil stärker ab. (Chi-Quadrat-Test, U-Test) Patienten die vorher nie in der Forensik waren lehnen den Stil weniger ab. (U-Test) Sexstraftäter lehnen den paternalistischen Stil weniger aber als andere Delinquente. (U-Test) Stärker als B- und C- lehnen D-Stufen-Patienten den paternalistischen Stil ab. (U-Test)
Einschätzung zum informativen Beziehungsstil als Wunsch beim Arzt
Gewünscht. Ältere Patienten wünschen sich den Stil stärker als jüngere. (U-Test) Patienten die noch weniger als ein Jahr in der Forensik sein werden wünschen sich den Stil stärker als Patienten mit längerer weiterer Verweildauer. (U-Test) D-Stufen-Patienten wünschen sich den Stil stärker als andere Patienten. (Chi-Quadrat-Test, U-Test)
Einschätzung zum interpretativen Beziehungsstil als Wunsch beim Arzt
Stark gewünscht. Jüngere Patienten wünschen sich den Stil stärker als ältere. (Chi-Quadrat-Test, U-Test) Patienten ohne Abschlüsse wünschen den Stil weniger als andere. (Chi-Quadrat-Test, U-Test)

Einschätzung zum interpretativen Beziehungsstil als Wunsch beim Arzt (Fortsetzung)
64er-Patienten wünschen den Stil stärker. (Chi-Quadrat-Test, U-Test) Vorher bereits untergebrachte Patienten wünschen den Stil stärker. (Chi-Quadrat-Test) D-Stufen-Patienten wünschen den Stil stärker als C-Stufen-Patienten. (U-Test)

Korrelationen der Beziehungsstile in Wunsch und Realität beim Arzt
Einzig der paternalistische Beziehungsstil wird von den Patienten klar gegen die anderen abgegrenzt. Die anderen Beziehungsstile ähneln sich in der Beschreibung im Text zu stark oder sind in ihrem Konzept unscharf definiert. (Spearman-Test)

Diskrepanzen zwischen Wunsch und Realität beim deliberativen Beziehungsstil (Arzt)
Geringer Mangel. Gewaltdelinquenten nehmen einen größeren Mangel diesen Stils wahr als BtmG-Delinquenten. (U-Test) Patienten ohne Wissen um die weitere Unterbringungsdauer nehmen einen größeren Mangels diesen Stils wahr als solche die noch mehr als ein Jahr im Maßregelvollzug vor sich haben. (U-Test)

Diskrepanzen zwischen Wunsch und Realität beim paternalistischen Beziehungsstil (Arzt)
Uneinheitlich, bei manchen großer Überschuss. Suchtpatienten erleben im Gegensatz zu Nicht-Suchtpatienten einen Überschuss an Paternalismus. (U-Test) Patienten, die vorher nie in der Forensik waren empfinden einen geringeren Überschuss als vorher bereits Untergebrachte. (U-Test) Patienten die 1 bis 2 Jahre in der Forensik waren empfinden ein größeres Übermaß an Paternalismus als Patienten mit anderen Aufenthaltsdauern. (U-Test) Patienten, die sich noch weniger als ein Jahr in der Forensik sein werden, empfinden einen noch stärkeren Paternalismus als die anderen Patienten. (U-Test) D-Stufen-Patienten empfinden Paternalismus am stärksten, während B-Stufen- Patienten sogar einen Mangel wahrnehmen. (U-Test)

Diskrepanzen zwischen Wunsch und Realität beim informativen Beziehungsstil (Arzt)
Mangel. Patienten mit den höheren Bildungsabschlüssen empfinden einen noch größeren Mangel am informativ agierenden Arzt als Hauptschulabsolventen. (U-Test) Bei den Delinquenzgruppen empfinden die Gewalttäter den größten Mangel am informativen Stil. (U-Test) Die Patienten die noch länger als ein Jahr untergebracht sein werden empfinden den geringsten Mangel. (U-Test) D-Stufen-Patienten sehen den größten Mangel ihrer Gruppe. (U-Test)

> Diskrepanzen zwischen Wunsch und Realität beim interpretativen Beziehungsstil (Arzt)
> Mangel. Jüngere und D-Stufen-Patienten nehmen den größten Mangel an interpretativen Stil ihrer Gruppen wahr. (U-Test) Einen geringeren Mangel als die anderen Patienten ihrer Gruppe sehen Patienten ohne Bildungsabschluss und Patienten mit mehr als 1 Jahr Maßregelvollzug vor sich. (U-Test)

3.1.5.2 Items des Themenkomplex „Medikamentenaufklärung"

Die Items, die zu dem Themenkomplex zusammengefasst sind im Einzelnen: Item 41 (unaufgeforderte Information über den Austausch von gleichwertigen Medikamenten), Item 42.1 bis 42.3 (unaufgeforderte Information bei neu eingesetzten Medikamenten über Gründe, Therapieziel und Nebenwirkungen) und die Items 43.1 bis 43.3 (ausreichende Information bei neu eingesetzten Medikamenten über Gründe, Therapieziel und Nebenwirkungen). Die Tabellen 39 und 40 beschreiben zunächst die Items 41 bis 43.3

	Item 41	Item 42.1	Item 42.2	Item 42.3
N Gültig	62	61	62	59
Fehlend	21	22	21	24
Mittelwert	2,39	2,15	2,19	2,32
Median	2,00	2,00	2,00	2,00
Standardabweichung	1,12	1,09	1,10	1,11
Minimum	1,00	1,00	1,00	1,00
Maximum	4,00	4,00	4,00	4,00

Tabelle 39 Mediane, Mittelwerte, Standardabweichungen, Minima und Maxima der Items 41(unaufgeforderte Information über den Austausch von gleichwertigen Medikamenten) und 42.1 bis 42.3(unaufgeforderte Information bei neu eingesetzten Medikamenten)
Die Skalierung reicht von 1 bis 4

	Item 43.1	Item 43.2	Item 43.3
N Gültig	56	56	56
Fehlend	27	27	27
Mittelwert	2,12	2,20	2,28
Median	2,00	2,00	2,00
Standardabweichung	,97	1,02	1,04
Minimum	1,00	1,00	1,00
Maximum	4,00	4,00	4,00

Tabelle 40 Mediane, Mittelwerte, Standardabweichungen, Minima und Maxima der Items 43.1 bis 43.3(ausreichende Information bei neu eingesetzten Medikamenten über Gründe, Therapieziel und Nebenwirkungen)
Die Skalierung reicht von 1 bis 4

Die Aufklärung über die Medikamentengabe wird bezüglich der verschiedenen Punkte nicht besonders unterschiedlich bewertet und scheint eher meistens als manchmal erbracht zu werden. Die negativen Extremwerte werden bei allen Items ungefähr gleich häufig von den Patienten angegeben, sodass die Angaben zwischen 6 (bei Item 43.3, = 11,32%) und 13 (bei Item 41, = 24,52%) variieren. Allerdings zeigt sich, dass im Vergleich zur Gesamtstichprobe relativ wenig Patienten Fragen zu Medikamenten beantworteten, vermutlich weil sie keine einnehmen.

Im Spearman-Test (bei nicht normalverteilten Daten) zeigen sich hochsignifikante Ergebnisse für alle Items. Diese korrelieren in einer Spannweite von 0,059 bis 0,085. Daher wurden sie zu dem neuen Item „Medikamentenaufklärung" zusammengefasst. Dieses Item ergibt ein nicht signifikantes Ergebnis im K-S-Test und ist daher normalverteilt, weshalb der t-Test Anwendung findet. Tabelle 41 beschreibt zunächst das neue Item.

Item Medikamentenaufklärung

N	Gültig	53
	Fehlend	30
Mittelwert		2,23
Median		2,00
Standardabweichung		,97
Minimum		1,00
Maximum		4,00

Tabelle 41 Median, Mittelwert, Standardabweichung, Minimum und Maximum des Items Medikamentenaufklärung
Die Skalierung reicht von 1 bis 4

Wie schon bei der Beschreibung der Einzelitems zeigt sich die gleiche Tendenz zur eher häufigen Medikamentenaufklärung.

Im t-Test tritt ein signifikanter Unterschied zwischen den nach §63 untergebrachten Patienten und den „64er-Patienten" zutage (p = 0,011). Letztere fühlen sich häufiger über Medikamente aufgeklärt, als die „63er-Patienten".
Auch ist ein Unterschied (p = 0,062) zwischen den vorher bereits und vorher nie in der Forensik untergebrachten Patienten, dahingehend, dass die Forensik-Erfahreneren sich vermutlich besser weil häufiger über Medikamente aufgeklärt fühlen.
Des Weiteren ergibt die Untersuchung des Merkmals Delikt hochsignifikante und signifikante Unterschiede zwischen den Vermögensdelinquenten auf der einen Seite und den Straftätern gegen die körperliche Unversehrtheit (p = 0,002) sowie gegen die sexuelle Selbstbestimmung (p = 0.023)

auf der anderen Seite. Vermögensdelinquenten fühlen sich demnach sehr viel häufiger über Medikamente aufgeklärt als die Patienten der anderen erwähnten Deliktgruppen.

Auch zeigt sich ein signifikanter Unterschied zwischen den Patienten ohne Wissen um die weitere Unterbringungsdauer und die mit mehr als 1 Jahr im Maßregelvollzug vor sich (p = 0,040). Letztere werden demnach besser über Medikamente aufgeklärt als die Unwissenden.

Schließlich zeigt sich auch ein Unterschied zwischen den Patienten in Lockerungsstufen 0 und B (p = 0,096). Demnach fühlen sich die Stufe-0-Patienten am häufigsten über Medikamente aufgeklärt.

> Medikamentenaufklärung erfolgt meistens. Über Medikamente vergleichsweise besser aufgeklärt fühlen sich 64er-Patienten, Patienten mit vorhergehender Unterbringung, Vermögensdelinquenten und 0-Stufen-Patienten.

3.1.5.3 Items ohne Themenkomplexzuordnung

Nimmt sich Ihr Arzt genügend Zeit für Ihre medizinischen Anliegen? fragt Item 40, welches als letztes des Patientenfragebogens behandelt wird. Tabelle 42 beschreibt zunächst das Item.

Item p40

N Gültig	82
Fehlend	1
Mittelwert	2,99
Median	3,00
Standardabweichung	1,43
Minimum	1,00
Maximum	6,00

Tabelle 42 Median, Mittelwert, Standardabweichung, Minimum und Maximum des Items 40(Genügend Zeit für die medizinischen Anliegen des Patienten)

Auch wenn 16 Patienten(= 19,5%) angeben der Arzt würde sich sehr oft Zeit nehmen, so zeigt sich hier nur eine leichte Tendenz zum positiven Pol. Immerhin 3 Patienten(= 3,7%) meinen, der Arzt würde sich nie Zeit für sie nehmen.

Im Chi-Quadrat-Test zeigen sich lediglich beim Merkmal Delikt ein signifikantes Ergebnis (p = 0,030) Demnach nehmen die Vermögensdelinquenten und Gewalttäter genug zeitliche Aufmerksamkeit seitens ihres Arztes wahr, während die Straftäter gegen die sexuelle Selbstbestimmung sich zeitlich nicht gut betreut fühlen. Bei den BtmG-Delinquenten ist die Einschätzung ungleichmäßig verteilt.

Im U-Test zeigt sich ein signifikanter Unterschied zwischen den nie vorher und vorher bereits in der Forensik untergebrachten Patienten (p = 0,036). Der Arzt nimmt sich demnach mehr Zeit für die medizinischen Anliegen der Patienten, die vorher nie in der Forensik untergebracht waren.
Auch ergeben sich signifikante Unterschiede beim Merkmal der Delikte zwischen den Straftätern gegen die sexuelle Selbstbestimmung auf der einen Seite und den Vermögensdelinquenten (p = 0,031), den Gewalttätern (p = 0,049) sowie den BtmG-Verbrechern (p = 0,033) auf der anderen Seite. Tabelle 65 beinhaltet die verglichenen Mittelwerte. Demnach bekommen die Sex-Straftäter am wenigsten Zeit für ihre medizinischen Anliegen eingeräumt.

> Die Ärzte nehmen sich ausreichend Zeit für ihre Patienten. Sexual-Straftäter bekommen im Vergleich zu den anderen Patienten am wenigsten Zeit von ihrem Arzt. (Chi-Quadrat-Test, U-Test) Patienten die vorher nie in der Forensik waren bekommen mehr Zeit vom Arzt. (U-Test)

3.2 Ergebnisse der Therapeutenbefragung

Dieser Abschnitt wird nun lange nicht so testungsintensiv ausfallen, da aufgrund der zu geringen Stichprobe es nicht sinnvoll ist ebenfalls Untergruppen der Merkmale zu bilden. Also wird man sich auf die deskriptive Statistik beschränken. Damit keine Missverständnisse im Vergleich zu den Items des Patientenfragebogens entstehen werden die Items des Therapeutenfragebogens vor der Zahl mit einem „t" markiert.

3.2.1 Allgemeine Fragen zur Person

In diesem Abschnitt werden vier Items behandelt, die nach Alter (Item t1), Geschlecht (Item t2), Profession (Item t3) und Erfahrung (Item t4) fragten.
Im Alter von 25 bis 35 Jahre waren 4 der befragten Therapeuten (= 36,4%), 36 bis 45 Jahre waren 6 Therapeuten (= 54,5%) und in der Altersgruppe der 46 bis 60-jährigen war 1 Therapaut(9,1%)
Von den 11 Therapeuten, die sich beteiligten waren lediglich 2 Männer (= 18,2%).
Es beteiligten sich 2 Stationsärzte (= 18,2%), 6 Diplom Psychologen (= 54,5%), 3 Leitende Therapeuten (= 27,3%) und keine Oberärzte.
Ihre Arbeitserfahrung im Maßregelvollzug geben 6 Therapeuten (=54,5%) mit weniger als 5 Jahre an, 3 Therapeuten arbeiteten 5 bis 10 Jahre in der Forensischen Psychiatrie (= 27,3%) und 2 Therapeuten haben 11 bis 25 Jahre Erfahrung in der Forensik gesammelt.

3.2.2 Fragen zur Tätigkeit als Psychotherapeut

3.2.2.1 Items der Modelle nach Emanuel und Emanuel

Zunächst sollen die Beobachtungen der Therapeuten zu ihrem eigenen Verhalten in der Therapeuten-Patienten-Beziehung beschrieben werden. Wie gewohnt sind der deliberative (Item t6.1), paternalisitsche (Item t6.2), informative (Item t6.3) und interpretative (Item t6.4) Beziehungsstil vertreten. Tabelle 43 beschreibt die vier Items in der Realität.

	Item t6.1 deliberativ	Item t6.2 paternalistisch	Item t6.3 informativ	Item t6.4 interpretativ
N Gültig	11	11	11	11
Fehlend	0	0	0	0
Mittelwert	4,09	4,18	3,09	2,00
Median	5,00	4,00	3,00	2,00
Standardabweichung	1,51	1,17	1,14	,77
Minimum	2,00	3,00	2,00	1,00
Maximum	6,00	6,00	5,00	3,00

Tabelle 43 Mediane, Mittelwerte, Standardabweichungen, Minima und Maxima der Items t6.1 bis t6.4 (4 Beziehungsstile nach Emanuel und Emanuel in der Realität bei den Therapeuten)

Der deliberative Beziehungsstil wird augenscheinlich sehr wenig praktiziert, so geben auch 6 Therapeuten(= 54,6%) eine 5 oder 6 an, wogegen nur 2 Therapeuten(= 18,2%) eine 2 angeben.

Der paternalisitsche Beziehungsstil wird ebenfalls wenig praktiziert. Auffällig ist die Verteilung der Extremwerte, so finden sich lediglich 4 Therapeuten(= 36,4%), die mit einer 3 sich dem positiven Pol überhaupt annähern.

Der informative Beziehungsstil wird tendenziell eher praktiziert, doch finden sich keine Therapeuten, die diesen Stil vollkommen oder gar nicht beobachten.

Der interpretative Beziehungsstil wird am meisten praktiziert und so findet sich auch nur hier der positive Extremwert, der dann gleich von 3 Therapeuten angegeben wurde(= 27,3%). Die Werte des negativen Pols werden ganz vermieden.

Zusammenfassend lässt sich sagen, dass die befragten Therapeuten Extremwerte generell vermeiden.

Weiter sollen nun die Wünsche der Therapeuten zur ihrer Beziehung zum Patienten untersucht werden(Items t7.1 bis t7.4), wozu zunächst Tabelle 44 die entsprechenden Daten zeigt.

	Item t7.1 deliberativ	Item t7.2 paternalisitisch	Item t7.3 informativ	Item t7.4 interpretativ
N Gültig	11	11	11	11
Fehlend	0	0	0	0
Mittelwert	4,09	4,91	2,09	1,45
Median	4,00	5,00	2,00	1,00
Standardabweichung	1,51	1,14	,70	,52
Minimum	2,00	3,00	1,00	1,00
Maximum	6,00	6,00	3,00	2,00

Tabelle 44 Mediane, Mittelwerte, Standardabweichungen, Minima und Maxima der Items t7.1 bis t7.4 (Wunsch zu den 4 Beziehungsstile nach Emanuel und Emanuel bei den Therapeuten)

Ein deliberativer Beziehungsstil wird sich von den Therapeuten eher nicht gewünscht, von 3 Therapeuten(= 18,2%) wird er sogar ganz abgelehnt.

Der paternalistische Beziehungsstil wird am stärksten abgelehnt. Folgerichtig finden sich auch nur 2 Therapeuten(= 18,2%), die sich nur ein wenig dem positiven Pol zuneigen.

Die Tätigkeit des Therapeuten als reiner Informationslieferant auszuüben wird deutlich favorisiert. Es finden sich demnach nur Angaben auf der positiven Seite, lediglich nur 2 komplett zustimmende(= 18,2%).

Der interpretative Beziehungsstil wird praktisch von allen favorisiert. So finden sich 6 Therapeuten(= 54,5%) die dem vollkommen und die restlichen 5(= 45,5%) die dem fast vollkommen zustimmen.

Wieder ist die Vermeidung von Extremwerten bemerkenswert.

Mit dem Spearman-Test wurden die vier Items jeweils in Realität und beim Wunsch auf Korrelationen untereinander überprüft. Auch wenn sich nur wenige Korrelationen ergeben, werden diese aus didaktischen Gründen auch in Abbildungen(Abbildungen 7 und 8) wie im Ergebnisteil der Patienten dargestellt.

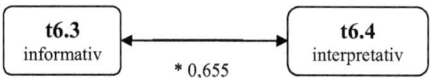

Abbildung 7 Korrelationen der Items t6.1 bis t6.4 (Therapeuten: Beziehungsstile nach Emanuel und Emanuel in der Realität)

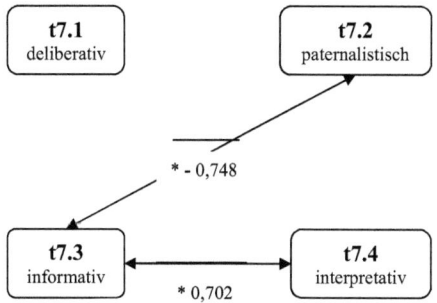

Abbildung 8 Korrelationen der Items t7.1 bis t7.4 (Therapeuten Beziehungsstile nach Emanuel und Emanuel als Wunsch)

In Wunsch und Realität besteht anscheinend ein Zusammenhang zwischen dem informativen und interpretativen Beziehungsstil. Die beide Beziehungsstile könne also auch nicht voneinander abgegrenzt werden. Eine negative Korrelation besteht zwischen dem Wunsch zum informativen und dem zum paternalistischen Beziehungsstil. Dies bedeutet, wer sich wenig Paternalismus wünscht, will im Gegenzug viel Information geben, wer aber wenig Information geben will, wünscht sich viel Paternalismus

Schließlich sollen auch die Diskrepanzen zwischen Wunsch und Realität der Therapeuten-Patienten-Beziehung aus Sicht der Therapeuten behandelt werden. Tabelle 45 zeigt die Werte.

		Deliberative Diskrepanzen der Therapeuten	Paternalistische Diskrepanzen der Therapeuten	Informative Diskrepanzen der Therapeuten	Interpretative Diskrepanzen der Therapeuten
N	Gültig	11	11	11	11
	Fehlend	0	0	0	0
Mittelwert		,00	,73	-1,00	-,54
Median		,00	1,00	-1,00	,00
Standardabweichung		,63	1,10	1,00	,69
Minimum		-1,00	-1,00	-3,00	-2,00
Maximum		1,00	3,00	,00	,00

Tabelle 45 Mediane, Mittelwerte, Standardabweichungen, Minima und Maxima der Diskrepanzwerte zwischen Wunsch und Realität der Psychotherapeuten der jeweils 4 Items basierend auf den Modellen nach Emanuel und Emanuel
Ein Überschuss dieses Beziehungsstil in der Realität ist positiv, ein Mangel negativ; Es sind Extremwerte von -5 bis 5 möglich

Diskrepanzen ergeben sich beim deliberativen Beziehungsstil wenige, lediglich bei je 2 Therapeuten (= 18,2%) ergeben sich Mangel und Überschuss dergestalt, dass sich der Mittelwert ausgeglichen wird. 7 Therapeuten sehen keine Diskrepanz(= 63,6%)

Einen Überschuss an Paternalismus stellen auch die Therapeuten fest. 4 Therapeuten(= 36,4%) sehen keine Diskrepanzen. Lediglich 1 Therapeut(= 9,1%) sieht einen Mangel.

Den rein informativen Beziehungsstil sehen die Therapeuten zu wenig verwirklicht, auch wenn 4 Therapeuten(= 36,4%) keine Diskrepanzen sehen.

Beim interpretativen Beziehungsstil schließlich gibt es auch einen geringen Mangel, wobei 6 Therapeuten(= 54,5%) keine Diskrepanzen sehen.

> Die Therapeuten wünschen sich und praktizieren vor allem den informativen und interpretativen Beziehungsstil. Während sie beim interpretativen Stil auch so handeln wie sie gerne würden, stellen die Therapeuten auch fest, dass sie gerne weniger paternalistischer und mehr informativ handeln würden.
> Dieser Widerspruch stellt sich dergestalt raus, dass derjenige der sich wenig Paternalismus wünscht viel Information für den Patienten wünscht und umgekehrt. Weiterhin stellt sich raus, dass Patienten nicht sicher zwischen interpretativen und informativen Stil unterscheiden. (Spearman-Test)

3.2.2.2 restliche Items

Dieser Abschnitt beinhaltet insgesamt 4 Items.

Item t5 (Likert-skaliert) behandelt den Anteil der Intuition des Therapeuten bei Lockerungsentscheidungen.

Item t8 ist Ja-Nein-Skaliert und fragt nach der Vorstellbarkeit von Situationen in denen die Verletzung der Schweigepflicht zum Wohle des Patienten wäre.

Item t9 (Likert-Skaliert) fragt ob eine Verletzung der Schweigepflicht zum Wohl des Patienten für den Therapeuten vorstellbar wäre.

Item t10 befasst sich mit tatsächlicher Verletzung der Schweigepflicht durch den Therapeuten. Nach der Beantwortung dieser Ja-Nein-Frage ist ein Likert-skaliertes Item nachgestellt, in dem erfasst wird inwieweit ggf. die Verletzung der Schweigepflicht zum Schaden des Patienten war.

In Tabelle 46 werden zunächst die beiden Likert-skalierten Items beschrieben.

		Item t5	Item t9
N	Gültig	11	11
	Fehlend	0	0
Mittelwert		4,54	5,18
Median		5,00	5,00
Standardabweichung		1,29	,87
Minimum		2,00	3,00
Maximum		6,00	6,00

Tabelle 46 Mediane, Mittelwerte, Standardabweichungen, Minima und Maxima der Items t5(Intuition bei Lockerungsstufen) und t9(Verletzung der Schweigepflicht zum Wohle des Patienten denkbar)

Von ihrer Intuition lassen sich die Therapeuten bei Lockerungsentscheidungen eher nicht leiten, weshalb auch je 3 Therapeuten (= 27,3%) nie und fast nie ankreuzten. Dennoch gab ein Therapeut (= 9,1%) fast oft an.

Die Verletzung der Schweigepflicht zum Wohle des Patienten wird klar abgelehnt. So kreuzte auch nur 1 Therapeut (= 9,1%) eine 3 an, was auch der einzige Wert in der Hälfte des positiven Pol überhaupt war.

Dennoch antworteten unter Item t8 6 Therapeuten (= 54,5%), dass sie sich eine Situation vorstellen könnten, in der die Verletzung der Schweigepflicht zum Wohle des Patienten gewesen wäre. Die restlichen 5 Therapeuten (= 45,4%) verneinten dies.

Tatsächlich verletzt haben die Schweigepflicht 5 der 11 Therapeuten (= 45,5%), 5 verletzten sie nicht, 1 Therapeut macht keine Angaben. Dass sie durch die Verletzung der Schweigepflicht zum Schaden des Patienten gehandelt hätten glauben die Therapeuten eher nicht, denn so gaben 3 Therapeuten (= 60%) an, keinen Schaden und ein Therapeut (= 20%) fast keinen Schaden verursacht zu haben. Lediglich 1 Therapeut(= 20%) wandte sich dem den Schaden des Patienten beschreibenden Pol zu und kreuzte eine 3 an.

Tabelle 47 ist eine Kreuztabelle und vergleicht die Therapeuten, die sich Situationen vorstellen konnten, in denen die Schweigepflicht verletzt werden könnten, mit denen die die Schweigepflicht tatsächlich verletzt haben.

		Item t10.1			
		ja	nein	keine Angabe	Gesamt
Item t8	ja	3	2	1	6
	nein	2	3	0	5
Gesamt		5	5	1	11

Tabelle 47 Kreuztabelle: Zeilen: Item t8(Sind Situationen vorstellbar, in denen die Verletzung der Schweigepflicht zum Wohle des Patienten wäre?) Spalten: Item t10.1(tatsächlich verletzte Schweigepflicht)

Augenscheinlich verletzten nicht nur die Therapeuten die Schweigepflicht, die auch der Meinung waren, dass es zum Wohl des Patienten sein könnte.

> Die Intuition spielt bei Lockerungsentscheidungen keine Rolle. Für viele Therapeuten sind Situation vorstellbar in denen eine Veletzung der Schweigepflicht von Vorteil für den Patienten wäre, aber dennoch wird dies abgelehnt. Grundsätzlich wird die Schweigepflicht eher nicht verletzt und wenn, dann nicht zum Schaden des Patienten. Die Verletzung geschieht aber nicht unbedingt aus der Vorstellung heraus, dass dies zum Wohle des Patienten sein könnte.

3.2.3 Fragen für Ärzte

Die Items dieses Abschnitts sind aufgrund der geringen Stichprobe (lediglich 2 Ärzte) statistisch nicht verwertbar.

3.2.4 Fragen zu 5 ausgewählten Patienten

Es sei vorneweg daran erinnert, dass die Daten in diesem Abschnitt unterschiedlich ausgewertet werden. Die Items nach Emanuel und Emanuel sowie die Likert-skalierten Items wurden arithmetisch über die Angaben eines Therapeuten zu seinen 5 bzw. einmal 2 Patienten gemittelt.

Die restlichen Items werden deskriptiv beschrieben als wären es Angaben, die von 52 Patienten geäußert wurden.

3.2.4.1 Items der Modelle nach Emanuel und Emanuel

Zunächst sollen die gemittelten Einschätzungen der Therapeuten zu ihren Patienten betreffend die Realität der Beziehung behandelt werden. Die betreffenden Items tPX.1.1 bis tPX.1.4 sind in Tabelle 48 dargestellt.

		tPX.1.1 deliberativ	tPX.1.2 paternalistisch	tPX.1.3 informativ	tPX.1.4 interpretativ
N	Gültig	11	11	11	11
	Fehlend	0	0	0	0
Mittelwert		4,27	4,14	2,69	2,07
Median		4,40	4,00	2,60	2,00
Standardabweichung		1,48	,91	,68	,60
Minimum		2,00	2,80	2,00	1,00
Maximum		6,00	5,60	4,00	3,00

Tabelle 48 Mediane, Mittelwerte, Standardabweichungen, Minima und Maxima der Items tPX.1.1 bis tPX.1.4(Einschätzungen der Therapeuten zur Realität der Beziehung gemittelt über 52 einzeln betrachtete Patienten)

Den deliberativen Beziehungsstil scheinen die Therapeuten eher nicht zu pflegen, genauso wenig wie den paternalistischen. Vielmehr pflegen die Therapeuten eher den informativen und interpretativen Beziehungsstil.

Mit dem Spearman-Test wurde überprüft inwieweit die Angaben aus dem (allgemeineren) Teil zur Tätigkeit als Psychotherapeut mit den gemittelten Angaben korrelieren. Die Ergebnisse werden in Abbildung 9 dargestellt.

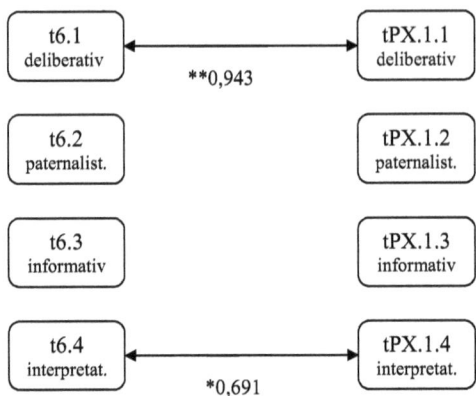

Abbildung 9 Korrelationen zwischen den Items t6.1 bis t6.4(Realität der Beziehung im allgemeinen Teil der Psychotherapeuten) und den Items tPX.1.1 bis tPX.1.4(Realität der Beziehung gemittelt über die Angaben der Psychotherapeuten zu 52 Patienten)

Ein hochsignifikanter bzw. signifikanter Zusammenhang bei der Realität der Beziehung besteht lediglich zwischen den Einschätzungen zu dem deliberativen und dem interpretativen Beziehungsstil. Auf die Einzelsituation hin befragt machen die Therapeuten also andere Angaben, als wenn man sie allgemein befragt.

Die Mittlung der Items, die den Wunsch zur Therapeuten-Patienten-Beziehung behandeln, werden in Tabelle 49 dargestellt.

		tPX.2.1 deliberativ	tPX.2.2 paternalistisch	tPX.2.3 informativ	tPx.2.4 interpretativ
N	Gültig	11	11	11	11
	Fehlend	0	0	0	0
Mittelwert		4,33	4,71	2,14	1,60
Median		4,00	4,80	2,00	1,80
Standardabweichung		1,57	1,05	,54	,39
Minimum		2,00	3,00	1,40	1,00
Maximum		6,00	6,00	3,00	2,00

Tabelle 49 Mediane, Mittelwerte, Standardabweichungen, Minima und Maxima der Items tPX.2.1 bis tPX.2.4(Angaben der Therapeuten zu den Wünschen zur Beziehung gemittelt über 52 einzeln betrachtete Patienten)

Den deliberativen sowie den paternalistischen Beziehungsstil wünschen sich die Therapeuten für das Verhältnis zu ihren konkreten Patienten nicht, sondern eher den informativen Stil und vor allem den interpretativen.

Auch hier wurde mittels Spearman-Test versucht die Wünsche aus dem allgemeinen Teil zur Tätigkeit als Psychotherapeut mit den Wünschen zu den einzelnen Patienten zu korrelieren, was in Abbildung 10 dargestellt wird.

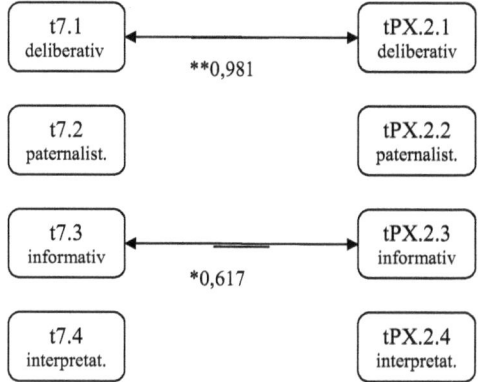

Abbildung 10 Korrelationen zwischen den Items t7.1 bis t7.4(Wunsch zur Beziehung im allgemeinen Teil der Psychotherapeuten) und den Items tPX.2.1 bis tPX.2.4(Wunsch zur Beziehung gemittelt über die Angaben der Psychotherapeuten zu 52 Patienten)

Ein hochsignifikanter bzw. signifikanter Zusammenhang bei den Wünschen zu der Therapeuten-Patienten-Beziehung besteht lediglich zwischen den Einschätzungen zu dem deliberativen und dem informativen Beziehungsstil.

Tabelle 50 beschreibt nun die Diskrepanzen zwischen Wunsch und Realität in den Beziehungen zu den 52 Patienten. Da die Daten gemittelt wurden, können leider nicht Mangel und Überschuss beschrieben sondern nur allgemeine Diskrepanzen.

		Deliberativ-Diskrepanz gemittelt über 52 Patienten	Paternalistisch-Diskrepanz gemittelt über 52 Patienten	Informativ-Diskrepanz gemittelt über 52 Patienten	Interpretativ-Diskrepanz gemittelt über 52 Patienten
N	Gültig	10	10	10	10
	Fehlend	0	0	0	0
Mittelwert		,70	,82	,92	,64
Median		,90	,90	1,00	,90
Standardabweichung		,47	,49	,66	,46
Minimum		,00	,20	,00	,00
Maximum		1,20	1,60	2,40	1,00

Tabelle 50 Mediane, Mittelwerte, Standardabweichungen, Minima und Maxima der Diskrepanzwerte zwischen Wunsch und Realität gemittelt über Angaben der Psychotherapeuten zu 52 Patienten der jeweils 4 Items basierend auf den Modellen nach Emanuel und Emanuel

Die größte Diskrepanz besteht beim Anspruch des Therapeuten als reiner Experte Informationen zu geben. Beim paternalistischen Beziehungsstil besteht die zweithöchste Diskrepanz und interessanterweise auch in keinem Fall keine Diskrepanz wie der Minimumswert zeigt.
Auch hier kam der Spearman-Test zur Anwendung um die Korrelationen zwischen allgemein und speziell gemachten Annahmen zu untersuchen. Hierbei wurden die Diskrepanzwerte des allgemeinen Teils zuerst in Betrag gesetzt, um eine Vergleichbarkeit zu erreichen.
Der Test erbrachte keine signifikanten Ergebnisse, was bedeutet, dass die allgemein und im Speziellen angegebenen Diskrepanzen in keinem Zusammenhang stehen.

> Der informative und der interpretative Stil werden in Wunsch und Realität bevorzugt. Allerdings sind die Therapeuten weniger Informationsgeber und mehr paternalistisch als sie es gerne wären.
> Zwar sind obige Angaben ähnlich denen des allgemeinen Teil, doch vergleicht man diesen mit denen Angaben bei der Befragung zu speziellen Therapeuten-Patienten-Beziehungen so fällt auf, dass sich die Angaben statistisch nicht korrelieren. So werden bei Wunsch und Realität beim informativen und paternalistischen Beziehungsstil unterschiedliche Angaben gemacht. Bei der Untersuchung der Diskrepanzen zwischen Wunsch und Realität bestehen dann gar keine eindeutigen Zusammenhänge mehr.

3.2.4.2 Likert-skalierte Items

Dieser Abschnitt beinhaltet zwei Items. Thema von Item tPX.3 ist inwieweit sich der Patient von dem Therapeuten abhängig macht. Item tPX.5 fragt ob der Patient wohl davon ausgeht, dass der Therapeut seine Schweigepflicht verletzt hat. Tabelle 51 beschreibt die beiden Items.

		tPX.3	tPX.5
N	Gültig	11	11
	Fehlend	0	0
Mittelwert		3,96	4,78
Median		4,00	5,00
Standardabweichung		,66	,64
Minimum		3,20	3,40
Maximum		5,00	5,60

Tabelle 51 Mediane, Mittelwerte, Standardabweichungen, Minima und Maxima der Items tPX.3(Abhängigkeit des Patienten vom Therapeuten) und tPX.5(Glaube des Patienten der Therapeut habe die Schweigepflicht verletzt)

Die Patienten schätzen, die von Ihnen ausgewählten Patienten eher nicht so ein, dass diese sich von Ihnen abhängig machen. Auch gehen die Therapeuten eher nicht davon aus ihre Patienten würden Ihnen bezüglich der Einhaltung der Schweigepflicht misstrauen.

3.2.4.3 restliche Items

Die hier behandelten drei Haupt-Items werden so behandelt, als wären es Angaben, die von 52 einzeln geäußert wurden.

Item tPX.4, fragt ob die Schweigepflicht zu diesem Patienten verletzt worden ist. Falls Ja angekreuzt wird, soll dann auf einer Likert-Skala beurteilt werden, ob dies zum Schaden des Patienten war.

In Item tPX.6 ist Thema, ob der Therapeut wohl vom Patienten belogen wird. Falls Ja angekreuzt wird, soll likert-skaliert beurteilt werden, wie oft dies der Fall ist und schließlich auch warum er lügt, wobei auch freies Antworten vorgesehen ist.

Item tPX.7 beschäftigt sich mit der Absicht des Patienten den Therapeuten zu wechseln. Falls dies der Fall war, wird gefragt, ob dieses Anliegen unterstützt wurde. Schließlich ist noch Thema warum der Therapeut ggf. das Anliegen des Wechsels nicht unterstützt hat.

Die Schweigepflicht wurde in Bezug auf keinen der hier behandelten Patienten verletzt, wobei zweimal keine Angaben gemacht wurden.

Bei 34 von 52 Patienten (= 65,4%) gehen die Therapeuten davon aus, von diesen belogen zu werden. Wie oft diese 34 Patienten wohl lügen, wird in Tabelle 52 beschrieben.

Item tPX.6.2

N	Gültig	34
	Fehlend	18
Mittelwert		3,76
Median		4,00
Standardabweichung		1,10
Minimum		1,00
Maximum		5,00

Tabelle 52 Median, Mittelwert, Standardabweichung, Minimum und Maximum des Items tPX.6.2(Häufigkeit des Belogenwerdens)

Die Therapeuten schätzen es wohl so ein, dass die Patienten, die sie belügen nicht unbedingt ständig tun. Bei 11 Patienten (= 32,4%) wird es so eingeschätzt, dass sie fast nie tun, bei 10 Patienten (= 29,4%) wurde die Note 3 vergeben.

Als Grund für das Lügen der Patienten wurden vor allem dessen Persönlichkeitsstruktur (22mal = 64,7%) angegeben. Im Folgenden sind die freien Antworten der Therapeuten angegeben (Bei Mehrfachnennungen, auch bei sinngemäßen, wurde in Klammern die Häufigkeit der Nennung angegeben):

- *Pat. Ist sich manchmal selbst nicht so klar, was Wahrheit u. Was Lüge ist; widerspricht sich häufig selbst*
- *Suchtverhalten/ Junkieverhalten*
- *Selbstüberschätzung/ Rückfall in alte Verhaltensweisen*
- *Selbstschutz des Pat. u. Wahrnehmungsunterschiede* (4x)
- *??? lästiger Nachfragen*
- *Angst, Erwartungen nicht gerecht zu werden*
- *Angst mich zu enttäuschen Angst, sein Selbstbild nicht aufrecht erhalten zu können*
- *Will sein Bild von sich mir gegenüber aufrecht erhalten*
- *Selbstdarstellung*

Lediglich 2 der 52 Patienten(= 3,8%) wollten den Therapeuten wechseln. Dieses Anliegen wurde einmal wegen mangelnder Therapiebereitschaft und Grundsätzen der Station abgelehnt, beim anderen Fall wurden keine Angaben dazu gemacht.

> Schweigepflichtsverletzungen und Therapeutenwechselwünsche der Patienten spielen eher keine Rolle.
> Die Therapeuten gehen davon aus meist belogen zu werden, was wohl an der Persönlichkeitsstruktur des Patienten liege.

3.3 Ergebnisse der direkt vergleichbaren Bögen

In diesem letzten Abschnitt können die Angaben aus je 8 Patienten- und Therapeutenbögen verglichen werden.

3.3.1 Items der Modelle nach Emanuel und Emanuel

Bei den im Folgenden dargestellten Diskrepanzwerten zwischen den Einschätzungen von Therapeuten und Patienten werden die Ergebnisse aus der Sicht des Patienten dargestellt, sodass ein positiver Wert bedeutet, dass der Patient etwas stärker einschätzt oder mehr wünscht und umgekehrt beim negativen Wert. Im Umkehrschluss könnte man natürlich sagen, dass der Therapeut etwas schwächer bzw. stärker als der Patient einschätzt, doch wurde eben die Patientensicht als Konvention gewählt

Zunächst sollen die Diskrepanzen zwischen der Einschätzung der Realität Beziehung zueinander untersucht werden, was in Tabelle 53 dargestellt wird.

		Deliberativ-Diskrepanz der Realität der vergleichbaren Bögen	Paternal.-Diskrepanz der Realität der vergleichbaren Bögen	Informativ-Diskrepanz der Realität der vergleichbaren Bögen	Interpretativ-Diskrepanz der Realität der vergleichbaren Bögen
N	Gültig	8	8	8	8
	Fehlend	0	0	0	0
Mittelwert		1,50	,37	-,62	-,56
Median		2,50	,50	-,50	,00
Standardabweichung		3,02	2,56	1,50	1,92
Minimum		-2,00	-4,00	-3,00	-4,00
Maximum		5,00	4,00	2,00	2,00

Tabelle 53 Mediane, Mittelwerte, Standardabweichungen, Minima und Maxima der Diskrepanzwerte der Realitätseinschätzungen der Beziehung zwischen Therapeuten und Patienten
Positive Werte bedeuten, der Patient nimmt mehr wahr als der Therapeut, negative Werte bedeuten der Patient nimmt weniger wahr als der Therapeut

In der Beziehung zum Therapeuten nehmen die Patienten den Anteil an deliberativen Beziehungsstil stärker wahr als die Therapeuten. Dennoch besteht bei 3 Patienten (= 37,5%) die Wahrnehmung, dieser sei schwächer ausgeprägt. Bemerkenswert ist, dass beim deliberativen Beziehungsstil in keinem Fall eine identische Einschätzung vorliegt.
Den paternalistischen Anteil der Beziehung schätzen die Patienten nur wenig stärker ein. Jedoch ergibt sich eine starke Streuung, so schätzen 2 Patienten (= 25%) den Paternalismus schwächer ein

als der Therapeut (mit den Noten -2 und -4). Immerhin in zwei Fällen (= 25%) ist die Einschätzung identisch.

Den informativen Stil schätzen die Patienten schwächer vertreten ein als die Therapeuten. So nimmt auch nur 1 Patient (= 12,5%) einen stärkeren Anteil wahr als der Therapeut. In 3 Fällen stimmen die Einschätzungen überein (= 37,5%).

Den interpretativen Stil sehen die Patienten als leicht weniger vertreten an. Bei 3 Beziehungen (= 37,5%) besteht keine Diskrepanz zwischen den Einschätzungen.

Nun sollen die Diskrepanzen der Wünsche an die Beziehung betrachtet werden, was in Tabelle 54 dargestellt wird.

		Deliberativ-Diskrepanz der Wünsche der vergleichbaren Bögen	Paternal.-Diskrepanz der Wünsche der vergleichbaren Bögen	Informativ-Diskrepanz der Wünsche der vergleichbaren Bögen	Interpretativ -Diskrepanz der Wünsche der vergleichbaren Bögen
N	Gültig	8	8	8	8
	Fehlend	0	0	0	0
Mittelwert		2,87	,37	-,62	-,19
Median		4,00	,50	-,50	-,25
Standardabweichung		2,90	2,56	1,50	,84
Minimum		-3,00	-4,00	-3,00	-1,00
Maximum		5,00	4,00	2,00	1,00

Tabelle 54 Mediane, Mittelwerte, Standardabweichungen, Minima und Maxima der Diskrepanzwerte der Wünsche zur Beziehung zwischen Therapeuten und Patienten
Positive Werte bedeuten, der Patient wünscht sich mehr als der Therapeut, negative Werte bedeuten der Patient wünscht sich weniger als der Therapeut

Deliberative Anteile in der Beziehung wünschen sich die Patienten deutlich stärker, was so weit geht, dass sogar in 3 Fällen(= 37,5%) der maximale Unterschied besteht. Lediglich in einem Fall(= 12,5%) besteht kein Unterschied der Wünsche.

Paternalistische Anteile wünschen sich diese Patienten auch ein wenig mehr. Lediglich in 2 Fällen(= 25%) würden sich die Patienten weniger wünschen. In 2 Fällen(= 25%) besteht kein Unterschied zwischen den Wünschen.

Den reinen Experten wünschen sich die Patienten etwas weniger als die Therapeuten. In 3 Fällen(= 37,5%) besteht kein Unterschied zwischen den Wünschen.

Den inteprtativen Beziehungsstil wünschen sich die Patienten etwas weniger als die Therapeuten dies tun. In 2 Fällen(= 25%) besteht kein Unterschied.

Nachdem die Diskrepanzen der Realitätsvorstellungen und Wünschen an ihre Beziehung zwischen Therapeuten und Patienten behandelt wurden, werden nun die Diskrepanzen zwischen Wunsch und

Realität jeweils der Patienten und der Therapeuten verglichen. Tabelle 55 zeigt die Diskrepanzen der Diskrepanzwerte.

		Deliberativ-Diskrepanzen der Diskrepanzen	Paternal.-Diskrepanzen der Diskrepanzen	Informativ-Diskrepanzen der Diskrepanzen	Interpretativ-Diskrepanzen der Diskrepanzen
N	Gültig	8	8	8	8
	Fehlend	0	0	0	0
Mittelwert		-,87	-,12	-,50	-,75
Median		-1,00	-,50	-,50	-,50
Standardabweichung		1,12	1,12	,92	1,28
Minimum		-2,00	-1,00	-2,00	-3,00
Maximum		1,00	2,00	1,00	1,00

Tabelle 55 Mediane, Mittelwerte, Standardabweichungen, Minima und Maxima der Diskrepanzwerte der Wunsch-Realität-Diskrepanzen von Patienten und Therapeuten
Positive Werte bedeuten, der Patient nimmt mehr wahr als der Therapeut, negative Werte bedeuten der Patient nimmt weniger wahr als der Therapeut

Im Bezug auf den deliberativen Beziehungsstil nehmen die Patienten weniger Diskrepanzen zwischen Wunsch und Realität wahr. In 2 Fällen (= 25%) nehmen Patienten und Therapeuten die gleichen Abweichungen zwischen Wunsch und Realität wahr.

Auch in Bezug auf Paternalismus nehmen die Patienten, wenn auch in geringem Maße, weniger Diskrepanzen zwischen Wunsch und Realität wahr. Auch hier besteht in 2 Fällen (= 25%) die gleiche Einschätzung der Diskrepanzen zwischen Wunsch und Realität.

Auch beim informativen Anteil an der Beziehung nehmen die Patienten geringere Diskrepanzen wahr. In 3 Fällen (= 37,5%) bestehen keine Unterschiede zwischen den Einschätzungen der Unterschiede zwischen Wunsch und Realität.

Die Diskrepanzen im interpretativen Beziehungsstil werden von den Patienten auch wieder als weniger ausgeprägt eingeschätzt. In 3 Fällen (= 37,5%) sind die Diskrepanzwerte wieder identisch.

Die Patienten schätzen ihre Beziehung deliberativer und weniger informativ als die Therapeuten ein. Den deliberativen und paternalistischen Stil wünschen sich die Patienten mehr, den informativen und interpretativen Stil weniger als die Therapeuten.
Generell nehmen die Patienten weniger Abweichungen zwischen Wunsch und Realität wahr als die Therapeuten dies tun.

3.3.2 Items zum Thema Abhängigkeit

Es werden zwei Likert-skalierte Items verglichen, auf der Seite der Therapeuten die Einschätzung, inwieweit sich der Patient vom Therapeuten abhängig macht und auf Seiten der Patienten, ob diese den Therapeuten bei möglichst vielen Fragen um Rat fragt. Tabelle 56 zeigt die wie gewohnt errechneten Werte.

Vergleich der Abhängigkeit

N	Gültig	8
	Fehlend	0
Mittelwert		,75
Median		,50
Standardabweichung		1,58
Minimum		-2,00
Maximum		3,00

Tabelle 56 Median, Mittelwert, Standardabweichung, Minimum und Maximum des Vergleichs des Ausmaßes der Abhängigkeit
Ein positiver Wert bedeutet, der Patient nimmt mehr wahr als der Therapeut, ein negativer Wert bedeutet der Patient nimmt weniger wahr als der Therapeut

Die Therapeuten schätzen das Ausmaß in dem sich ihr Patient sich von ihnen abhängig macht stärker ein, als die Patienten geneigt sind, ihren Therapeuten um Rat zu fragen. In 3 Fällen(= 37,5%) stimmen die Einschätzungswerte überein.

> Die Therapeuten halten die Patienten für abhängiger als diese geneigt sind um Rat zu fragen.

3.3.3 Items zum Thema Unehrlichkeit

Die Items der Therapeutenfragebögen zu diesem Thema haben eine Ja-Nein-Frage vorgeschaltet. Daher wurde die Likert-Skala dahingehend umgeformt, dass alle Antworten die nicht 6 sind, also nicht „nie" bedeuten, als Ja gewertet werden. Wie sich zeigt hat sich nur einmal ein Therapeut dahingehend geirrt, dass er belogen wurde, ohne dies auch so eingeschätzt zu haben.

Für den Vergleich der Einschätzung wie oft der Patient log wurden nur die 4 Fälle herangezogen, in denen Therapeuten und Patienten Lügen angaben. Die Patienten gaben an weniger zu lügen, als die

Therapeuten dies einschätzten. Nur in einem Fall(= 25%) schätzten Patient und Therapeut das Ausmaß gleich ein.

> Die Patienten geben an weniger zu lügen als es die Therapeuten einschätzen.

3.3.4 Items zum Thema Schweigepflicht

Wieder werden zwei Likert-skalierte Items verglichen. Die Therapeuten machen Angaben darüber, ob sie glauben ihr Patient unterstellt ihnen die Verletzung der Schweigepflicht. Die Patienten geben an, ob die Schweigepflicht ihrer Meinung nach verletzt wurde. Die Patienten unterstellen den Therapeuten hierbei weniger die Verletzung der Schweigepflicht als die Therapeuten glauben, was ihnen durch die Patienten unterstellt wird. In 4 Fällen(= 50%) stimmen die Einschätzungen überein. Tatsächlich verletzt wurde die Schweigepflicht in keinen Fall, wie die Therapeuten angaben.

> Die Patienten trauen den Therapeuten weniger Schweigepflichtsverletzungen zu, als die Therapeuten glauben sie täten dies.

4. ERGEBNISSE SUCHTPSYCHIATRIE

Die Erweiterung der Arbeit auf den Bereich der Suchtpsychiatrie geschah vor allem, um aussagekräftige Ergebnisse für den Abschnitt der direkt vergleichbaren Bögen zu erhalten. Diese Zielsetzung lies eine geringe Stichprobe ausreichend erscheinen, weswegen auch nur 27 Patienten befragt wurden. Auf der Seite der Therapeuten beantworteten 4 Therapeuten Fragen zu 21 Patienten, was aber durch die Organisation der Befragung zu direkt vergleichbaren Ergebnissen führte. Um Verwechslungen mit dem Forensik-Teil der Arbeit zu vermeiden wurden die Items mit „S" gekennzeichnet.

4.1 Ergebnisse der Patientenbefragung

4.1.1 Vorbemerkungen zur Dateneingabe

Bei der Dateneingabe waren nicht in allen Fällen eindeutige Angaben vorzufinden, sodass wie folgt vorgegangen wurde.

Drei Patienten kreuzten zwei nebeneinander liegende Werte bei Likert-skalierten Items an, sodass deren Mittelwert verwendet wurde. Ein Patient hatte im persönlichen Gespräch angegeben vorher vereinbart zu haben, nur zur „Entgiftung" auf der Station zu bleiben, und gab dann im Bogen den Wunsch zum Klinikwechsel an. Gewertet wurde es, als ob er die Klinik nicht wechseln wolle. Ein Patient kreuzte an, keine Partnerschaft zu führen, beantwortete dann aber die Fragen für die Patienten in einer Partnerschaft. Diese wurden nicht gewertet. Ein Patient ließ augenscheinlich willkürlich Fragen aus, sodass dieser Bogen nicht gewertet wurde.

4.1.2 Allgemeine Fragen zur Person

Zur Altersverteilung gaben die Mehrzahl (n = 24, 88,9%) die Gruppe der 21 bis 40 jährigen an, ein Patient war unter 20 (3,7%), 2 über 40 Jahre alt (7,4%).
Die Männer (n = 19, 70,4%) sind gegenüber den Frauen (n = 8, 29,6%) in der Überzahl.
Die meisten Patienten haben einen Hauptschulabschluss (n = 17, 63%) und jeweils 5 (18,5%) Patienten haben keinen Abschluss oder die mittlere Reife.
Sämtliche Patienten gaben ausschließlich ihre Suchterkrankung an.
Lediglich 4 Patienten waren vorher bereits in der Forensischen Psychiatrie untergebracht, drei davon aufgrund von §64 StGB, einer machte keine Angabe zur Rechtsgrundlage der Unterbringung.

Im Bezug auf das Wissen um die voraussichtliche Unterbringung, gaben 8 Patienten an, kein Wissen um die weitere Unterbringungsdauer zu haben, ein Patient machte keine Angaben. Die meisten Patienten befanden sich in der Eingangsstufe Rot (n = 17, 63%), jeweils 4 (14,8%) in den Stufen Weiß und Gelb und 2 Patienten (7,4%) in der Stufe Grün.

4.1.3 Fragen zu den allgemeinen Rahmenbedingungen

4.1.3.1 Themenkomplex „Informiertes Einverständnis"

Zu diesem Themenkomplex gehören insgesamt 7 Items, die alle Likert-skaliert sind und folgende Einzelthemen erfragen:

Item 11: Aufklärung über die Erkrankung zu Beginn
Item 12: Aufklärung über die Erkrankung später
Item 13: Aufklärung über die Behandlung
Item 14: Angebot an Behandlungsmöglichkeiten
Item 15: Einverständnis mit Behandlung
Item 16: Mitspracherecht bei den Behandlungszielen
Item 17: Anpassung der Therapie an Wünsche, Nöte und Zukunftsvorstellungen
Item 18: Zufriedenheit mit der Behandlung

Die Prüfung der Items auf Normalverteilung mit dem K-S-Test ergab parametrische Daten bei allen Items, weshalb die Items im Weiteren mit dem Pearson-Test(statt dem Spearman-Test) auf Korrelationen geprüft werden. Die Tabellen 57 und 58 stellen zunächst die deskriptive Statistik der 8 Items dar.

		Sp11	Sp12	Sp13	Sp14
N	Gültig	27	26	27	27
	Fehlend	0	1	0	0
Mittelwert		3,04	2,81	2,74	3,92
Median		3,00	3,00	3,00	4,00
Standardabweichung		1,63	1,65	1,37	1,82
Minimum		1,00	1,00	1,00	1,00
Maximum		6,00	6,00	6,00	6,00

Tabelle 57 Mediane, Minima, Maxima und Mittelwerte mit Standardabweichungen der Items 11 bis 14 des Patientenfragebogens Suchtpsychiatrie

		Sp15	Sp16	Sp17	Sp18
N	Gültig	27	27	27	27
	Fehlend	0	0	0	0
Mittelwert		2,33	2,70	2,44	2,20
Median		2,00	3,00	2,00	2,00
Standardabweichung		1,24	1,49	,97	,98
Minimum		1,00	1,00	1,00	1,00
Maximum		6,00	6,00	4,00	5,00

Tabelle 58 Mediane, Minima, Maxima und Mittelwerte mit Standardabweichungen der Items 15 bis 18 des Patientenfragebogens Suchtpsychiatrie

Sowohl zu Beginn (Item 11) als auch später (Item 12) während der Behandlung scheint die Aufklärung relativ gut gewesen, wenn auch jeweils 3 Patienten (Item 11: 11,1%; Item 12: 11,5%) angaben gar nicht aufgeklärt worden zu sein.

Auch die Aufklärung über die erforderlichen Behandlungsmaßnahmen schien relativ gut gewesen zu sein und so gibt nur 1 Patient (3,7%) an gar nicht aufgeklärt worden zu sein.

Auswahlmöglichkeiten unter den Behandlungen schien es eher nicht zu geben, auch wenn 5 Patienten (18,5%) angaben zahlreichen Angebote gemacht bekommen zu haben.

Einverstanden mit den Behandlungsmaßnahmen scheinen die meisten Patienten gewesen zu sein und so kreuzten insgesamt nur 3 Patienten (11,1%) Werte auf dem negativen Pol an.

Auch empfanden es die Patienten so ein relativ großes Mitspracherecht bei den Behandlungszielen gehabt zu haben, auch wenn 2 Patienten (7,4%) meinen gar kein Mitsprachrecht gehabt zu haben.

Die Patienten attestieren, dass auf ihre Wünsche, Nöte und Vorstellungen sehr gut eingegangen werde, und so geben nur 4 Patienten (14,8%) mit einer 4 überhaupt einen negativen Wert an.

Auch scheinen die Patienten mit den Behandlungen durchaus zufrieden zu sein und nur insgesamt 2 Patienten (7,4%) kreuzten überhaupt einen negativen Wert an.

Der Pearson-Test ergab signifikante Korrelationen zwischen allen Items, mit Ausnahme von Item 11 und Item 15, die teilweise nicht mit allen Items korrelieren. Die Spannweite der Korrelationen reichen von 0,410 bis 0,738. Dennoch wurden diese 8 Items zur Variable „Informiertes Einverständnis" zusammengefasst. Der K-S-Test fiel bei der neuen Variable nicht signifikant aus, was eine Normalverteilung bei dieser bedeutet.

Tabelle 59 beschreibt die Variable „Informiertes Einverständnis"

Informiertes Einverständnis Suchtpsychiatrie

N	Gültig	26
	Fehlend	1
Mittelwert		2,80
Median		2,81
Standardabweichung		1,02
Minimum		1,00
Maximum		5,00

Tabelle 59 Median, Mittelwert, Standardabweichung, Minimum und Maximum des Items Informiertes Einverständnis der Suchtpsychiatrie

Die Patienten sehen sich im Sinne eines informed consent aufgeklärt

> Es fand eine gute Aufklärung statt. Die Patienten sind mit der Behandlung zufrieden und attestieren auch ein relativ großes Mitspracherecht.

4.1.3.2 Themenkomplex „Freiheit"

7 Items gehören zu diesem Themenkomplex mit folgenden Likert-skalierenten Einzelinhalten:

Item 19: *Nehmen Sie sich manchmal Freiheiten, die Ihnen das Team nicht zugestanden hat?*

Item 20: *Werden Ihnen Freiheiten nicht zugestanden mit der Begründung, Sie würden zu Ihrem eigenen Nachteil handeln?*

Item 21: *Sie es richtig, dass Sie schon einmal gewährte Freiheiten wieder verloren haben, weil Sie daran gebundene Auflagen nicht eingehalten haben?*

Item 22: *Nehmen Sie an den Therapieangeboten nur teil, weil Sie nur dadurch wieder in Freiheit gelangen können?*

Item 23: *Sind Sie dem Team gegenüber unehrlich, weil Sie glauben, dadurch schneller in Freiheit zu gelangen?*

Item 24: *Sind Sie der Meinung, Ihnen wird zu stark vorgeschrieben, wie ihr Tag auszusehen hat?*

Item 29: *Können Sie die Entscheidungen des Teams z.B. zu Sperrungen oder Ihren Behandlungsmaßnahmen nachvollziehen?*

Tabelle 60 beschreibt die Items.

	Sp19	Sp20	Sp21	Sp22	Sp23	Sp24	Sp29
N Gültig	27	27	26	27	27	27	26
Fehlend	0	0	1	0	0	0	1
Mittelwert	4,33	3,52	2,81	4,67	4,63	3,55	2,98
Median	5,00	3,00	2,50	5,00	5,00	3,00	3,00
Standardabweichung	1,36	1,74	1,55	1,30	1,64	1,58	1,56
Minimum	2,00	1,00	1,00	2,00	1,00	1,00	1,00
Maximum	6,00	6,00	6,00	6,00	6,00	6,00	6,00

Tabelle 60 Mediane, Minima, Maxima und Mittelwerte mit Standardabweichungen der Items 19 bis 24 und 29 des Patientenfragebogens Suchtpsychiatrie

Wenig Patienten nehmen sich Freiheiten gegen den Willen des Teams. So kreuzten überhaupt nur 9 Patienten (33,3%) im positiven Spektrum, wobei eine 1 gar nicht gekreuzt wurde.

Zu ihrem eigenen Besten scheinen etwa die Hälfte (genauer 14 Patienten = 51,9% kreuzten im positiven Spektrum) Freiheiten vorenthalten zu bekommen.

Im Bezug auf Bestrafung bei Fehlverhalten zeigen sich die Suchtpatienten einsichtig, auch wenn 3 Patienten (11,5%) dies absolut ablehnen.

Der Freiheitsgewinn steht bei den Suchtpatienten nicht im Vordergrund als Therapiemotivation, wenn auch 6 Patienten (22,2%) eine 2 kreuzten.

Als unehrlich schätzen sich die Suchtpatienten eher nicht ein, auch wenn 3 Patienten (11,1%) eine 1 oder 2 kreuzten.

Im Bezug auf den Tagesablauf sind die Meinungen gespalten, so kreuzten wieder 14 Patienten (51,9%) im positiven Spektrum.

Die Entscheidungen zu freiheitsbeschränkenden Maßnahmen sind für die Suchtpatienten gut nachvollziehbar, auch wenn 6 Patienten (23%) eine 5 oder eine 6 kreuzten

Die Testung der Item mit dem K-S-Test ergab parametrische Daten, weshalb weiter mit dem Pearson-Test auf Korrelationen geprüft wurde. Es ergaben sich lediglich zwischen den Item 19 und 23 (*0,505) sowie den Items 21 und 29(*0,415) signifikante Ergebnisse. Daher musste auf die Zusammenfassung zu einer neuen Variable verzichtet werden.

> Wenige Patienten nehmen sich Freiheiten gegen den Willen des Teams. Gut der Hälfte wird zu ihrem eigenen Wohl Freiheiten vorenthalten. Meist sind die Patienten einsichtig bei Bestrafung. Der Freiheitsgewinn ist eher nicht die ausschlaggebende Therapiemotivation. Als unehrlich sehen sich die Suchtpatienten eher nicht an. Der Tagesablauf ist ca. der Hälfte der Patienten zu stark vorherbestimmt. Entscheidungen mit freiheitsbeschränkenden Konsequenzen sind für die Patienten meist nachvollziehbar.

4.1.3.3 Items ohne Themenkomplexzuordnung

Dieser Abschnitt befasst sich mit insgesamt 4 Items, die allerdings nicht alle Likert-Skaliert sind und teilweise weiterführende Unterfragen beinhalten.

Item 25 fragt, ob der Patient eine Partnerschaft führt. Bei einer Ja-Antwort wird nachgeschaltet gefragt, ob zu viel Einfluss auf die Partnerschaft genommen wird (Item 25.2) und ob die Therapieangebote beim Führen der Partnerschaft helfen (Item 25.3).
19 Suchtpsychiatriepatienten (70,4%) führen eine Partnerschaft. Davon machten 17 (100%) Angaben zu dem Einfluss auf die Partnerschaft und 15 (88,2%) äußerten sich zu dem positiven Einfluss auf ihre Beziehung durch die Therapieangebote. Die Patienten sind eher nicht der Meinung es werde zuviel Einfluss genommen, so kreuzten nur 5 Patienten (29,4%) im entsprechenden Spektrum. Die Therapieangebote werden auch eher nicht als hilfreich empfunden, so gaben überhaupt nur 6 Patienten(40%) Werte im entsprechenden Spektrum an.

Item 26 fragt, ob die Patienten durch die Behandlung ihren Willen besser verstehen. Dies wird auch eher bejaht wie Tabelle 61 zeigt. Als negativer Wert wurde lediglich die 4 von 8 Patienten (29,6%) angegeben.

Item 26

N	Gültig	27
	Fehlend	0
Mittelwert		2,78
Median		3,00
Standardabweichung		1,09
Minimum		1,00
Maximum		4,00

Tabelle 61 Mediane, Minima, Maxima und Mittelwerte mit Standardabweichungen des Items 26 des Patientenfragebogens Suchtpsychiatrie

Item 28 fragt, ob der Wunsch zum Klinikwechsel besteht, welcher bei 9 Patienten (33,3%) vorhanden ist, wobei als Gründe vor allem die Therapieangebote und die räumliche Ausstattung angegeben werden.

Item 30 fragt den Patienten, ob er schon einmal als Gefangener in einer JVA war, was bei 20 Patienten(74,1%) der Fall ist.

> Eine Mehrheit der Patienten führt eine Partnerschaft, wobei wohl nicht zu viel Einfluss darauf genommen wird, aber die Therapie auch nicht als hilfreich empfunden wird. Zum Selbstverständnis der Patienten trägt die Therapie auch eher nicht bei. Nur wenige Patienten wollen die Klinik wechseln. Eine große Mehrheit der Patienten war schon einmal im Gefängnis.

4.1.4 Fragen zum Verhältnis zum persönlichen Therapeuten

4.1.4.1 Items der Modelle nach Emanuel und Emanuel

Die 8 Items dieses Abschnitts werden in sich noch nach zwei Kategorien unterschieden. Zum einen wird nämlich nach der Realität der Therapeuten-Patienten-Beziehung gefragt und zum anderen nach dem Wunsch wie diese gestaltet sein sollte. Jeweils werden die vier Beziehungsstile in der Reihenfolge deliberativ (Item 32.1 und 33.1), paternalistisch (Item 32.2 und 33.2), informativ (Item 32.3 und .33.3) und interpretativ (32.4 und 33.4) abgefragt. Bevor die Items unter sich auf Diskrepanzen untersucht werden, werden zunächst die Antworten der Patienten deskriptiv dargestellt.

Tabelle 62 beschreibt die vier Beziehungsstile in der Realität.

	Sp32.1 deliberativ	Sp32.2 paternalistisch	Sp32.3 informativ	Sp32.4 inerpretativ
N Gültig	26	26	27	27
Fehlend	1	1	0	0
Mittelwert	3,31	4,58	3,31	3,37
Median	3,00	5,00	3,00	3,00
Standardabweichung	1,43	1,45	1,99	1,76
Minimum	1,00	2,00	1,00	1,00
Maximum	6,00	6,00	6,00	6,00

Tabelle 62 Mediane, Mittelwerte, Standardabweichungen, Minima und Maxima der Items 32.1 bis 32.4 (4 Beziehungsstile nach Emanuel und Emanuel in der Realität) Suchtpsychiatriepatienten

Der deliberative Beziehungsstil wird nicht eindeutig gepflegt. Es finden sich 2 Patienten (7,7%) die diesen Stil gar nicht und 3 Patienten (11,5%) die ihn voll verwirklicht sehen.

Paternalismus scheint eher nicht vorzuherrschen, was sich daran zeigt, dass kein Patient eine 1 als Zeichen der vollkommenen Verwirklichung angibt und 11 Patienten (42,3%) angeben diesen Stil gar nicht zu empfinden.

Der Therapeut wird nicht eindeutig als reiner Experte angesehen. So würden 6 Patienten (22,2%) dieser Sicht der Beziehung voll zustimmen und 8 Patienten (29,6%) diese vollkommen ablehnen.

Auch im Bezug auf den interpretativen Beziehungsstil zeigen sich die Suchtpsychiatriepatienten geteilter Meinung. 4 Patienten (14,8%) empfinden diesen Stil voll und 6 Patienten (22,2%) gar nicht verwirklicht.

Tabelle 63 beschreibt die Wünsche zu den vier Beziehungsstilen.

	Sp33.1 deliberativ	Sp33.2 paternalistisch	Sp33.3 informativ	Sp33.4 interpretativ
N Gültig	27	27	27	27
Fehlend	0	0	0	0
Mittelwert	2,72	5,39	2,11	2,41
Median	2,00	6,00	2,00	2,00
Standardabweichung	1,92	,96	1,58	1,71
Minimum	1,00	3,00	1,00	1,00
Maximum	6,00	6,00	6,00	6,00

Tabelle 63 Mediane, Mittelwerte, Standardabweichungen, Minima und Maxima der Items 33.1 bis 33.4 (4 Beziehungsstile nach Emanuel und Emanuel als Wunsch) Suchtpsychiatriepatienten

Den deliberativen Beziehungsstil wird von den Patienten eher gewünscht, auch wenn sich 5 Patienten (18,5%) finden, die diesen vollkommen ablehnen.

Paternalimus lehnen die Patienten vollkommen ab. So finden sich auch nur 3 Patienten (11,1%), die lediglich mit einer 3 überhaupt im positiven Spektrum kreuzen.

Auch das Bild des Therapeuten als reinen Experten findet eher Zuspruch, auch wenn 3 Patienten (11,1%) diesen vollkommen ablehnen.

Der interpretative Beziehungsstil wird von den Patienten ebenfalls gewünscht, auch wenn 4 Patienten (14,8%) diesen ganz ablehnen.

Die Abbildungen 11 und 12 zeigen die mit dem Spearman- und Pearson-Test (bei parametrisch und nicht-parametrischen Daten) signifikant getesteten Korrelationen zwischen den Items nach den Beziehungsstilen von Emanuel und Emanuel.

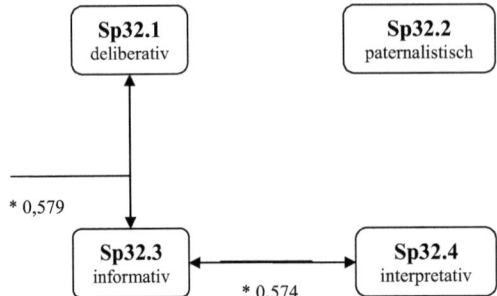

Abbildung 11 Korrelationen der Items 32.1 bis 32.4 (Beziehungsstile nach Emanuel und Emanuel in der Realität) Suchtpsychiatriepatienten

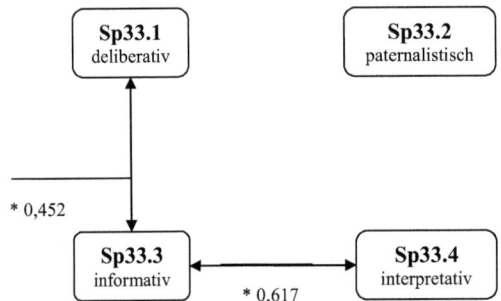

Abbildung 12 Korrelationen der Items 33.1 bis 33.4 (Beziehungsstile nach Emanuel und Emanuel als Wunsch) Suchtpsychiatriepatienten

Es zeigt sich, dass der paternalistische Beziehungsstil für sich steht. Der informative Beziehungsstil kann nicht klar gegen den deliberativen und interpretativen Beziehungsstil abgegrenzt werden.

Nun sollen die durch Subtraktion gewonnen Diskrepanzwerte zwischen Wunsch und Realität für die jeweils vier modellbasierten Items dargestellt werden. Tabelle 64 zeigt zunächst die Mediane und Mittelwerte der vier Diskrepanzwerte.

		Deliberative Diskrepanzen	Paternalistische Diskrepanzen	Informative Diskrepanzen	Interpretative Diskrepanzen
N	Gültig	26	26	27	27
	Fehlend	1	1	0	0
Mittelwert		-,56	,79	-1,20	-,96
Median		-1,00	,00	-,50	-1,00
Standardabweichung		2,16	1,45721	2,28	1,76
Minimum		-5,00	-3,00	-5,00	-5,00
Maximum		5,00	4,00	5,00	3,00

Tabelle 64 Mediane, Mittelwerte, Standardabweichungen, Minima und Maxima der Diskrepanzwerte zwischen Wunsch und Realität der jeweils 4 Items basierend auf den Modellen nach Emanuel und Emanuel Suchtpsychiatriepatienten
Ein Überschuss dieses Beziehungsstils in der Realität ist positiv, ein Mangel negativ; Es sind Extremwerte von -5 bis 5 möglich

An dem deliberativen Beziehungsstil besteht tendenziell ein Mangel, wobei 5 Patienten (19,2%) keine Diskrepanz zwischen Wunsch und Realität angeben.

Beim Paternalismus besteht als einzigem ein geringer Überschuss, wobei 12 Patienten (46,2%) angeben, dass keine Diskrepanz zwischen Wunsch und Realität bestehe.

Der größte Mangel besteht beim informativen Beziehungsstil, wobei 10 Patienten (37,0%) keinen Unterschied zwischen Wunsch und Realität bemerken.

Auch beim interpretativen Beziehungsstil besteht eher ein Mangel, wobei wieder 10 Patienten (37,0%) keine Diskrepanz zwischen Wunsch und Realität angeben.

> Die Beziehungsstile in der Realität:
> Deliberativ: nicht eindeutig praktiziert.
> Paternalistisch: eher nicht vorkommend.
> Informativ: nicht eindeutig gepflegt.
> Interpretativ: nicht eindeutig gepflegt.
> Die Beziehungsstile als Wunsch:
> Deliberativ: erwünscht.
> Paternalistisch: vollkommen abgelehnt.
> Informativ: erwünscht.
> Interpretativ: erwünscht.
> Korrelationen der Beziehungsstile in Wunsch und Realität
> Einzig der paternalistische Beziehungsstil wird von den Patienten klar gegen die anderen abgegrenzt. Die anderen Beziehungsstile ähneln sich in der Beschreibung im Text zu stark oder sind in ihrem Konzept unscharf definiert. (Spearman-Test, Pearson-Test)
> Diskrepanzen der Beziehungsstille zwischen Wunsch und Realität:
> Deliberativ: geringer Mangel.
> Paternalistisch geringer Überschuss.
> Informativ: eindeutiger Mangel.
> Interpretativ: geringer Mangel.

4.1.4.2 Items des Themenkomplex „Zeit"

Item 34 fragt, ob sich der Therapeut insgesamt genügend Zeit für den Patienten nehme, Item 36, ob sich er der Therapeut auch außerhalb der Einzelgespräche Zeit für den Patienten nehme. Da beide Items normalverteilte Daten liefern, wird mittels Pearson-Test auf Korrelationen geprüft, was ein signifikantes Ergebnis mit einem Korrelationskoeffizienten von 0,470 zwischen den Items erbringt. Tendenziell sind die Patienten der Meinung, der Therapeut nehme sich genügend Zeit. Nur 1 Patient gab an, sein Therapeut nehme sich gar keine Zeit.

Im Bezug auf die Zeit, die den Patienten außerhalb ihrer Einzelzeiten vom Therapeuten zugestanden wird, besteht ein geteiltes Bild. So gaben 3 Patienten (11,1%) „sehr oft" und 2 Patienten (7,4%) „nie" als Antwort an.

Die Variable Zeit zeigt ein recht ausgeglichenes Bild, so finden sich bei den beiden Extremwerten auch jeweils 2 Patienten (7,4%).

> Die Therapeuten nehmen sich genügend Zeit, wenn auch nicht unbedingt außerhalb der Einzelzeiten. Insgesamt zeigt sich ein ausgeglichenes Bild.

4.1.4.3 Items ohne Themenkomplexzuordnung

Zu diesem Abschnitt gehören 4 Items. Item 35 fragt, ob sich der Patient mit möglichst vielen Fragen an den Therapeuten wendet. Item 37 fragt, ob der Patient dem Therapeuten gegenüber unehrlich ist aufgrund des Glaubens dadurch schneller wieder in Freiheit zu gelangen. Nach dem Wunsch den Therapeuten zu wechseln fragt Item 38. Nach der Verletzung der Schweigepflicht fragt schließlich Item 39.

Im Bezug auf die Einholung von Ratschlägen zeigt sich bei den Patienten ein geteiltes Bild, dennoch geben 3 Patienten (11,1%) an ihren Therapeuten sehr oft zu fragen, während 1 Patient (3,7%) angibt dies nie zu tun.

Unehrlich zu sein geben die Suchtpatienten nicht an und so kreuzten nur insgesamt 3 Patienten (11,1%) im positiven Spektrum.

Die Verletzung der Schweigepflicht trauen die Patienten ihren Therapeuten nicht zu und so gaben insgesamt nur 2 Patienten (7,7%) einen Wert im zustimmenden Spektrum an.

Nur 3 Patienten (11,1%) gaben an ihren Therapeuten zu wechseln, woraus sich keine eindeutig bevorzugten Gründe ergaben.

> Uneinigkeit herrscht vor inwieweit man den Therapeuten um Rat fragen sollte. Als unehrlich schätzen sich die Patienten nicht ein. Schweigepflichtsverletzungen spielen keine Rolle. Nur sehr wenige wollten ihren Therapeuten wechseln.

4.1.5 Fragen zur allgemeinmedizinischen Versorgung

4.1.5.1 Items der Modelle nach Emanuel und Emanuel

Die nun behandelten Items 44.1 bis 44.4 und 45.1 bis 45.4, sind äquivalent zu denen im Abschnitt zum persönlichen Psychotherapeuten, nur wird das Verhältnis zum Stationsarzt behandelt. Tabelle 65 beschreibt zunächst die vier Items der Beziehungen in der Realität.

	Sp44.1 deliberativ	Sp44.2 paternalistisch	Sp44.3 informativ	Sp44.4 interpretativ
N Gültig	26	26	26	26
Fehlend	1	1	1	1
Mittelwert	3,94	4,42	3,35	3,54
Median	3,50	5,50	3,00	3,00
Standardabweichung	1,65	1,86	1,79	1,63
Minimum	1,00	1,00	1,00	1,00
Maximum	6,00	6,00	6,00	6,00

Tabelle 65 Mediane, Mittelwerte, Standardabweichungen, Minima und Maxima der Items 44.1 bis 44.4 (4 Beziehungsstile nach Emanuel und Emanuel zum Stationsarzt in der Realität) Suchtpsychiatriepatienten

Den deliberativen Beziehungsstil empfinden die Patienten in Beziehung zu ihrem Arzt eher nicht verwirklicht. 2 Patienten (7,7%) geben an diesen Stil voll verwirklicht zu sehen.

Paternalismus nehmen die Patienten in Beziehung nicht wahr, wenn auch 3 Patienten (11,5%) sich stark bevormundet fühlen.

Den Arzt als reinen Experten sehen die Patienten auch eher nicht, wenn 5 Patienten (19,2%) dies doch so empfinden.

Auch den interpretativen Stil nehmen die Patienten eher nicht wahr, wenn auch 2 Patienten (7,7%) diesen voll verwirklicht sehen.

Um nun die Wünsche der Patienten zur Beziehung zu ihrem Arzt zu behandeln, beschreibt zunächst Tabelle 66 die vier betreffenden Items.

	Sp45.1 deliberativ	Sp45.2 paternalistisch	Sp45.3 informativ	Sp45.4 interpretativ
N Gültig	26	26	26	26
Fehlend	1	1	1	1
Mittelwert	2,73	4,96	1,81	2,00
Median	2,50	6,00	1,00	1,00
Standardabweichung	1,71	1,28	1,20	1,62
Minimum	1,00	2,00	1,00	1,00
Maximum	6,00	6,00	6,00	6,00

Tabelle 66 Mediane, Mittelwerte, Standardabweichungen, Minima und Maxima der Items 45.1 bis 45.4 (Wünsche zu den 4 Beziehungsstile nach Emanuel und Emanuel zum Stationsarzt) Suchtpsychiatriepatienten

Den deliberativen Beziehungsstil wünschen sich die Mehrzahl der Patienten und nur 4 Patienten (15,4%) lehnen diesen vollkommen ab.

Paternalismus wird stark abgelehnt und nur 4 Patienten (15,3%) kreuzten überhaupt im positiven Spektrum.

Der Arzt als reiner Experte entspricht dem Wunsch der meisten Patienten und nur 2 Patienten (7,6%) kreuzten überhaupt im ablehnenden Spektrum.

Der Interpretative Beziehungsstil findet deutlichen Anklang und so kreuzten nur 3 Patienten (11,5%) im ablehnenden Spektrum, lehnten diesen Stil dann aber auch vollkommen ab.

Die Abbildungen 13 und 14 zeigen die mit dem Spearman- und Pearson-Test(bei parametrisch und nicht-parametrischen Daten) signifikant getesteten Korrelationen zwischen den Items nach den Beziehungsstilen von Emanuel und Emanuel.

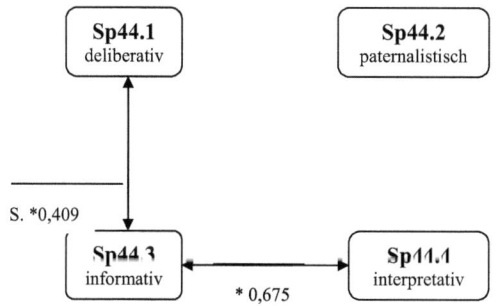

Abbildung 13 Korrelationen der Items 44.1 bis 44.4 (Beziehungsstile nach Emanuel und Emanuel in der Realität im Bezug auf den Arzt) Suchtpsychiatriepatienten
S.: Nur im Spearman-Test eine signifikante Korrelation, nicht aber im Pearson-Test

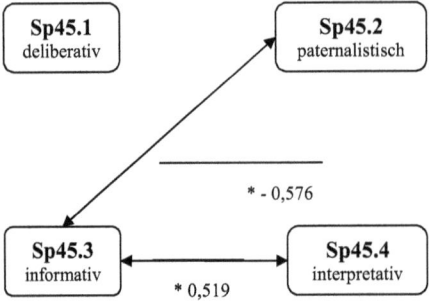

Abbildung 14 Korrelationen der Items 45.1 bis 45.4 (Beziehungsstile nach Emanuel und Emanuel als Wunsch beim Arzt) Suchtpsychiatriepatienten

Bei den Items der Realität steht der paternalistische Beziehungsstil alleine. Beim deliberativen Beziehungsstil ergibt sich eine Korrelation lediglich im Spearman-Test, auch wenn der Pearson-Test für diese normalverteilten Daten angemessener ist.

Bei den Wünschen der Patienten steht der deliberative Beziehungsstil alleine. Es ergibt sich eine negative Korrelation zwischen informativem und paternalistischen Beziehungsstil.

Tabelle 67 zeigt die Diskrepanzen zwischen Wunsch und Realität in der Beziehung zwischen Patienten und Ärzten.

	Deliberative Diskrepanzen	Paternalistische Diskrepanzen	Informative Diskrepanzen	Interpretative Diskrepanzen
N Gültig	25	25	25	25
Fehlend	2	2	2	2
Mittelwert	-1,38	,56	-1,44	-1,44
Median	-1,00	,00	-1,00	-1,00
Standardabweichung	1,82	1,83	1,98	1,61
Minimum	-5,00	-4,00	-5,00	-5,00
Maximum	3,00	5,00	2,00	2,00

Tabelle 67 Mediane, Mittelwerte, Standardabweichungen, Minima und Maxima der Diskrepanzwerte zwischen Wunsch und Realität beim Arzt der jeweils 4 Items basierend auf den Modellen nach Emanuel und Emanuel Suchtpsychiatriepatienten
Ein Überschuss dieses Beziehungsstil in der Realität ist positiv, ein Mangel negativ; Es sind Extremwerte von -5 bis 5 möglich

An dem deliberativen Beziehungsstil besteht eher Mangel. 5 Patienten (20,0%) sehen allerdings keine Diskrepanzen zwischen Wunsch und Realität.

Einen leichten Überschuss sehen die Patienten beim Paternalismus. 14 Patienten (56,0%) sind allerdings der Meinung, dass die Realität ihrem Wunsch entspricht.

Die Patienten erlebten gerne den Arzt mehr in der Rolle als reinen Experten als es jetzt der Fall ist. 10 Patienten (40,0%) sind aber mit der Situation voll zufrieden.

Einen Mangel sehen die Patienten beim interpretativen Beziehungsstil. 7 Patienten (28,0%) sind allerdings im Bezug darauf zufrieden.

> Die Beziehungsstile in der Realität:
> Deliberativ: tendenziell nicht praktiziert.
> Paternalistisch: nicht praktiziert.
> Informativ: tendenziell nicht praktiziert.
> Interpretativ: tendenziell nicht praktiziert.
> Die Beziehungsstile als Wunsch:
> Deliberativ: gewünscht.
> Paternalistisch: vollkommen abgelehnt.
> Informativ: sehr stark gewünscht.
> Interpretativ: stark gewünscht.
> Korrelationen der Beziehungsstile in Wunsch und Realität
> Einzig der paternalistische Beziehungsstil wird von den Patienten klar gegen die anderen abgegrenzt. Die anderen Beziehungsstile ähneln sich in der Beschreibung im Text zu stark oder sind in ihrem Konzept unscharf definiert. (Spearman-Test, Pearson-Test) Zudem zeigt sich, dass je mehr Paternalismus vorherrscht der Arzt umso weniger informativ wirkt und umgekehrt.
> Diskrepanzen der Beziehungsstille zwischen Wunsch und Realität:
> Deliberativ: Mangel
> Paternalistisch geringer Überschuss
> Informativ: Mangel
> Interpretativ: Mangel

4.1.5.2 Items des Themenkomplex „Medikamentenaufklärung"

Die Items, die zu dem Themenkomplex zusammengefasst sind im Einzelnen:
Item 41 (unaufgeforderte Information über den Austausch von gleichwertigen Medikamenten), Item 42.1 bis 42.3 (unaufgeforderte Information bei neu eingesetzten Medikamenten über Gründe, Therapieziel und Nebenwirkungen) und die Items 43.1 bis 43.3(ausreichende Information bei neu eingesetzten Medikamenten über Gründe, Therapieziel und Nebenwirkungen). Die Tabellen 68 und 69 beschreiben zunächst die Items 41 bis 43.3

		Sp41	Sp42.1	Sp42.2	Sp42.3
N	Gültig	26	26	25	25
	Fehlend	1	1	2	2
Mittelwert		2,15	2,27	1,96	2,56
Median		2,00	2,00	2,00	3,00
Standardabweichung		,967	1,15	,98	1,04
Minimum		1,00	1,00	1,00	1,00
Maximum		4,00	4,00	4,00	4,00

Tabelle 68 Mediane, Mittelwerte, Standardabweichungen, Minima und Maxima der Items 41(unaufgeforderte Information über den Austausch von gleichwertigen Medikamenten) und 42.1 bis 42.3(unaufgeforderte Information bei neu eingesetzten Medikamenten) Suchtpsychiatrie
Die Skalierung reicht von 1 bis 4

		Sp43.1	Sp43.2	Sp43.3
N	Gültig	26	25	25
	Fehlend	1	2	2
Mittelwert		2,11	1,96	2,32
Median		2,00	2,00	2,00
Standardabweichung		1,143	1,02	1,07
Minimum		1,00	1,00	1,00
Maximum		4,00	4,00	4,00

Tabelle 69 Mediane, Mittelwerte, Standardabweichungen, Minima und Maxima der Items 43.1 bis 43.3(ausreichende Information bei neu eingesetzten Medikamenten über Gründe, Therapieziel und Nebenwirkungen) Suchtpsychiatrie
Die Skalierung reicht von 1 bis 4

Zusammenfassend betrachtet erfolgt die Medikamentenaufklärung unabhängig vom speziellen Aspekt gleichartig. Dabei wird als die Aufklärungshäufigkeit eher meistens als manchmal angegeben. Allein bei den Therapiezielen wird die Aufklärung noch besser bewertet.

Im K-S-Test erwiesen sich die Daten als normalverteilt weshalb sie mittels Pearson-Test auf Korrelationen überprüft wurden. Die Items korrelieren signifikant mit Korrelationskoeffizienten von 0,448 bis 0,917 und wurden daher zur neuen Variable „Medikamentenaufklärung" zusammengefasst. Diese beschreibt Tabelle 70.

Medikamentenaufklärung	
N Gültig	25
Fehlend	2
Mittelwert	2,1771
Median	2,1429
Standardabweichung	,84039
Minimum	1,00
Maximum	4,00

Tabelle 70 Median, Mittelwert, Standardabweichung, Minimum und Maximum des Items Medikamentenaufklärung Suchtpsychiatriepatienten
Die Skalierung reicht von 1 bis 4

Die Medikamentenaufklärung erfolgt augenscheinlich relativ gut und eher meistens als manchmal.

> Über Medikamente wird gut aufgeklärt und eher meistens als manchmal. Insbesonderem über die Therapieziel fühlen sich die Patienten gut aufgeklärt.

4.1.5.3 Item ohne Themenkomplexzuordnung

Nimmt sich Ihr Arzt genügend Zeit für Ihre medizinischen Anliegen? fragt Item 40, welches als letztes des Patientenfragebogens behandelt wird. Für die medizinischen Anliegen der Patienten nimmt sich aus deren Sicht der Arzt tendenziell eher genügend Zeit. 2 Patienten (7,7%) fühlen sich allerdings sehr schlecht betreut.

> Der Arzt nimmt sich genügend Zeit für die Patienten.

4.2 Ergebnisse der Therapeutenbefragung

Da diese Untersuchung nur auf einer Station durchgeführt wurde beteiligten sich insgesamt nur 4 Therapeuten. Dies war auch so vorgesehen, da das Ausschlaggebende ja die 21 direkt vergleichbaren Angaben sind. Bei dieser kleinen Stichprobe ergäben Tests auf Korrelationen und signifikante Unterschiede keinen Sinn, weshalb auf diese verzichtet wird.
Auch in diesem Abschnitt wird zur Kennzeichnung der Durchführung in der Suchtpsychiatrie den Itembezeichnungen ein „S" vorangestellt.

4.2.1 Allgemeine Fragen zur Person

Es beteiligten sich 3 Männer und eine Frau. 3 der Befragten waren in der Altersgruppe von 25 – 35 Jahren, einer in der Altersgruppe von 36 – 45 Jahren. Letzterer gab als Berufserfahrung 11 bis 25 Jahre an, während die anderen weniger als 5 Jahre angaben. Unter den Befragten war die eine Hälfte Diplompsychologen, die andere Stationsärzte.

4.2.2 Fragen zur Tätigkeit als Psychotherapeut

4.2.2.1 Items der Modelle nach Emanuel und Emanuel

Zunächst sollen die allgemeinen Beobachtungen der Therapeuten zu ihrem eigenen Verhalten in der Therapeuten-Patienten-Beziehung beschrieben werden. Tabelle 71 zeigt die Angaben der Suchtpsychiatrietherapeuten zu den vier Beziehungsstilen in der Realität.

		St6.1 deliberativ	St6.2 paternalistisch	St6.3 informativ	St6.4 interpretativ
N	Gültig	4	4	4	4
	Fehlend	0	0	0	0
Mittelwert		4,25	4,00	1,7500	2,25
Median		4,50	4,00	2,0000	2,00
Standardabweichung		,957	1,155	,50	,50
Minimum		3,00	3,00	1,00	2,00
Maximum		5,00	5,00	2,00	3,00

Tabelle 71 Mediane, Mittelwerte, Standardabweichungen, Minima und Maxima der Items St6.1 bis St6.4 (4 Beziehungsstile nach Emanuel und Emanuel in der Realität bei den Therapeuten) Suchtpsychiatrie

Den deliberativen Beziehungsstil beobachten die vier Suchttherapeuten bei sich eher nicht. Nur einmal wird eine 3 gekreuzt. Im Bezug auf den Paternalismus nehmen 2 Therapeuten diesen zumindest in der Tendenz bei sich wahr, während bei den anderen 2 dieser fast gar nicht vorkommt. Als sehr informativ arbeitend empfinden sich die Therapeuten alle. Auch würden sagen die Therapeuten von sich, dass sie interpretativ arbeiten.

Tabelle 72 gibt nun die Wünsche der Suchttherapeuten zu ihrer Beziehung zu den Patienten an.

		St7.1 deliberativ	St7.2 paternalistisch	St7.3 informativ	St7.4 interpretativ
N	Gültig	4	4	4	4
	Fehlend	0	0	0	0
Mittelwert		4,25	5,50	1,50	1,25
Median		4,00	6,00	1,5000	1,0000
Standardabweichung		1,26	1,00	,58	,50
Minimum		3,00	4,00	1,00	1,00
Maximum		6,00	6,00	2,00	2,00

Tabelle 72 Mediane, Mittelwerte, Standardabweichungen, Minima und Maxima der Items St7.1 bis St7.4 (Wunsch zu den 4 Beziehungsstile nach Emanuel und Emanuel bei den Therapeuten) Suchtpsychiatrie

Den deliberativen Stil lehnen die Suchttherapeuten eher ab. So wird nur einmal eine 3 gekreuzt. Paternalismus wird von den Therapeuten stark abgelehnt. Am liebsten sähen sich die Therapeuten informativ und interpretativ agierend.

Tabelle 73 beschreibt die Diskrepanzen zwischen Wunsch und Realität.

		Deliberative Diskrepanzen der Therapeuten	Paternalisitische Diskrepanzen der Therapeuten	Informative Diskrepanzen der Therapeuten	Interpretative Diskrepanzen der Therapeuten
N	Gültig	4	4	4	4
	Fehlend	0	0	0	0
Mittelwert		,00	1,50	-,25	-1,00
Median		,50	1,00	-,50	-1,00
Standardabweichung		1,41	1,00	,96	,00
Minimum		-2,00	1,00	-1,00	-1,00
Maximum		1,00	3,00	1,00	-1,00

Tabelle 73 Mediane, Mittelwerte, Standardabweichungen, Minima und Maxima der Diskrepanzwerte zwischen Wunsch und Realität der Psychotherapeuten der jeweils 4 Items basierend auf den Modellen nach Emanuel und Emanuel Suchtpsychiatrie
Ein Überschuss dieses Beziehungsstil in der Realität ist positiv, ein Mangel negativ; Es sind Extremwerte von -5 bis 5 möglich

Beim deliberativen Stil sieht ein Therapeut keine Diskrepanz, einer empfindet einen Überschuss und zwei einen gleich starken Mangel.

Beim Paternalismus empfinden alle Patienten einen Überschuss.

Mehr informativ arbeiten als sie es tun würden gerne zwei Therapeuten. Einer sieht keine Diskrepanz, und einer einen Überschuss
Beim interpretativen Stil beobachten alle Therapeuten den gleichen Mangel.

> Die Beziehungsstile in der Realität:
> Deliberativ: tendenziell nicht praktiziert.
> Paternalistisch: eher nicht praktiziert.
> Informativ: sehr stark praktiziert.
> Interpretativ: stark praktiziert.
> Die Beziehungsstile als Wunsch:
> Deliberativ: stark abgelehnt
> Paternalistisch: sehr stark abgelehnt.
> Informativ: sehr stark gewünscht.
> Interpretativ: sehr stark gewünscht.
> Diskrepanzen der Beziehungsstille zwischen Wunsch und Realität:
> Deliberativ: leichter Überschuss
> Paternalistisch geringer Überschuss
> Informativ: geringer Mangel
> Interpretativ: geringer Mangel

4.2.2.2 restliche Items

Dieser Abschnitt beinhaltet insgesamt 4 Items.

Item St5 (Likert-skaliert) behandelt den Anteil der Intuition des Therapeuten bei Lockerungsentscheidungen. Bei einem fehlenden Wert gaben die Therapeuten jeweils einmal 2, 3 und 5 an, verlassen sich also z.T. schon auf ihre Intuition

Item St8 ist Ja-Nein-Skaliert und fragt nach der Vorstellbarkeit von Situationen in denen die Verletzung der Schweigepflicht zum Wohle des Patienten wäre, was sich drei der vier Therapeuten auch vorstellen können.

Item St9 (Likert-Skaliert) fragt ob die Therapeuten eine Verletzung der Schweigepflicht zum Wohl des Patienten richtig fänden. Je ein Therapeut kreuzte eine 2 und eine 5, während zwei eine 4 kreuzten. Also können sich dies die Therapeuten eher nicht vorstellen

Item St10 befasst sich mit tatsächlicher Verletzung der Schweigepflicht durch den Therapeuten. Nach der Beantwortung dieser Ja-Nein-Frage ist ein Likert-skaliertes Item nachgestellt, in dem erfasst wird inwieweit ggf. die Verletzung der Schweigepflicht zum Schaden des Patienten war.

> Demnach haben drei der vier Therapeuten die Schweigepflicht schon verletzt, jedoch beurteilen diese als gar nicht oder fast gar nicht schädlich für den Patienten.
> Intuition spielt bei Lockerungsentscheidungen eine Rolle. Eine Verletzung der Schweigepflicht zum Wohle des Patienten ist für die Therapeuten vorstellbar und fänden diese eher nicht richtig. Die Mehrzahl der Therapeuten hat ihre Schweigepflicht schon einmal verletzt, was nicht zum Schaden des Patienten gewesen ist.

4.2.3 Fragen für Ärzte

Da abermals nur 2 Ärzte diesen Teil beantworteten und auch schon im Forensik Teil aus demselben Grund keine Auswertung erfolgte, wäre auch hier kein entscheidender Erkenntnisgewinn für die Arbeit zu erwarten.

4.2.4 Fragen zu 5 ausgewählten Patienten

Abermals wurden die Daten in diesem Abschnitt unterschiedlich ausgewertet. Die Items nach Emanuel und Emanuel sowie die Likert-skalierten Items wurden arithmetisch über die Angaben eines Therapeuten zu seinen 5, bzw. einmal 3 und einmal 8 Patienten gemittelt.

Die restlichen Items werden deskriptiv beschrieben als wären es Angaben, die von 21 Patienten geäußert wurden.

4.2.4.1 Items der Modelle nach Emanuel und Emanuel

Zunächst sollen die gemittelten Einschätzungen der Therapeuten zu ihren Patienten betreffend die Realität der Beziehung behandelt werden. Die betreffenden Items StPX.1.1 bis StPX.1.4 sind in Tabelle 74 dargestellt.

		StPX.1.1 deliberativ	StPX.1.2 paternalistisch	StPX.1.3 informativ	StPX.1.4 interpretativ
N	Gültig	4	4	4	4
	Fehlend	0	0	0	0
Mittelwert		4,91	4,01	2,1713	2,4013
Median		5,12	4,0650	2,2000	2,1025
Standardabweichung		1,09	1,28565	,45421	,83277
Minimum		3,40	2,40	1,63	1,80
Maximum		6,00	5,50	2,66	3,60

Tabelle 74 Mediane, Mittelwerte, Standardabweichungen, Minima und Maxima der Items StPX.1.1 bis StPX.1.4(Einschätzungen der Therapeuten zur Realität der Beziehung gemittelt über 21 einzeln betrachtete Patienten) Suchtpsychiatrie

Den deliberativen wie auch den paternalistischen Beziehungsstil geben die Therapeuten bei den Einzelbetrachtungen eher nicht an, auch wenn jeweils einmal im positiven Spektrum gekreuzt wurde.

Der informative und interpretative Stil wird bei den 21 Beziehungen meistens angegeben.

Die Mittlung der Items, die den Wunsch zur Therapeuten-Patienten-Beziehung behandeln, werden in Tabelle 75 dargestellt.

		StPX.2.1 deliberativ	StPX.2.2 paternalistisch	StPX.2.3 informativ	StPX.2.4 interpretativ
N	Gültig	4	4	4	4
	Fehlend	0	0	0	0
Mittelwert		5,05	4,73	1,46	1,53
Median		5,60	5,23	1,43	1,56
Standardabweichung		1,40	1,50	,451	,45
Minimum		3,00	2,60	1,00	1,00
Maximum		6,00	5,88	2,00	2,00

Tabelle 75 Mediane, Mittelwerte, Standardabweichungen, Minima und Maxima der Items StPX.2.1 bis StPX.2.4(Angaben der Therapeuten zu den Wünschen zur Beziehung gemittelt über 21 einzeln betrachtete Patienten) Suchtpsychiatrie

Den deliberativen und paternalistischen Beziehungsstil wünschen sich die Therapeuten in den 21 Beziehungen eher nicht, mit jeweils einer Ausnahme.

Der informative und interpretative Beziehungsstil entspricht viel eher den Vorstellungen einer gelungen Therapeuten-Patienten-Beziehung.

Tabelle 76 beschreibt nun die Diskrepanzen zwischen Wunsch und Realität in den Beziehungen zu den 21 Patienten. Da die Daten gemittelt wurden, können leider nicht Mangel und Überschuss beschrieben sondern nur allgemeine Diskrepanzen.

		StP-Mittlung Deliberative Diskrepanzen	StP-Mittlung Paternalisitische Diskrepanzen	StP-Mittlung Informative Diskrepanzen	StP-Mittlung Interpretative Diskrepanzen
N	Gültig	4	4	4	4
	Fehlend	0	0	0	0
Mittelwert		,34	,73	,81	,97
Median		,36	,69	,81	,94
Standardabweichung		,26	,53	,361	,66
Minimum		,00	,20	,40	,20
Maximum		,63	1,33	1,20	1,80

Tabelle 76 Mediane, Mittelwerte, Standardabweichungen, Minima und Maxima der Diskrepanzwerte zwischen Wunsch und Realität gemittelt über Angaben der Psychotherapeuten zu 21 Patienten der jeweils 4 Items basierend auf den Modellen nach Emanuel und Emanuel Sucht

In der Betrachtung der Beziehung zu ihren Patienten sehen die Psychotherapeuten keine großen Diskrepanzen zwischen ihrem Wunsch zur Gestaltung der Beziehung und der Realität derselben. Die geringste Diskrepanz besteht beim deliberativen Stil, die größte beim interpretativen Stil.

Die Beziehungsstile in der Realität:
Deliberativ: nicht praktiziert.
Paternalistisch: nicht praktiziert.
Informativ: stark praktiziert.
Interpretativ: stark praktiziert.

Die Beziehungsstile als Wunsch:
Deliberativ: sehr stark abgelehnt.
Paternalistisch: sehr stark abgelehnt.
Informativ: sehr stark gewünscht.
Interpretativ: sehr stark gewünscht.

Diskrepanzen der Beziehungsstille zwischen Wunsch und Realität:
Keine großen Unterschiede.
Geringste Diskrepanz: Deliberativer Stil
Größte Diskrepanz: Interpretativer Stil

4.2.4.2 Likert-skalierte Items

Dieser Abschnitt beinhaltet zwei Items. Thema von Item tPX.3 ist inwieweit sich der Patient von dem Therapeuten abhängig macht. Item tPX.5 fragt ob der Patient wohl davon ausgeht, dass der Therapeut seine Schweigepflicht verletzt hat.

Die Therapeuten schätzen es tendenziell nicht so ein, dass sich die Patienten von ihnen abhängig machen würden.

Bei der Frage der Verletzung der Schweigepflicht schätzen es die Therapeuten in den Beziehungen tendenziell auch nicht so ein, dass die Patienten glauben diese sei verletzt worden, wenn sich auch bei einem Therapeuten eine tendenziell bejahende Antwort dieser Frage findet.

> Nach Einschätzung der Therapeuten machen sich die Patienten von diesen eher nicht abhängig und glauben auch nicht, dass diese ihre Schweigepflicht verletzt haben.

4.2.4.3 restliche Items

Die hier behandelten drei Haupt-Items werden so behandelt, als wären es Angaben, die von 21 einzeln geäußert wurden.

Item tPX.4, fragt ob die Schweigepflicht zu diesem Patienten verletzt worden ist. Falls Ja angekreuzt wird, soll dann auf einer Likert-Skala beurteilt werden, ob dies zum Schaden des Patienten war.

In Item tPX.6 ist Thema, ob der Therapeut wohl vom Patienten belogen wird. Falls Ja angekreuzt wird, soll likert-skaliert beurteilt werden, wie oft dies der Fall ist und schließlich auch warum er lügt, wobei auch freies Antworten vorgesehen ist.

Item tPX.7 beschäftigt sich mit der Absicht des Patienten den Therapeuten zu wechseln. Falls dies der Fall war, wird gefragt, ob dieses Anliegen unterstützt wurde. Schließlich ist noch Thema warum der Therapeut ggf. das Anliegen des Wechsels nicht unterstützt hat.

Die Schweigepflicht ist bei 4 Patienten(19,0%) verletzt worden, jedoch schätzen die Therapeuten, gar nicht oder fast gar nicht zum Schaden des Patienten gehandelt zu haben.

Lediglich bei 4 Patienten(19,0%) gehen die Suchttherapeuten nicht belogen zu werden, wobei neben den frei geantworteten Angaben „soziale Erwünschtheit" und „Scham" vor allem die Persönlichkeitsstruktur (16 mal = 94,1%) als Grund für das Lügen angegeben wird. Die Suchttherapeuten glauben sehr häufig belogen zu werden. Nur 4 Mal (23,5%) wird die 4 oder 5 angegeben.

Nur ein Patient(4,8%) äußerte den Therapeut wechseln zu wollen, wobei das Anliegen durch den Therapeuten auch unterstützt wurde.

> Die Schweigepflicht wurde sehr selten verletzt und wenn dann nicht zum Schaden des Patienten. Die Therapeuten gehen davon aus von den meisten Patienten sehr oft belogen zu werden, zumeist wegen der Persönlichkeitsstruktur des Patienten. Der Wunsch zum Therapeutenwechsel ist eine Ausnahme, dem auch nachgekommen wurde.

4.3 Ergebnisse der direkt vergleichbaren Bögen

Schließlich werden noch die 21 direkt vergleichbaren Bögen ausgewertet.

4.3.1 Items der Modelle nach Emanuel und Emanuel

Bei den im Folgenden dargestellten Diskrepanzwerten zwischen den Einschätzungen von Therapeuten und Patienten werden die Ergebnisse aus der Sicht des Patienten dargestellt, sodass ein positiver Wert bedeutet, dass der Patient etwas stärker einschätzt oder mehr wünscht und umgekehrt beim negativen Wert.

Zunächst sollen die Diskrepanzen zwischen der Einschätzung der Realität Beziehung zueinander untersucht werden, was in Tabelle 77 dargestellt wird.

		Deliberativ-Diskrepanz der Realität der vergleichbaren Bögen	Paternal.-Diskrepanz der Realität der vergleichbaren Bögen	Informativ-Diskrepanz der Realität der vergleichbaren Bögen	Interrogativ-Diskrepanz der Realität der vergleichbaren Bögen
N	Gültig	21	21	21	21
	Fehlend	0	0	0	0
Mittelwert		1,90	-,33	-1,02	-,62
Median		2,00	-1,00	-,50	,00
Standardabweichung		1,67	1,80	2,31	1,56
Minimum		-1,00	-4,00	-5,00	-4,00
Maximum		5,00	3,00	3,00	1,00

Tabelle 77 Mediane, Mittelwerte, Standardabweichungen, Minima und Maxima der Diskrepanzwerte der Realitätseinschätzungen der Beziehung zwischen Therapeuten und Patienten Suchtpsychiatrie
Positive Werte bedeuten, der Patient nimmt mehr wahr als der Therapeut, negative Werte bedeuten der Patient nimmt weniger wahr als der Therapeut

Praktisch immer nimmt der Patient einen stärker deliberativen Beziehungsstil wahr als der Therapeut. In 4 Fällen (19,0%) ist die Einschätzung gleich und nur einmal nimmt der Patient (4,8%) weniger wahr.

Tendenziell schätzen die Patienten die Stärke des Paternalismus schwächer ein als die Therapeuten. In 5 Fällen (23,8%) ist die Einschätzung identisch und ebenso oft nimmt der Patient mehr Paternalismus wahr als der Therapeut.

Den Therapeuten als reinen Experten nehmen die Patienten tendenziell weniger stark wahr als die Therapeuten. In 5 Fällen (23,8%) stimmt die Einschätzung überein und in ebenso vielen Fällen nehmen die Patienten diese Rolle stärker wahr als die Therapeuten.

Meist schätzen die Patienten den Anteil des interrogativen Beziehungsstils schwächer ein als die Therapeuten. In 6 Fällen (28,6%) ist die Einschätzung identisch und ebenso oft schätzen die Patienten diesen Stil stärker ein als die Therapeuten.

Nun werden die Diskrepanzen der Wünsche an die Beziehung betrachtet werden, was in Tabelle 78 dargestellt wird.

	Deliberativ-Diskrepanz der Wünsche der vergleichbaren Bögen	Paternal.-Diskrepanz der Wünsche der vergleichbaren Bögen	Informativ-Diskrepanz der Wünsche der vergleichbaren Bögen	Interrogativ – Diskrepanz der Wünsche der vergleichbaren Bögen
N Gültig	21	21	21	21
Fehlend	0	0	0	0
Mittelwert	2,21	-,50	-,86	-,86
Median	1,00	,00	,00	,00
Standardabweichung	2,14	1,80	1,74	1,65
Minimum	-1,00	-4,00	-5,00	-5,00
Maximum	5,00	3,00	1,00	1,00

Tabelle 78 Mediane, Mittelwerte, Standardabweichungen, Minima und Maxima der Diskrepanzwerte der Wünsche zur Beziehung zwischen Therapeuten und Patienten Suchtpsychiatrie
Positive Werte bedeuten, der Patient wünscht sich mehr als der Therapeut, negative Werte bedeuten der Patient wünscht sich weniger als der Therapeut

Die Patienten wünschen sich fast immer mehr einen deliberativ agierenden Therapeuten als die Therapeuten dies tun. In 5 Fällen (23,8%) waren die Angaben identisch und nur einmal war der Wunsch des Patienten zum deliberativen geringer als die des Therapeuten.

Im Bezug auf den Paternalismus wünschen sich die Patienten eher weniger als die Therapeuten für die gemeinsame Beziehung. In 7 Fällen (33,3%) ist der Wunsch aber identisch und in 4 Fällen(19,0%) ist der Wunsch der Patienten stärker als der der Therapeuten.

Den Therapeuten als reinen Experten wünschen sich die Patienten weniger als die Therapeuten. In 7 Fällem (33,3%) ist der Wunsch jedoch identisch und in 4 Fällen (19,0%) wünschen sich die Patienten mehr den informativen Stil als die Therapeuten.

Auch den interrogativen Beziehungsstil wünschen sich die Patienten eher weniger als die Therapeuten. In 8 Fällen (38.1%) waren die Wünsche jedoch gleich und 3 Fällen (14,3%) wünschten sich die Patienten diesen Stil etwas mehr als die Therapeuten

Nachdem die Diskrepanzen der Realitätsvorstellungen und Wünschen an ihre Beziehung zwischen Therapeuten und Patienten behandelt wurden, werden nun die Diskrepanzen zwischen Wunsch und Realität jeweils der Patienten und der Therapeuten verglichen. Tabelle 79 zeigt die Diskrepanzen der Diskrepanzwerte.

	Deliberativ-Diskrepanzen der Diskrepanzen	Paternal.-Diskrepanzen der Diskrepanzen	Informativ-Diskrepanzen der Diskrepanzen	Interpretativ-Diskrepanzen der Diskrepanzen
N Gültig	21	20	20	21
Fehlend	0	1	1	0
Mittelwert	-1,02	-,50	-,75	-,14
Median	-1,00	,00	-1,00	,00
Standardabweichung	1,43	1,47	2,22	1,46
Minimum	-5,00	-3,00	-5,00	-4,00
Maximum	1,00	2,00	3,00	3,00

Tabelle 79 Mediane, Mittelwerte, Standardabweichungen, Minima und Maxima der Diskrepanzwerte der Wunsch-Realität-Diskrepanzen von Patienten und Therapeuten Suchtpsychiatrie
Positive Werte bedeuten, der Patient nimmt mehr wahr als der Therapeut, negative Werte bedeuten der Patient nimmt weniger wahr als der Therapeut

Im Bezug auf den deliberativen Beziehungsstil nehmen die Patienten eher weniger Diskrepanzen wahr als die Therapeuten. In 6 Fällen (28,6%) stimmen die Einschätzungen der Abweichungen überein und in 2 Fällen (9,5%) nehmen die Patienten eine größere Diskrepanz zwischen Wunsch und Realität wahr als die Therapeuten.

Bei den Abweichungen zwischen gewünschtem und tatsächlichem Paternalismus nehmen die Patienten eher weniger Abweichungen wahr als die Therapeuten. In 7 Fällen (35,0%) stimmen die Einschätzungen der Abweichungen überein und in 5 Fällen (25%) nehmen die Patienten mehr Abweichungen wahr als die Therapeuten.

Auch bei dem Ideal und dem tatsächlichen Bild des Therapeuten als reinen Experten schätzen die Patienten weniger Diskrepanzen vorzufinden als die Therapeuten dies tun. In 3 Fällen (15,0%) stimmen die Einschätzungen überein und 6 Fällen (30%) nehmen die Patienten teilweise erheblich mehr Abweichungen wahr.

Im Bezug auf den interrogativen Beziehungsstil nehmen die Patienten eher weniger Abweichungen zwischen Wunsch und Realität wahr als die Therapeuten. In 7 Fällen (33,3%) stimmen die

Einschätzungen überein und in 6 Fällen (28,6%) nehmen die Patienten mehr Abweichungen zwischen Wunsch und Realität wahr als die Therapeuten.

> Die Diskrepanzen der Beziehungsstile in der Realität:
> Deliberativ: Nehmen Patienten als stärker wahr.
> Paternalistisch: Nehmen Patienten schwächer wahr.
> Informativ: Nehmen Patienten schwächer wahr.
> Interpretativ: Nehmen Patienten schwächer wahr.
> Die Diskrepanzen der Beziehungsstile als Wunsch:
> Deliberativ: Wünschen sich die Patienten stärker als die Therapeuten.
> Paternalistisch: Lehnen die Patienten stärker ab als die Therapeuten.
> Informativ: Wünschen sich die Patienten weniger als die Therapeuten.
> Interpretativ: Wünschen sich die Patienten weniger als die Therapeuten.
> Die Diskrepanzen der Diskrepanzen der Beziehungsstille zwischen Wunsch und Realität:
> Deliberativ: Patienten nehmen weniger Abweichungen wahr als die Therapeuten.
> Paternalistisch: Patienten nehmen eher weniger Abweichungen wahr als die Therapeuten.
> Informativ: Patienten nehmen eher weniger Abweichungen wahr als die Therapeuten.
> Interpretativ: Patienten nehmen eher weniger Abweichungen wahr als die Therapeuten.

4.3.2 Items zum Thema Abhängigkeit

Es werden zwei Likert-skalierte Items verglichen, auf der Seite der Therapeuten die Einschätzung, inwieweit sich der Patient vom Therapeuten abhängig macht und auf Seiten der Patienten, ob diese den Therapeuten bei möglichst vielen Fragen um Rat fragt. Tabelle 80 zeigt die wie gewohnt errechneten Werte.

Vergleich der Abhängigkeit

N	Gültig	21
	Fehlend	0
Mittelwert		,05
Median		,00
Standardabweichung		1,46
Minimum		-3,00
Maximum		3,00

Tabelle 80 Median, Mittelwert, Standardabweichung, Minimum und Maximum des Vergleichs des Ausmaßes der Abhängigkeit Suchtpsychiatrie
Ein positiver Wert bedeutet, der Patient nimmt mehr wahr als der Therapeut, ein negativer Wert bedeutet, der Patient nimmt weniger wahr als der Therapeut

Die Einschätzung des Ausmaßes der Abhängigkeit durch die Therapeuten und den Grad wie oft die Patienten die Therapeuten um Rat fragen, weicht teilweise erheblich ab. 8 Patienten (38,1%) nehmen weniger wahr als der Therapeut, 7 Patienten (33,4%) nehmen mehr wahr und bei 6 Patienten (28,6%) stimmt die Einschätzung überein.

> Im Vergleich weichen die Ratsuche der Patienten und die Einschätzung der Abhängigkeit erheblich in beide Richtungen ab.

4.3.3 Items zum Thema Unehrlichkeit

Die Items der Therapeutenfragebögen zu diesem Thema haben eine Ja-Nein-Frage vorgeschaltet. Daher wurde die Likert-Skala dahingehend umgeformt, dass alle Antworten die nicht 6 sind, also nicht „nie" bedeuten, als Ja gewertet werden. Augenscheinlich hat sich nur einmal ein Therapeut dahingehend geirrt, dass es belogen wurde, ohne dies auch so eingeschätzt zu haben. Auf der anderen Seite irrten sich die Therapeuten 8 Mal (38,1%) in ihren Patienten und glaubten belogen zu werden, auch wenn die Patienten dies nicht angaben.

Ein Vergleich der Einschätzung wie oft der Patient log, zeigt, dass die Patienten angeben weit weniger oft zu lügen als die Therapeuten dies einschätzen. Nur einmal (11,1%) stimmten die Einschätzungen überein.

> Die Patienten geben an weniger zu lügen als das die Therapeuten dies einschätzen.

4.3.4 Items zum Thema Schweigepflicht

Wieder werden zwei Likert-skalierte Items verglichen. Die Therapeuten machen Angaben darüber, ob sie glauben ihr Patient unterstellt ihnen die Verletzung der Schweigepflicht. Die Patienten geben an, ob die Schweigepflicht ihrer Meinung nach verletzt wurde. Die Patienten trauen den Therapeuten die Verletzung der Schweigepflicht weniger häufig vor, als die Therapeuten glauben ihnen würde dies vorgeworfen. Nur 3 Fällen (14,3%) stimmen die Einschätzungen überein. In 4 Fällen wurde die Schweigepflicht tatsächlich verletzt, wobei nur 1 Patient dies auch so einschätzte.

Die Patienten trauen den Therapeuten weniger Schweigepflichtsverletzungen zu, als die Therapeuten glauben sie täten dies. Wurde die Schweigepflicht verletzt gingen die Patienten nicht davon aus.

5. GEMEINSAME DISKUSSION DER ERGEBNISSE AUS FORENSISCHER PSYCHIATRIE UND SUCHTPSYCHIATRIE

Nach der vorangegangenen Auswertung der Ergebnisse aus Forensik und Suchtpsychiatrie werden diese nun gemeinsam diskutiert, wobei nach Patienten-, Therapeuten- und direkt vergleichbaren Angaben unterschieden wird. Zur Gliederung für die verschiedenen Items wurden inhaltlich passende Oberbegriffe gewählt, wobei leider nicht ohne eine Restekategorie auszukommen ist.

5.1 Zusammensetzung der Stichproben

5.1.1 Zusammensetzung der Patientenstichproben

Die Größe der Stichprobe schränkt in beiden Fällen die Interpretationsmöglichkeiten ein. Die Stichprobe aus der Suchtpsychiatrie, welche nur als Ergänzung erhoben wurde, betrug dank einer hohen Rücklaufquote 27 Personen. Im Maßregelvollzug, mit der Größeren Gesamtpopulation, war die Rücklaufquote geringer (N= 83)

Bei den beteiligten Patienten des Maßregelvollzugs handelte es sich vorwiegend um Männer zwischen 21 und 40 Jahren, mit Hauptschulabschluss und Suchterkrankung, untergebracht nach §64 StGB, die vorher noch nicht in der Forensik waren, BtMG-Delikte begangen haben, weniger als 1 Jahr im Maßregelvollzug waren, ohne Wissen um die weitere Unterbringungsdauer und in Lockerungsstufe 0.

Die befragten Suchtpsychiatriepatienten waren vor allem Männer zwischen 21 und 40 Jahren, mit Hauptschulabschluss, alle ausschließlich mit Suchterkrankung und in der Stufe Rot des Stufenprogramms. Abgesehen von den der rechtliche Situation geschuldeten Unterscheidungen sind sich die beiden Stichproben sehr ähnlich, was eine gemeinsame Diskussion rechtfertigt. Die überwiegende Mehrzahl der Probanden war zwischen 21 und 40 Jahren alt (Fo 81,9%, Su 88,9%). Eine feinere Altersdifferenzierung wurde nicht vorgenommen, weshalb es auch kaum signifikante Altersunterschiede gab.

Die Geschlechterverteilung im Maßregelvollzug entspricht ungefähr dem Durchschnitt der deutschen Maßregelvollzugsanstalten[35] und erfüllt damit die Erwartungen. Angesichts dessen, dass Suchterkrankungen auf Männer und Frauen gleich verteilt sind ([36]S. 357), überrascht der starke Überschuss an Männern in der Suchtpsychiatrie.

Gemessen an der Gesamtbevölkerung [37] und an einer Gefängnisstichprobe [38] finden sich in beiden Stichproben überdurchschnittlich viele Personen mit einem niedrigen Bildungsabschluss (vgl. 3.1.2 und 4.1.2). Möglicherweise steht dies damit im Zusammenhang, dass viele Patienten bereits in sehr jungem Alter delinquentes Verhalten zeigten und gleichzeitig nicht die Schule besuchten, weshalb sie nicht in der Lage waren weiterführend Schulen zu besuchen. Die vorliegenden Daten lassen aber keine kausalen Schlüsse zu.

Der hohe Anteil an nach §64 StGB untergebrachten Patienten (62,7%) in der Stichprobe liegt weit über dem bayerischen (38,2%) und bundesdeutschen (27,9%) Durchschnitt[35] und stellt wohl eine ostbayerische Besonderheit dar.[10]

Vergleicht man die Häufigkeit der Deliktgruppen der Stichprobe mit der Häufigkeit der Delikte unter den Verurteilten insgesamt [39] so fallen einige Besonderheiten auf. Die Vermögensdelikte sind in der Stichprobe unterrepräsentiert (29,3% zu 44,3%), die Straftaten gg. die körperliche Unversehrtheit etwas überrepräsentiert(13,9% zu 9,8%), die Sexualdelikte (11,4% zu 1%) und BtmG-Verstöße (47% zu 6,9%) sind stark überrepräsentiert.[11] Die überverhältnismäßig hohe Zahl an BtmG-Delinquenten hängt mit der erwähnten ostbayerischen Besonderheit zusammen. Die hohe Zahl an Sexualstraftätern mag daran liegen, dass die Straftaten gegen die sexuelle Selbstbestimmung (Missbrauch von Kindern, Exhibitionismus usw.) oft auch als psychiatrische Diagnose erfassbar sind und damit als Ursache für die Delinquenz angesehen werden. Zudem spielt die forensische Psychiatrie speziell bei Sexualstraftätern schon bei der Begutachtung vor Gericht ein größere Rolle und so nimmt die Zahl an im Maßregelvollzug untergebrachten auch zu ([40] S. 494 u. 321).

5.1.2 Zusammensetzung der Therapeutenstichproben

Bei den Therapeuten der Forensischen Psychiatrie beteiligten sich vor allem Psychologinnen, im Alter von 36 bis 45 Jahren und mit weniger als 5 Jahren Berufserfahrung im Maßregelvollzug. Die insgesamt geringe Anzahl an beteiligten Ärzten ist wohl als Desinteresse an diesem Thema zu werten. Psychologen mit wenig Berufserfahrung sind dahingegen geistig noch näher an ihrer stark wissenschaftlichen Universitätsausbildung und daher wahrscheinlich noch motivierter Forschung zu unterstützen.

In der Suchtpsychiatrie beteiligten sich Ärzte wie Psychologen gleichermaßen.

---

[10] Der Sicherheitschef der untersuchten Forensischen Klinik drückte dies, da er sich den Sachverhalt selbst nicht erklären konnte, treffend baaerisch folgendermaßen aus: „Der Ostbayer süchtelt halt gerne."
[11] Die Prozentangaben der Stichprobe enthalten Doppelnennungen. Die Angaben der bundesweiten Statistik enthalten mehrere Restkategorien, auf die nicht eingegangen werden konnte

5.2 Beziehungsstile nach Emanuel und Emanuel

5.2.1 Betrachtungen zum Modell

Basierend auf den Ergebnissen lohnt es sich allgemeine Betrachtungen zum Modell von Emanuel und Emanuel anzustellen. Dieses wurde für die Anwendung auf die Arzt-Patienten-Beziehung konzipiert und die Anwendung auf die Psychotherapeuten-Patienten-Beziehung ist nicht unproblematisch, weil Autonomie dort oftmals beherrschendes Thema ist. Trotzdem wird auch im psychotherapeutischen Setting ein paternalistisch agierender Therapeut einem solchen gegenübergestellt, der von einem mündigen und autonomen Patienten ausgeht [41]. Letztlich zeigte sich in der hier vorliegenden Untersuchung auch, dass sich die Patientenangaben zur Psychotherapeuten-Beziehung nicht stark von denen zur Arzt-Beziehung unterschieden, womit das Modell übertragbar scheint.

Allerdings weist das Modell selbst Schwächen auf. So waren für Forensik- wie Suchtpsychiatrie-Patienten der deliberative, der informative und der interpretative Beziehungsstil nicht klar voneinander abgrenzbar. Dies hatte sich statistisch durch deutliche Korrelationen zwischen den genannten Beziehungsstilen gezeigt, wobei der informative Stil eine Sonderstellung einnimmt. Zum einen korrelierte dieser am deutlichsten mit deliberativen und interpretativen Stil und zu anderen zeigte sich eine negative Korrelation mit dem paternalistischen. So bewahrheitet sich also das Sprichwort „Wissen ist Macht" (und Nichtwissen ist Machtlosigkeit) auch für diesen Bereich und zudem wird man daran erinnert, dass Berater und Freunde nicht ohne Informationsgabe auskommen. Angesichts dieser Ergebnisse hält das Model von Emanuel und Emanuel der Praxis nicht stand, da es letztlich doch wieder auf „Paternalismus Ja oder Nein" bzw. im Umkehrschluss „Patienteninformation Ja oder Nein" hinausläuft, jedoch keine Unabhängigkeit zwischen den Stilen herrscht. Dass eine solche Informations-bejahende Beziehung verschieden ausgestaltet sein kann, sei es rein informativ, freundschaftlich oder als Berater, steht auf einem anderen Blatt.

Inwieweit sich diese Beziehungsstile aus ärztlicher oder psychotherapeutischer Sicht abgrenzen lassen, lässt sich aus diesen Daten nicht herauslesen, jedoch sei angemerkt, dass sich mancher Psychiater an dem Begriff „Freund", der für den deliberativen Stil verwendet wurde, gestoßen haben dürften, da dies ja einer professionellen Beziehung widersprochen hätte. Um letztendlich die komplexe Beziehung zwischen Patient und Therapierendem auch nur im Bezug auf die Patientenautonomie auf einen Nenner zu bringen sind weitere Anstrengungen notwendig. Das Prinzip des shared decision making [28] mag dafür ein praktikabler Ansatz sein. Es sollte jedoch hierbei untersucht werden, ob dies auch sicher vom informed decision making [28] abgrenzbar ist. Zudem hat Colombo für den psychiatrischen Bereich eindrucksvoll gezeigt, dass implizite Vorstellungen von psychischen Erkrankungen unter den verschiedenen Berufsgruppen (von

Psychiater über Sozialarbeiter bis zu den Pflegekräften) einen großen Einfluss auf den Prozess des shared decision making haben [42]. Für eine differenzierte Betrachtung der Beziehung zwischen Patient und Therapeut im Hinblick auf die Autonomie müssen also auch die Vorstellungen beider zum Thema „psychische Erkrankung" miteinbezogen werden. Es reicht also nicht aus alleine die Vorstellungen des Patienten zum Thema psychische Erkrankung zu klären wie neben anderem im interpretativen Modell nach Emanuel und Emanuel vorgeschlagen. Eine weitere Schwierigkeit auf diesem Weg stellt die nicht abgeschlossene Konzipierung dessen, was psychische Erkrankungen sind, dar ([43] S. 7ff., [44])

Bei diesen Überlegungen darf nicht vergessen werden, dass die vorliegende Untersuchung lediglich den Standpunkt ärztlicher Psychotherapeuten untersucht hat und auch dies - aufgrund der geringen Stichprobe - nur wenig differenziert vom Standpunkt der Psychologen. Eine Untersuchung der Standpunkte von nicht psychotherapeutisch tätigen Ärzten könnte einen anderen Blickwinkel auf das Modell eröffnen.

5.2.2 Angaben der Patienten

Nach allgemeinen Betrachtungen ist nun zu untersuchen, wie sich die Patienten letztlich zu den Beziehungen zu ihren Psychotherapeuten und Ärzten äußerten. Zunächst ist anzumerken, dass nur zwischen 11,1(Su) und 22,2(Fo)% der Patienten ihren Therapeuten wechseln wollten, wobei wohl in der Hälfte der Fälle die Beziehung zum Therapeuten der Grund dafür war. Aus diesen Zahlen ist einerseits abzuleiten, dass die Mehrzahl der Patienten mit ihren Therapeuten auszukommen scheint, wenn dies jedoch nicht der Fall ist, dann ist die Beziehung verantwortlich zu machen.

Da sich die Angaben von beiden Patientenpopulationen im Bezug auf beide Berufsgruppen in ihrer Tendenz entsprechen, kann die Diskussion über diesen Aspekt gemeinsam erfolgen. So wird der paternalistische Stil generell abgelehnt und herrscht aber auch nicht deutlich vor, wenngleich bei diesem als einzigem ein Überschuss in der Realität gegenüber dem Wunsch beobachtet wird. Die anderen Beziehungsstile können nicht eindeutig voneinander abgegrenzt werden (siehe oben), so werden diese gemeinsam bevorzugt und herrschen vor, obgleich trotzdem ein Mangel wahrgenommen wird. Besonders Augenmerk verdient die Feststellung, dass nahezu immer alle Extremwerte vertreten sind, dass sich also immer Patienten finden, die einen Stil voll oder gar nicht verwirklicht sehen bzw. sich ganz oder gar nicht wünschen. Die Einschätzungen von und Wünsche zu den Beziehungen zu den Psychotherapeuten sind also so individuell wie die Patienten selbst. Geht man nun nur von den Wünschen der Patienten aus, stellen sich also die verschiedensten und extremsten Anforderungen an die Therapeuten. Wie Kottje-Birnbacher und Birnbacher beschreiben sei es eben nicht die Aufgabe des Therapeuten gerade in der Beziehungsgestaltung alleine auf den

Wunsch des Patienten einzugehen, da hierbei die Gefahr bestehe durch den Patienten missbraucht zu werden. Dies sei dann der Fall, wenn der Patient im Grunde an seiner Situation nichts ändern wolle, sondern lediglich durch den Therapeuten stabilisiert werden wolle. Indem der Therapeut vor Konfrontationen zurückschrecke, bekomme der Patient zu wenig von dem was er brauche, sodass sich auch keine Änderung bei diesem einstellen könne ([10] S. 48). Ein Hinweis darauf, dass die Therapeuten auch entsprechend agieren, geben die Diskrepanzwerte. Im Mittel fallen diese zwar nicht extrem aus, jedoch zeigen sich auch hier in Einzelfällen Extremwerte, als Ausdruck der maximalen Abweichung von Wunsch und Realität. Auch hier gilt wieder, dass es sich die Beziehungsgestaltung insgesamt um ein Abwägen im Einzelfall handelt, bzw. „eine Sensibilisierung für moralische Konfliktsituationen" ([10] S. 49). Wurde soeben nur die Situation psychotherapeutischen Beziehung diskutiert müssen auch noch Überlegungen zur Arzt-Patienten-Beziehung angestellt werden, wo sich auch alle Extremwerte finden. Kann auch bei dieser Beziehung die Fürsorge für die Weiterentwicklung des Patienten über dem Patientenwunsch zur Beziehungsgestaltung stehen? Zunächst steht in der betrachteten Population die Psychotherapie im Vordergrund und der konsultierte Arzt muss entscheiden, ob die Patientenbeschwerden somatischen Ursprungs sind oder vorgeschoben werden, um die Klinik verlassen zu dürfen (siehe auch 2.1.4). In letzteren Situationen wäre der Arzt angehalten - als ärztlicher Psychotherapeut agierend - , die Konfrontation zu suchen und dem Patienten in der Beziehung zu geben, was er braucht, nicht was er wünscht. Dies erfordert ein hohes Maß an Sensibilität für die Bedürfnisse, Wünsche und Psycho-Pathomechanismen des Patienten und den daraus erwachsenden ethischen Verpflichtungen für den Arzt. Diese Situationen kann der Arzt aber nur dann erfolgreich meistern, wenn ihm dabei nicht unzureichendes psychotherapeutisches Fachwissen oder persönlichkeitsbedingte Unzulänglichkeiten im Wege stehen (vgl. [10] S. 47). Um die Frage, ob Fürsorge über Autonomie stehen kann, umfassend zu klären, müssen auch die Situationen betrachtet werden, in denen eine psychotherapeutisch motivierte Intervention nicht indiziert ist, sondern lediglich eine somatische Intervention ansteht. Dörner würde dies befürworten, denn er lehnt den Rückzug des Arztes auf eine rein Informations-vermittelnde Rolle ab und fordert eine Sorge-Ethik, die der „Verantwortung zur Fürsorge" des Arztes Sorge trägt erwachsend aus der Asymmetrie des Arzt-Patienten-Verhältnis und der Verletzbarkeit des hilflosen Kranken, die der Letztverantwortung des Arztes gerecht wird und das Patientenwohl anstatt die absolute Selbstbestimmung des Patienten in den Vordergrund stellt. ([16] S. 24ff u. S. 246) In welcher Rolle der Arzt auch agieren mag, ob als Psychotherapeut oder klassisch ärztlich, die Gestaltung der Beziehung zum Patienten kommt nicht ohne die Reflexion über das Menschsein des Patienten aus und trägt eine größere Verpflichtung in sich als die Weitergabe von Information und Vorbereitung von therapeutischen Maßnahmen [45].

Nach den allgemeinen Betrachtungen über die Beziehungsstile in beiden Psychiatrie-Populationen verlangen noch die ermittelten Unterschiede zwischen den Untergruppen der Forensik-Population unsere Aufmerksamkeit.

Den Therapeuten als Freund (deliberativer Beziehungsstil) nehmen besonders Patienten ohne Bildungsabschluss und solche ohne Wissen um die weitere Unterbringungsdauer wahr. Besonders stark solch einen Therapeuten wünschen sich D-Stufen-Patienten, ganz im Gegensatz zu 0-Stufen-Patienten und Patienten die vorher bereits im Maßregelvollzug untergebracht waren. Einen noch größeren deliberativen Mangel sieht man bei Hauptschulabsolventen, Patienten ohne Wissen um die weitere Unterbringungsdauer und bei Gewalttätern. Patienten ohne Sicherheit bezüglich der Dauer ihres Aufenthalts fordern den freundschaftlichen Umgang besonders ein, möglicherweise, um wenigstens in einer Hinsicht etwas Vertrautes zu gewinnen. Dies gilt evtl. auch für die D-Stufen-Patienten, die sich zwar nicht mehr reinreden lassen wollen (siehe paternalistischer Stil unten), jedoch angesichts des neuen Lebensabschnitts mit Entlassung und Wiedereintritt in die Gesellschaft, dennoch eine gewisse Zuwendung wollen. 0-Stufen-Patienten dagegen befinden sich womöglich in einer noch sehr starken Phase der Ablehnung ihrer Bezugspersonen, die ja ihren „einzigen" Kontakt zu Nicht-Leidensgenossen darstellen. Patienten, die vorher bereits Forensik-Erfahrung gesammelt haben wissen vielleicht eher, dass ein freundschaftliches Verhältnis nicht erstrebenswert ist, da dies von Seiten der Therapeuten nicht auf Gegenliebe stößt (siehe auch 5.2.1 und 5.2.3). Was nun den Einfluss der Bildung betrifft so ist denkbar, dass die ungebildetesten Patienten noch am ehesten freundschaftlichen Umgang genießen, da sie durch ein gewisse Verständnislosigkeit für die Vorgänge um sich herum dies bei den Therapeuten provozieren, oder aber einfach mangels Intelligenz die Beziehung fehl interpretieren.

Einen paternalistischen Therapeuten nehmen besonders D-Stufen-Patienten und solche mit weniger als 1 Jahr Forensik vor sich wahr. Besonders stark lehnen Suchtpatienten und D-Stufen-Patienten den Paternalismus ab, im Gegensatz zu Sexualstraftätern, Patienten mit mehr als 4 Jahren Verweildauer und Patienten, die vorher nie in der Forensik waren. Einen größeren Überschuss nehmen bisher 1 bis 2 Jahre untergebrachte Patienten, Patienten ohne Wissen um die weitere Unterbringungsdauer, aber auch solche mit weniger als einem Jahr vor sich, D-Stufen-Patienten, Suchtpatienten, Patienten, die vorher bereits in der Forensik waren wahr, ganz im Gegensatz zu Vermögensdelinquenten, die den geringsten Überschuss ihrer Gruppe sehen. Augenscheinlich hängt die Wahrnehmung von und Einstellung zum Paternalismus von Vorerfahrungen mit der Forensik und der Zukunftsperspektive ab. Patienten am Ende ihrer Unterbringung sehen erst durch die Lockerungen und den damit verbundenen Aufenthalten in Freiheit, was ihnen vorenthalten wird und nehmen dadurch erst eine Bevormundung wahr. Möglicherweise können auch Patienten, die früher bereits einmal untergebracht waren durch den Vergleich dieser Erlebnisse besser abschätzen, inwieweit die Therapeuten paternalistisch handeln. Interessanterweise legt sich dieses Gefühl an Bevormundung mit der Dauer des Aufenthalts anscheinend wieder, wobei die ersten beiden Jahre der Unterbringung der Paternalismus als sehr stark empfunden wird. Suchtpatienten fühlen sich evtl. so bevormundet, da sie in der Forensik entzogen wurden und damit ihr Denken klar ist, während sie das Verlangen nach dem Suchtstoff in dem stark reglementierten Setting beständig an Grenzen stoßen lässt. Rätselhaft erscheint, dass Sexualstraftäter den Paternalismus so signifikant weniger stark ablehnen. Möglicherweise überträgt sich hierbei ein Beziehungsmuster, das dieser Art Täter zueigen ist, auf die psychotherapeutische Beziehung, was auch in einer eigens entwickelten Studie zu klären wäre. Ähnliches gilt für die augenscheinlich in Hinsicht auf Paternalismus relativ zufriedenen Vermögensdelinquenten.

Den Therapeuten als reinen Experten (informativer Stil) sehen besonders nach § 64 StGB untergebrachte Patienten, Vermögensdelinquenten, Realschulabsolventen und die ohne Wissen um die weitere Unterbringungsdauer, im Gegensatz zu Patienten mit bisher 3 bis 4 Jahre Unterbringungsdauer. Stärker einen Experten wünschen sich Vermögensdelinquenten, D-Stufen-Patienten, über 40jährige und Patienten mit weniger als einem Jahr vor sich, im Gegensatz zu Patienten mit 3 bis 4 Jahre bisheriger Aufenthaltsdauer. Einen größeren Mangel sehen Patienten mit weniger als einem Jahr vor sich, D-Stufen-Patienten, Patienten hoher Bildung und Gewaltdelinquenten. Patienten höherer Bildung provozieren möglicherweise dadurch beim Therapeuten einen Umgang mit Schwerpunkt Informationsvermittlung, dass sie mit diesen Patienten auch jemanden vor sich haben, der diese Informationen zu schätzen weiß. Die Patienten sind aber in dieser Hinsicht noch wissbegieriger, während die Therapeuten sich vielleicht eher auf Beziehungsarbeit verlegen. Wie schon einmal angeführt hat bei Patienten kurz vor der Entlassung auch die Informationsvermittlung die Funktion die gewisse Unsicherheit zu kompensieren, die mit dieser neuen Lebensphase verbunden ist. Bei den Patienten, die schon länger in der Forensik untergebracht sind, scheint dagegen nicht mehr die Information die große Rolle zu spielen, da nach so einer langen Zeit es nicht mehr viel Neues zu wissen gibt. Dies könnte auch der Ausdruck eines gewissen Stillstands der Therapie sein. Inwieweit hier wiederum die Deliktarten eine Rolle spielen, ist nicht unmittelbar einsichtig, jedoch sind anscheinend Beziehungstypen nach der Deliktart unterscheidbar.

Den Berater-Therapeuten (interpretativer Stil) bemerken besonders B-Stufen-Patienten, nach § 64 Untergebrachte, Vermögens- und Gewaltverbrecher sowie Patienten mit mehr als einem Jahr vor sich. Besonders Realschulabsolventen und unter 40jährige wünschen sich diesen Stil. Einen größeren Mangel bemerken Hauptschulabsolventen, Patienten ohne Wissen um die weitere Unterbringungsdauer, unter 40jährige und D-Stufen-Patienten. Der Unterschied zwischen 64er und 63er Patienten hinsichtlich dem Berater-Therapeuten, aber im Übrigen auch dem reinen Experten, ergibt sich evtl. durch die räumliche und personelle Trennung dieser verschiedenen Forensik-Typen. Möglicherweise ergeben sich die stärker informativ und interpretativ wahrgenommenen Beziehungen durch ein anderes Arbeitsumfeld für die Therapeuten, die ja im 64er-Bereich vor allem mit Suchtkranken und einem schneller zu durchlaufenden Stufenprogramm zu tun haben. Auch hier zeigt sich wieder der Zusammenhang zwischen der bevorstehenden Entlassung und dem damit verbundenen Suchen nach Zuwendung. Evtl. ist das Hervorstechen des Berater-Therapeuten in Stufe B im Rahmen einer gewissen Annäherung im Laufe eines Beziehungsprozesses zu sehen. Da eine Beraterfunktion auch eine gewisse Einsichtsfähigkeit beim Beratenen erfordert, haben besonders besser gebildete Patienten den Wunsch nach Beratung. Die jüngeren Patienten haben evtl. aufgrund geringerer Lebenserfahrung als ihre älteren Mitpatienten einen besonderen Bedarf an Beratung.

Anhand dieser Daten lassen sich Mutmaßungen über den Verlauf der Beziehungen zwischen Patienten und Therapeuten parallel zum Verlauf des Aufenthalts anstellen. Während zu Beginn die Wahrnehmung von paternalistischer Bevormundung steht kommt es im Verlauf der Zeit zu einer stärkeren Akzeptanz der Autorität der Therapeuten, die aber durch das Neuerfahren von Freiheit in den Entlassungsstufen wieder abnimmt. Gleichzeitig besteht aber in der Schlussphase ein starker Wunsch nach Freundschaft, Information und Beratung, da nach einer langen Zeit in so einem geschützten Setting das ersehnte Draußen auch etwas Bedrohliches an sich hat. Das ganze unterliegt aber auch verschiedenen Einflussgrößen, wie z.B. der Grunderkrankung, wo die Suchtkranken eine besondere Rolle spielen. Hier hat evtl. das relativ kürzere Stufenprogramm einen Einfluss, welches die Gewöhnungsphase nicht so sehr zulässt, sondern das Streben nach Freiheit in den Vordergrund stellt. Es ergeben sich Hinweise für ein nach Deliktarten unterschiedliches Beziehungsverhalten, was kriminalpsychologisch zu erforschen wäre.

Letztlich bleibt das Beziehungsgeschehen eine höchst individuelle Angelegenheit, der von Seiten der Therapeuten auch individuell basierend auf einer gewissen Grundhaltung begegnet werden muss.

5.2.3 Angaben der Therapeuten

Nachdem die Patientensicht der Beziehungsstile dargestellt wurde, sollen nun die Therapeutenangaben diskutiert werden. Die Therapeuten werden nur sehr selten (zwischen 3,8(Fo) und 4,8(Su)% der Fälle) mit einem Wechselwunsch seitens des Patienten konfrontiert und können mit sich also größtenteils zufrieden sein. Nur haben die Patienten in dieser Befragung sehr viel häufiger einen Wechselwunsch angegeben und diesen zumeist mit der Beziehung zu ihrem

Therapeuten begründet. Vielleicht war das Klima für die Patienten zu einschüchternd war, um ihren Wunsch zu äußern oder es beteiligten sich nur die Therapeuten nicht, bei denen ein Wechselwunsch häufiger vorkommt.

Man mag sich in Erinnerung rufen, dass die Therapeuten zu ihren Beziehungsstilen ja zweierlei Angaben machten. Einerseits in einem allgemeinen Teil, andererseits in einem speziellen Teil zu 5 von ihnen ausgewählten Patienten. Vor allem die Unterschiede zwischen diesen zweierlei Angaben birgt interessante Fragen, wobei die Therapeuten ja gebeten wurden Patienten auszuwählen, die bei einer Befragung mitmachen würden und nicht solche zu denen Angaben mit Allgemeingültigkeit gemacht werden könnten. In der weiteren Diskussion unterstellen wir, dass die Auswahl der Therapeuten zumindest zum Teil deren normales Verhältnis widerspiegelt und nicht nur Ausnahmen ausgewählt wurden.

Wie gewohnt beginnen wir mit dem deliberativen Beziehungsstil, in dessen Ausformulierung im Fragebogen, das Wort „Freund" Anwendung fand, gemäß den Formulierungen von Emanuel und Emanuel. Dies rührt an einem Problem der Psychotherapie und der Rolle der Psychotherapeuten. Denn der Therapeut ist auf der einen Seite Autorität und Experte zu intrapsychichen Vorgängen und soll durch rational begründbare Interventionen Veränderungen herbeiführen, auf der anderen Seite ist eine interpersonelle Komponente mit einem natürlichen Verhaltensweisen natürlich nicht zu vernachlässigen und bietet ebenfalls wichtige Beiträge zur Therapie. Daraus folgt ein Spannungsverhältnis zwischen kritisch-rationalen und empathisch-einfühlenden Aspekten, das durch das Überwiegen einer Seite zu einem autoritären Verhalten des Therapeuten als Experten oder zu einer kritiklosen übermäßigen Nähe zum Patienten führt. Beides führt zu keinem Therapieerfolg ([46] S. 64ff). Gerade wenn auch die Freundschaft des Therapeuten durch Patienten gefordert wird, rührt dies an der Abstinenz des Therapeuten, die seit Freud als ethische Grundregel der Psychotherapie bestand hat und im Klartext vom Therapeuten fordert, Bedürfnisse und Wünsche des Patienten im analytischen Prozess nicht zu befriedigen, da diese für die Arbeit notwendig seien ([47] S. 200ff). Die Therapeuten kommen der Abstinenzregel auch nach, indem sie den deliberativen Stil ablehnen, eher nicht praktizieren und nur einen geringen Überschuss beobachten. Diese Angaben korrelieren auch zwischen allgemeinem und speziellem Teil, sodass davon auszugehen ist, dass sich die Therapeuten an ihre Regel halten.

Während beim deliberativen Stil ja keine allzu großen Diskrepanzen zwischen Wunsch und Realität bestanden, so spielen diese beim paternalistischen Stil eine größere Rolle. Prinzipiell wurde dieser Stil von den Therapeuten am stärksten abgelehnt und konsequenterweise wurden eher selten dazu Angaben im positiven Wunschspektrum gemacht. In der Realität folgten die Therapeuten ihrem Wunsch auch und meinten diesen Stil am seltensten zu praktizieren. Trotz dieser Einstellung zeigen sich bei der Untersuchung der Angaben im allgemeinen Teil die größten Diskrepanzen in Richtung

Überschuss bei diesem Stil. Bezieht man nun noch die Angaben des speziellen Teils mit ein, der nicht mit den allgemeinen Angaben korreliert, so zeigt sich, dass in der konkreten Situation der Paternalismus nur etwas mehr erwünscht ist, jedoch die Streuung der Werte geringer ausfällt. Zudem ist im speziellen Teil der Überschuss des Paternalismus nicht mehr der größte, vielmehr sind die Diskrepanzen von den beliebten informativen und interpretativen Stilen größer. Ein definitiver Schluss lässt sich daraus nicht ziehen, jedoch lässt sich festhalten, dass in der konkreten Situation die Therapeuten klarer bezüglich gewünschtem und tatsächlichem Paternalismus sind und dies auch besser umsetzen. Der Wunsch zum Paternalismus scheint aber doch in der konkreten Situation stärker zu sein. Definitive Aussagen würde erst eine größere Stichprobe erbringen und auch darf nicht vergessen werden, dass die Therapeuten ja nicht unbedingt repräsentative Patienten ausgewählt haben. Trotzdem ist der Frage nachzugehen, warum von Patienten wie Therapeuten ein Überschuss an Paternalismus beobachtet wird. Während die Patienten es ja noch auf die Therapeuten schieben könnten, die es eben nicht zuließen, zeigt dieses Ergebnis nun, dass auch die Therapeuten nicht so können, wie sie gerne würden, auch nicht dann, wenn es darum geht dem Patienten mehr zuzugestehen. Einer Lösung dieses Problems nähert man sich möglicherweise an, wenn man sich vor Augen führt, wie die Zielsetzung der Psychotherapie zustande kommt und dies mit dem „ethischen Normalfall" vergleicht. In Letzterem ist zwar der Therapeut der Experte für die Mittel, jedoch nicht für die Ziele der Psychotherapie und der Patient muss sich darauf verlassen können, dass der Therapeut keine anderen Ziele verfolgt, als diejenigen, die zu Beginn der Therapie vereinbart wurden ([10] S. 43.). Im Maßregelvollzug ist erklärtes Therapieziel, dass von einem Patient nach seiner Entlassung keine schwerwiegenden Straftaten mehr zu erwarten sind. Dies stellt eine rechtliche Vorschrift dar, auf die weder Arzt noch Patient Einfluss haben. Im Stufensystem der Suchtpsychiatrie sollen sich die Patienten „schrittweise durch die Therapie hin zu einer eigenverantwortlichen, cleanen Lebensführung" [Stufensystem der Station 19 BK Regensburg] arbeiten. Die Entscheidung zur Therapie treffen hier die Patienten zwar nominell selbst, jedoch stehen auch hier durchaus juristische, soziale und finanzielle Zwänge im Hintergrund ([34] S.83), die aus Sicht der Psychiatrie nur mit Suchtstofffreiheit beantwortet werden können. Insofern besteht für diese Patienten nur die Optionen der Unterordnung unter die Ziele der Suchtpsychiatrie oder die Fortführung einer oftmals miserablen Lebenssituation, die sie nicht weiter wollen können, da diese ihre Kräfte übersteigt.[12] Für die Patienten der beiden Institutionen ergibt sich als Konsequenz also

---

[12] Ich möchte nicht behaupten, dass die Situationen für die Patienten in Forensik und Suchtpsychiatrie absolut vergleichbar sind, jedoch halte ich sie für diesen Schritt der Diskussion für ausreichend ähnlich. Persönlich bin ich zudem der Meinung, dass durch Substanzabhängigkeit in dem abhängigen Menschen eine Unfreiheit entsteht, die dem Kern des Menschdaseins widerspricht und damit seine Autonomie gefährdet. Der Zwang zur Therapie entsteht so gesehen auch aus dem Menschen selbst.

entweder die Anpassung an die Therapieziele der Klinik und damit die Entlassung bzw. ein drogenfreies, sozial integriertes Leben oder aber das Fortbestehen von Unfreiheit, im Sinne einer gefängnisartigen Unterbringung oder des Lebens eines Suchtstoffabhängigen. Im Übrigen beinhalten die Therapiepläne beider Kliniken die Entlassung in ein selbst bestimmtes Leben mit eigener Wohnung und Arbeit, wobei anzumerken ist, dass selbst die Autonomie an sich nicht prinzipiell als Therapieziel angenommen werden darf, da Patienten, die dies nicht wollen, damit in ihrem Selbstbestimmungsrecht beschnitten werden ([10] S. 44.). Doch zurück zu einer möglichen Erklärung, warum selbst Therapeuten paternalistischer handeln, als sie wünschen. In einem Setting in dem die Ziele der Therapie von außen vorgegeben sind, können sich möglicherweise nicht nur die Patienten nicht mit diesen identifizieren, sondern auch die Therapeuten sehen, dass die gemachten Vorgaben für machen Patienten nicht sinnvoll sind, aber dennoch durchgesetzt werden müssen.[13] In so einer Situation wird von Seiten des Therapeuten mehr Paternalismus zum Einsatz kommen, als er sich es für die Beziehung zu diesem Patienten wünschen würde. Der Überschuss an Paternalismus entsteht also aus einem ethischen Konflikt zwischen den moralischen Vorstellungen der Therapeuten und ihren Verpflichtungen gegenüber der Allgemeinheit. Hält man diese Dynamik für zutreffend wäre in weiteren Untersuchungen zu kläre, ob Therapeuten außerhalb der hier behandelten Einrichtungen, die zum Wohle des Patienten Zwang einsetzen, auch einen Überschuss an Paternalismus sehen. Hierbei ergibt sich ein methodisches Problem im Bezug auf den Zwang in der Therapie, der nicht so einfach zu erfassen ist und stark von dem einzelnen Patienten abhängt. [48] Auch vernachlässigten wir bisher, inwieweit auch die Dynamik der Beziehung einen Einfluss auf das Ausmaß des Paternalismus hat, denn es ist nicht davon auszugehen, dass alleine der Therapeut die Beziehung gestaltet, vielmehr ereignet sich Psychotherapie erst im Mit- und Gegeneinander von Patient und Therapeut. Der Überschuss an Paternalismus entsteht also durch die Auseinandersetzung zweier Individuen miteinander und mit ihrem Umfeld. Kritisch sei auch noch angemerkt, dass der Begriff Paternalismus in dieser Untersuchung teilweise unscharf zur Anwendung kommt. Paternalistisches Handeln im eigentlichen Sinne geschieht immer zum Wohle des Patienten ([49] S. 448). Die Ansichten darüber, was denn zum Wohle des Patienten sei, sind aber in unserer Situation nicht nur von den betrachteten Individuen abhängig, sondern sind maßgeblich durch den zusätzlichen Auftrag der Sicherung fremdbestimmt. Aus Sicht des Patienten macht dies keinen Unterschied, jedoch aus Sicht des Therapeuten sehr wohl.

---

[13] Ein persönliches Erlebnis aus einer Methadonambulanz verdeutlicht was damit gemeint ist. Dort lernte ich als Student einen in der Kindheit multipel und auf das Grausamste traumatisierten Patienten kennen. In der Nachbesprechung mit der dortigen Psychiaterin, konnte ich mich vorbehaltlos ihrer Meinung anschließen, eine dauerhafte Substitution sei bei diesem Patienten sinnvoll, da er nur durch die damit verbundene leichte psychische Dämpfung sein Leben überhaupt ertragen könne.

Kommen wir vom paternalistischen zu dem ihm entgegengesetzten Beziehungsstil, dem informativen. Dieser wird sehr stark praktiziert, wobei die Praktizierung wohl noch stärker ausfällt als von den Therapeuten allgemein angenommen. Ebenso wird er sehr stark gewünscht und praktisch in keinem Fall wünschen sich die Therapeuten nicht als Experte aufzutreten. Hervorzuheben ist, dass je mehr informativen Stil sich die Therapeuten wünschen, desto weniger wünschen sie sich Paternalismus. Gehen wir weiterhin davon aus, dass der Paternalismus den Therapeuten aufgedrängt ist, so ist es nur folgerichtig, dass sich in der Realität nicht so eine negative Korrelation zwischen informativen und paternalistischen Stil ergibt, denn trotz überschüssigem Paternalismus bemühen sich die Therapeuten um eine Informationsvermittlung. Die gelingt ihnen jedoch nicht im erwünschten Maße, weshalb ein Mangel zu beobachten ist. Im speziellen Teil sind im Übrigen ähnlich hohe Diskrepanzbeträge zu beobachten wie beim Paternalismus, was ein Hinweis darauf sein kann, dass sich Paternalismus und ein Wirken als Experte entgegenstehen. Möglicherweise nimmt die paternalistische Durchsetzung von Zielen so viel Raum ein, dass ein Auftreten als Experte dadurch unterminiert wird, was durch die Analyse deutlich mehr Therapeutenangaben zu einzelnen Therapiebeziehungen zu klären wäre. In diesem Zusammenhang wäre noch zu untersuchen inwieweit die therapeutische Zielsetzung fremdbestimmt ist oder eigenen moralischen Einstellungen folgt.

Die Einstellungen zum interpretativen Beziehungsstil schließlich sind denen zum informativen statistisch nachgewiesen sehr ähnlich. Ein Unterschied ist jedoch, dass in der Praxis die allgemeinen Angaben mit den speziellen übereinstimmen, während sich die Therapeuten in den Einzelsituationen wohl doch etwas weniger Beraterfunktion wünschen. Bedenkt man, dass dieser Stil insgesamt der beliebteste und am häufigsten praktizierte ist, so findet sich hier vielleicht der Ausweg des Therapeuten aus seinem ethischen Dilemma der fremden Ziele. Die Beraterfunktion zielt auf ein besseres Selbstverständnis des Patienten zur erleichterten Entscheidungsfindung und wenn auch die großen Ziele vorgegeben sind, so sind viele kleine Entscheidungen zu treffen, die sozusagen maßgeschneidert sind, wie z.B. die Jobsuche usw. Ein Lebensverlauf ist eben nicht nur auf Straftat- und/oder Suchtfreiheit zuzuspitzen. Zudem kommt die Beschreibung des interpretativen Stils als Berater, der versucht zu besserem Selbstverständnis zu verhelfen, von allen vier Stilbeschreibungen dem am nächsten wie man den Beruf des Psychotherapeuten vor allem in einer psychoanalytischen Tradition umschreiben könnte (vgl. [46] S. 53). Den interpretativen Stil kann man also zweifach betrachten. Einerseits als Konfliktlösung des Spannungsfelds zwischen individuellem Therapieethos und Sicherungspflicht aber vor allem andererseits als

Stellenbeschreibung von Psychotherapeuten. Inwieweit letzteres zutrifft könnte ein Vergleich des Beziehungsverhaltens zwischen Psychiatern und anderen Ärzten erbringen.

Zusammenfassend gesprochen können für die Ergebnisse der vorliegenden Untersuchung das bekannte medizinethische Spannungsfeld [50] zwischen den Ansprüchen des Einzelnen gegenüber den Ansprüchen der Vielen argumentativ herangezogen werden. Inwieweit diese Überlegungen über das Spekulative hinausgehen wäre in weiteren gezielten Befragungen zu klären.

5.2.4 Direkt verglichene Angaben

Wurden bisher die Angaben von Therapeuten und Patienten einzeln betrachtet so wird nun vor allem diskutiert wie und worin sich die Einschätzungen unserer Probanden unterscheiden.

Den Anfang macht wieder der deliberative Beziehungsstil. Diesen nehmen die Patienten prinzipiell stärker wahr, aber sie wünschen ihn sich auch deutlich stärker. Interessanterweise stimmen die Situationseinschätzung und Wunschangaben der unterschiedlichen Probandengruppen nie überein. Auch sehen die Patienten weniger Unterschiede zwischen Wunsch und Realität als die Therapeuten dies tun. Rekapituliert man die obige Diskussion ist es zunächst nicht verwunderlich, dass sich die Patienten den Freund stärker wünschen als die
Patienten, erstaunlich bleibt es jedoch, dass sie die Freundschaft auch stärker wahrnehmen als die Therapeuten. Hier kommt möglicherweise ein gut untersuchtes psychologisches Phänomen zu tragen, nämlich ein selektiver Wahrnehmungseffekt (vgl. [51] S.50ff., [52] S. 281ff. und [53]) Die Patienten nehmen möglicherweise in der Beziehung zu ihrem Therapeuten lieber das wahr, was sie sich wünschen und erinnern sich dann bei der Befragung auch eher an das von ihnen Gewünschte. Gleichzeitig schätzen sie möglicherweise aufgrund desselben Effekts Beziehungshandlungen von Seiten des Therapeuten auch eher als freundschaftlich ein, während die therapeutische Intention dahinter eher Beziehungspflege ist. Die Therapeuten unterscheiden wahrscheinlich tendenziell besser zwischen diesen verschiedenen Ebenen, da sie aufgrund ihrer Ausbildung gewohnt sind über die Metaebene zu reflektieren. Die Therapeuten haben also besser gelernt zwischen Wunsch und Realität zu unterscheiden, als die Patienten dazu in der Lage sind. Auf Seiten der Therapeuten ist der selektive Wahrnehmungseffekt damit vermutlich schwächer ausgeprägt und einer Verzerrung der Daten findet eher von Patientenseite statt. Bezüglich des deliberativen Stils spitzt sich dieser Fehler nochmals zu, da wie oben besprochen die Therapeuten Freundschaft zum Patienten aus professioneller Sicht zum Wohle des Patienten ablehnen.

Vom Paternalismus im Psychotherapieethos gehen wir zum Paternalismus in der vorliegenden Arbeit. Hier differieren die Ergebnisse zwischen Sucht- und forensischer Psychiatrie gewaltig. Während die Maßregelvollzugpatienten den Paternalismus stärker als die Therapeuten einschätzen und sich diesen auch stärker wünschen, nehmen die Suchpsychiatriepatienten weniger Paternalismus wahr als die Therapeuten und wünschen sich diesen auch weniger. Generell schätzen die Patienten aber die Diskrepanzen zwischen Wunsch und Realität geringer ein, als die Therapeuten. Angesichts der wirklich sehr geringen Stichprobe aus dem Maßregelvollzug sind die Ergebnisse der Suchtpsychiatrie aus statistischer Sicht für vertrauenswürdiger zu halten. Berücksichtigt man aber nun das, was sich inhaltlich bei Betrachtung der Gesamtstichproben abgezeichnet hat und vergleicht vor allem die Zahlenwerte – konkret wurden die Mittelwerte zum Paternalismus aus den Ergebnisteilen von Patienten und Therapeuten voneinander abgezogen – so zeichnet sich nochmals ein anderes Bild. Wohl gemerkt ist dieses Anstellen von Vergleichen nach Augenschein statistisch nicht valide, jedoch ist es dazu geeignet skeptisch zu bleiben. Tabelle 81 zeigt einen vergleichenden Überblick über die Ergebnisse der Testung und den augenscheinlich gemachten Beobachtungen.

	Forensik direkt verglichen	Forensik augenscheinlich	Suchtpsych. direkt verglichen	Suchtpsych. augenscheinlich
Realität	↑	↑	↓	↓
Wunsch	↑	↓	↓	→(allg.)↑(spez.)
Diskrep.	↓	↑	↓	↓(allg.)→ (spez.)

Tabelle 81 Vergleich der direkt verglichenen und der nach Augenschein ermittelten Diskrepanzen zwischen Patienten und Therapeutenangaben. ↑ bedeutet die Patienten nehmen mehr wahr/ wünschen mehr/ sehen größere Diskrepanzen als die Therapeuten, ↓ bedeutet die Patienten empfinden entsprechend weniger, → die Patienten empfinden entsprechend gleich

Gehen wir nun also einmal von der Richtigkeit der Daten aus, so sehen Forensik-Patienten in der Realität mehr Paternalismus als ihre Therapeuten, was auf eine mangelnde Sensibilität der Therapeuten bezüglich der (Gefängnis-)Situation ihrer Patienten einerseits oder eine Aggravationstendenz der Patienten andererseits hindeuten könnte. Dahingegen nehmen die Suchtpsychiatriepatienten weniger Paternalismus als ihre Therapeuten wahr, was einer Überschätzung der Situation durch die Therapeuten oder einer Indolenz der Patienten ggü. ihrer Unterbringungssituation gleichkommt. So oder so liegen den Unterschieden Fehleinschätzungen zugrunde, die einen Wunder nehmen, inwieweit in der Therapeuten-Patienten-Beziehung die Unterbringungssituation zum Thema gemacht wird. Möglicherweise spielen aber auch hier wieder selektive Wahrnehmungseffekte eine Rolle, die zumindest erklären könnten, warum es überhaupt dazukommt, dass sich Patienten mehr Paternalismus wünschen als die Therapeuten. Bisher gingen wir davon aus, dass ein mehr an Fremdbestimmung durch den Therapeuten vor allem bei dependenten Persönlichkeiten vorfinden würden, doch würden solche Ergebnisse wie unsere auf etwas anderes hindeuten. Hier sei jedoch kritisch angemerkt, dass die Psychopathologie einer dependenten Persönlichkeit nicht unbedingt als Akt der Selbstaufgabe gesehen werden muss, sondern je nach kulturellem Hintergrund auch ein Akt der Individualität sein kann [54]. Insofern ergibt sich für diese Fragestellung eine ganze Reihe von weiteren Forschungsansätzen. So wurden kulturelle Hintergründe bei dieser Arbeit bisher ausgeblendet und der nicht unerhebliche Anteil an Russlanddeutschen in der Studienpopulation nicht separat betrachtet, da dieses Merkmal nicht erhoben wurde. Die unterschiedlichen Diskrepanzwerte lassen sich auch unterschiedlich erklären. Während ein größerer Unterschied zwischen Wunsch und Realität aus Patientensicht noch intuitiv durch die Rahmendbedingungen erklärt ist, so kann eine kleinere Diskrepanz zweierlei bedeuten. Einerseits beeinflussen die Patienten die Beziehung doch stärker als angenommen und sind so in der Lage, die Realität ihren Wünschen anzupassen, andererseits kommt möglicherweise wiederum der selektive Wahrnehmungseffekt seitens der Patienten zu tragen, die eben die Angaben zur und Wahrnehmung der Realität ihren Wünschen angleichen.

Verkomplizierende Abweichungen zwischen den zwei Stichproben ergeben sich beim informativen Beziehungsstil nicht. Die Patienten nehmen diesen Stil weniger wahr als die Therapeuten, wünschen ihn weniger und sehen auch weniger Diskrepanzen zwischen Wunsch und Realität. Dass aus Patientensicht die Realität dem Wunsch gleichsinnig läuft und sich weniger Unterschiede ergeben wurde nun schon ausführlich erörtert und stützt also die (untersuchenswerte) Thesen des selektiven Wahrnehmungseffekts und der stärkeren Differenzierungsfähigkeiten der Therapeuten. Warum aber spielt der Therapeut als Experte für die Patienten keine so große Rolle? Möglicherweise spielt hier die Problematik herein, die Karl Jaspers als Arten des Widerstands gegen Psychotherapie beschreibt. Demnach wohnen jedem Menschen eine Abneigung gegen Psychotherapie (und gegen jede ärztliche Behandlung) inne, da er sich in aller erster Linie selbst helfen wolle und vermeiden wolle durch Psychotherapie sein Selbstsein in die Abhängigkeit eines anderen zu begeben ([55] S. 669ff.). Eine Informationsvermittlung über seine Krankheit und deren Behandlung und die Anerkennung der Autorität des Therapeuten in diesen Belangen, setzt aber ein Einverständnis in die Therapie voraus, die nicht unbedingt gegeben ist.

Schließlich ist noch die Rolle des Therapeuten als Berater zu diskutieren, wobei die Verwandtschaft zum informativen Stil bestehen bleibt. Die Patienten sehen diesen Stil weniger verwirklicht, wünschen ihn weniger und sehen weniger Diskrepanzen zwischen Wunsch und Realität als die Therapeuten. Argumentativ ist bereits Gesagtem wenig hinzuzufügen und so soll das folgende auch von Jaspers verwendete Nietzsche-Zitat zur Auflockerung und Verdeutlichung gleichermaßen sorgen:

„Wer einem Kranken seine Ratschläge gibt erwirbt sich ein Gefühl von Überlegenheit über ihn, sei es, dass sie angenommen oder dass sie verworfen werden. Deshalb hassen reizbare und stolze Kranke die Ratgeber noch mehr als die Krankheit." [56] S.240

5.3 Freiheit

Nach der Interpretation des Modells nach Emanuel und Emanuel wenden wir uns nun der ersten inhaltlichen Zusammenfassung verschiedener Items zu, die aufgrund der Vielschichtigkeit des Begriffs Freiheit darin verortet werden können.

„Freiheit" als philosophischer Begriff hat eine lange Tradition, die bis in die Antike zurückreicht [2] und es sei lediglich auf einzelne Aspekte hingewiesen. So ist äußere von innerer Freiheit abzugrenzen, bzw. Handlungs- von Willensfreiheit. Zudem ist negative (frei von) von positiver (frei zu) Freiheit zu unterscheiden ([57] S. 1ff.). Die Handlungsfreiheit ist vor allem von äußeren Umständen abhängig und ist dann eingeschränkt, wenn man nicht tun kann, was man will. Diese Einschränkung dürften die geschlossen untergebrachten Patienten aus ihrem täglichen Alltag kennen. Bei Willensfreiheit, die auch mit „Entscheidungsfreiheit" oder „Wahlfreiheit" umschrieben werden kann, geht es eher um Prozesse die am Ende des Willenbildungsprozesses stehen ([57] S. 3 ff.). Da es sich bei diesem Prozesshaften um einen inneren und damit schwerzugänglichen Vorgang handelt, ist es schwierig zu bestimmen wann die Willensfreiheit eingeschränkt ist. Nach Jaspers kann gutachterlich die scharfe Abgrenzung der freien Willensbestimmung nur als praktische Wissenschaft über empirische Tatbestände erfolgen nicht aufgrund fachlichen Wissens ([55] S. 664) Dass so eine Einschränkung zumindest temporär vorlag, ist aber die Voraussetzung für die Unterbringung im Maßregelvollzug.

5.3.1 Patientenangaben zum Themenkomplex „Freiheit" sowie zu den Themen Schweigepflicht, Lügen und Abhängigkeit.

Aus Gründen der Übersichtlichkeit sollen zunächst die Items des Themenkomplex „Freiheit" behandelt werden bevor wir uns den Themen Schweigepflicht, Lügen und Abhängigkeit zuwenden. Die Angaben unserer beiden Populationen sind zu einem größeren Teil nicht gleich, auch wenn sich in machen Fällen nur ein Trend verstärkt. Dies kann ein grundsätzlicher Unterschied zwischen forensischer und nicht-forensischer Psychiatrie sein, nicht zuletzt da auch innerhalb der Forensikpopulation bei diesem Thema nicht nach den Merkmalen „Rechtsgrundlage" und „Erkrankung" unterschieden werden kann. Halten wir zunächst fest, dass sich beide Patientenstichproben darin gleichen, dass sie sich eher weniger Freiheiten gegen den Willen des Teams nehmen, dass ca. der Hälfte der Patienten zum Selbstschutz Freiheiten vorenthalten werden, dass sie eher nicht lügen, um in Freiheit zu gelangen und dass Entscheidungen zu freiheitsbeschränkenden Maßnahmen einigermaßen gut nachvollziehbar sind. Paternalistische Begründungen im eigentlichen Sinne zum Freiheitsentzug finden also bei ca. der Hälfte der Patienten Anwendung, womit jedoch nicht geklärt ist, inwieweit generell und wenn mit welcher Begründungen Freiheiten beschnitten werden. Für einen großen Teil der Patienten sind die freiheitsbeschränkenden Maßnahmen jedoch gut nachvollziehbar, wobei nicht vergessen werden darf, dass 12 bis 20 % der Patienten hierbei die Einschicht fehlt. Doch wie auch immer die Bewertung durch die Patienten aussieht, offenen Widerstand und Lügen sehen die Patienten nicht bewusst als Mittel des „Freiheitskampfes" an. Wie wir jedoch durch die Bewertung der Therapeuten zumindest des Lügens gesehen haben, sind diese Einschätzungen nicht unbedingt glaubhaft. Nicht unbedingt weil den Patienten Eitelkeit hinsichtlich der Beantwortung der Fragen zu unterstellen ist (das hofften wir durch die Anonymisierung ausgeschaltet zu haben), sondern weil ihre Selbstwahrnehmung hinsichtlich dieses Verhaltens auch krankheitsbedingt gestört sein mag. So findet sich bei antisozial Persönlichkeitsgestörten, bei denen fast immer auch delinquentes Verhalten zu beobachten ist, auch sehr oft pathologisches Lügen. [58]

Zur Vollständigkeit sollten noch die signifikanten Unterschiede zwischen den Untergruppen der Merkmale miteinbezogen werden. Patienten in Lockerungsstufe 0, also während einer Gewöhnungsphase ohne große Freiheiten, nehmen sich verstärkt Freiheiten, die ihnen nicht zugestanden wurden, vermutlich eben weil sie nicht viel Freiheiten genießen und das Gefühl haben sich so welche beschaffen zu müssen. Für die Interpretation der Unterschiede beim Merkmal „Delikt" fehlt ein allgemeines Konzept, dass die in dieser Arbeit zuhauf gefundenen Unterschiede erklären würde, während an Persönlichkeitsklassifikationen für einzelne Delikte kein Mangel herrscht.

Betrachten wir nun die Items bei denen sich die beiden Populationen unterscheiden. Während die Forensik-Patienten es ablehnen Freiheitsverluste wegen Regelverstöße hinzunehmen, finden dies Suchtpsychiatriepatienten zumeist richtig. Der Umgang mit Rückschlägen beim Stufenplan berührt die innere Haltung zum Umgang mit eigenen Fehlern. So kann man entweder das eigene Irren eingestehen und daraus für die Zukunft lernen, oder man wehrt die Verantwortung ab und gibt anderen die Schuld für die Situation. Die Zuordenbarkeit einer Tat, und damit auch derer Konsequenzen, zu einer Person ist als Verantwortlichkeit die Voraussetzung für die Haftung für eine Tat. Der Mangel an Verantwortlichkeit stellt bei den Maßregelvollzugspatienten nun aber den Grund für ihre Unterbringung dar. Ist also die Ablehnung der Verantwortlichkeit durch die Forensik-Patienten nun einfach konsequent, da sie ihr Problem einfach anerkennen und sozusagen in den zu bestrafenden Situationen nicht anders konnten, oder suchen sich diese Patienten diese Rolle einfach aus, um Bestrafungen zu entgehen, was gemeinhin als unreif angesehen würde? Oder kurz und prägnant: „Bad or mad?" Dies zu unterscheiden und dementsprechend zu entscheiden ist wohl die tägliche Herausforderung für die forensischen Therapeuten, während die Suchtpsychiatrietherapeuten wohl mit einer höheren Anerkennung ihres Tuns rechnen dürfen.

Für die Population der Forensikpatienten sind an dieser Stelle noch die signifikanten Unterschiede zwischen den Untergruppen der Merkmale zu behandeln. So sehen Patienten, die vorher bereits im Maßregelvollzug waren, Bestrafungen eher ein, als solche die es nicht waren, was auf einen gewissen erzieherischen Effekt der Forensik hinweisen mag und das beständige Einüben von Tat und Konsequenz das Gefühl der Verantwortlichkeit zu stärken in der Lage sein könnte. Der Umstand, dass Patienten ohne Wissen um die weitere Unterbringungsdauer, die Einsicht für Strafen eher fehlt, als solchen, die wissen wie lange sie noch untergebracht sein werden, wobei der Zeitraum von einem Jahr wohl die Stimmungsscheide darstellt, erklärt sich vielleicht dadurch, dass für Patienten, die nicht wissen, wie lange sie eine Situation noch zu erdulden haben, eine Strafe umso schlimmer und ungerechter wirken wird. Die Bestrafung von Sisyphos, um einmal ein literarisches Beispiel zu wählen, erfährt ihre absolute Verschärfung ja auch dadurch, dass sie in Ewigkeit andauert.

Als weiterer und anderer Aspekt ist Freiheitsgewinn als einzige Therapiemotivation für Maßregelvollzugspatienten eher nicht ausschlaggebend, wobei sich bei den Suchtpsychiatriepatienten diese Tendenz deutlich verstärkt. Dieses Ergebnis ist für sich stehend überraschend und wirft einige Fragen auf, vor allem da unfreiwillige Einweisungen sogar zu einer Verbesserung der Therapiemotivation führen [59]. Wenn also nicht der Freiheitsgewinn bei unfreiwilligen Einweisungen die Therapiemotivation begründet, so müssen innere Gründe, womöglich auch der Gewinn innerer Freiheit, verantwortlich sein. Betrachtungen dazu müssen aber spekulativ bleiben und bedürfen einer weiteren Erforschung.

Schließlich als letzter Aspekt ist für Forensikpatienten klar, dass zu viel Einfluss auf ihren Tagesablauf genommen wird, während Suchtpsychiatriepatienten hierbei eher geteilter Meinung sind. Dies mag in anderen organisatorischen Strukturen begründet sein, denn im Maßregelvollzug als eigenständiger Klinik muss eine Vielzahl eigener Therapieangebote koordiniert werden, was eine verlässliche Strukturierung verlangt, während in der Suchtpsychiatrie, vor allem das Personal der einen Station die Angebote begleitet und damit zeitlich flexibler ist.

Die oben behandelten Items greifen wohl zu kurz, um daraus eine Variable „Freiheit" zu bilden, was angesichts der Komplexität der Materie eigentlich nicht verwundert. Dennoch mag es für unsere Diskussion hilfreich sein angesichts dieser pragmatischen Vereinfachung für eine weitere Untersuchung, mit einem solideren geistigen Unterbau, zumindest Trends aufzuzeigen. So fühlen sich Patienten mit Abitur oder mittlerer Reife, BtmG-Delinquenten und Patienten ohne Wissen um die weitere Unterbringungsdauer weniger frei als andere Patienten ihrer Gruppe. Da die Wahrnehmung von Freiheit auch erst in der Reflexion geschehen kann (vgl. [2] S.3), ist es nicht verwunderlich, dass besser gebildete Patienten durch ihr besseres Reflexionsvermögen die Einschränkungen auch stärker wahrnehmen. Wenn das Ende der Freiheitseinschränkung nicht in Sicht ist, so erscheint es offensichtlich plausibel, dass die Unfreiheit als stärker empfunden wird. Die Unterscheidung anhand der Straftaten entzieht sich mir einer unmittelbar einsehbaren Begründung, doch sei, zusammenfassend, im Sinne eines allgemeinen Konzept, darauf hingewiesen, dass BtmG-Delinquenten häufiger um Rat fragen, sich weniger frei fühlen, sich gleichzeitig weniger Freiheiten nehmen und Bestrafungen besser tolerieren. Handelt es sich hierbei um Musterpatienten, die sich aber aufgrund ihrer Angepasstheit unfreier fühlen?

Fahren wir nun mit dem Thema Abhängigkeit fort, so ist zunächst Kritik zu üben. Lediglich danach zu fragen, ob der Therapeut möglichst oft um Rat gefragt wird, hält als Maßstab für die Abhängigkeit schon etwas genauerem Nachdenken nicht stand. Denn Patienten können aus verschiedenen Motiven heraus ihren Therapeuten um Rat fragen, z.B. einfach um einen Vorwand zu haben dessen Aufmerksamkeit zu erlangen. Erst wenn die betreffenden Patienten auch wirklich alles tun, was sie aktiv beständig erfragt haben, kommt man in den Bereich der Abhängigkeit. Auf der anderen Seite ist das möglichst häufige um Rat fragen schon eine Voraussetzung für die Abhängigkeit, weshalb dessen Fehlen gegen eine Abhängigkeit spräche. Die Suchtpsychiatrie zeigt ein geteiltes Bild mit Extremen auf beiden Seiten, was angesichts des methodischen Fehlers keine sinnvolle Einordnung zulässt. Forensikpatienten dagegen fragen tendenziell häufig um Rat. Beziehen wir die Therapeutenmeinung mit ein, so hat dieses Verhalten eher nichts mit Abhängigkeit zu tun. Wahrscheinlicher besteht Klärungsbedarf bezüglich des Erlaubten im Stufenprogramm, damit wirkungsvoll Bestrafungen entgangen werden kann. Hinweise für große innere Unfreiheit lassen sich also nicht ableiten.

Eine echte Ausnahme bietet uns das Item zum Thema Lügen (Item 37), denn zu lügen verneinen übereinstimmend beide Populationen, wie übrigens auch schon bei Item 23. Die Therapeuten gehen jedoch sehr wohl davon aus belogen zu werden (siehe unten), weshalb der bekannte Hang zum Selbstbetrug psychiatrischer Patienten verantwortlich sein könnte. O'Mahony sieht in diesem Selbstbetrug einen natürlichen Prozess der Verarbeitung psychischer Erkrankung [60]. Moore fand heraus, dass Schizophrene dann verstärkt depressive Symptome zeigen, wenn sie Selbstbetrug vermissen lassen [61]. So gesehen dient Lügen im Bezug auf einen selbst zu einem selbst dem Selbstschutz psychisch Kranker. Wer aber sich selbst belügt, kann auch nicht ehrlich zu anderen sein, sonst würde er ja mitbekommen, dass er sich belügt. Denn *„Wie kann ich wissen, was ich denke, bevor ich höre, was ich sage?"* wie E. M. Foster in „Wiedersehen in Howards End" fragen lässt. Der nächste konsequente Schritt ist, auch darüber zu lügen, dass man lügt, sonst müsste man sich damit auseinandersetzen, worüber man lügt. Diese Argumentation soll lediglich deutlich machen, dass Patienten, wenn sie nicht zum Erreichen äußerer Freiheit lügen, dies möglicherweise wegen einer inneren Unfreiheit tun. Nicht umsonst sieht Renshaw in seiner Klassifikation von Lügnern Patienten mit Psychosen oder organischen Hirnsyndromen als eigene Kategorie vor [62].

Das Thema Schweigepflicht hat sich insgesamt als wenig strittig herausgestellt, denn die Patienten fürchten (zu Recht) eher in Einzelfällen eine Verletzung.

Schließlich ist noch zu behandeln, ob die Patienten durch die Therapie ihren eigenen Willen besser verstehen, was als Teil der Willensfreiheit anzusehen ist, denn so hängt die Freiheit des Willens von der freien Bildung desselbigen ab, was als Prozess zu verstehen ist. Hierbei können innere Zwänge, Süchte, starke Affekte usw. stören (vgl. [57] S. 3. ff.). Das hoch komplexe Thema der Willensfreiheit wird nicht anhand eines Items zu erfassen sein, doch kann es als Indikator dienen. Die Patienten haben mehrheitlich das Gefühl, ihren Willen durch die Therapie besser zu verstehen. Unter den Maßregelvollzugspatienten geben Patienten in Stufe C und solche mit mehr als 4 Jahren Unterbringungsdauer signifikant weniger dieses Gefühl an. Dies zeigt vermutlich, dass diese Art der Selbsterfahrung in ihrem zeitlichen Umfang auch ihre Grenzen hat und eher zu Beginn der Therapie stattfindet. Dennoch kann man wohl mit der Therapie unter diesem Aspekt zufrieden sein. Ich denke sogar man kann dies als Hinweis sehen, dass durch die Therapie die innere Freiheit der Patienten begünstigt wird.

5.3.2 Therapeutenangaben zu den Themen Schweigepflicht, Intuition, Lügen und Abhängigkeit

Wenden wir uns nun also wieder den Therapeuten zu so sind hier lediglich drei Themen zu behandeln. Wir beginnen mit der Schweigepflicht, deren Verletzung zum Wohle des Patienten die Therapeuten nicht richtig finden, sich jedoch sehr wohl Situationen vorstellen können, in denen eine Verletzung zum Wohle des Patienten gewesen wäre. Tatsächlich verletzt haben die Schweigepflicht relativ viele Therapeuten (Fo 45,5%, Su 75%), was aber nicht zum Schaden der Patienten geschehen sei. Im Übrigen haben nicht nur Therapeuten die Schweigepflicht verletzt die meinten, dies könnte zum Wohle des Patienten sein. Ist bei diesen Therapeuten von einer Verletzung des auch für sie gültigen Grundsatzes des Nichtschadens auszugehen? [10] Zunächst ist eine Schweigepflichtverpflichtung nicht nur entweder zum Schaden oder zum Nutzen des Patienten einzuschätzen, vielmehr ist ein Kontinuum vorzustellen, in dem jede Tat zu verorten wäre, wobei Voraussagen bekanntermaßen schwierig sind. Demzufolge ist einem Therapeuten, der sich nicht vorstellen kann, Schweigepflichtverletzung sei zum Wohle des Patienten, nicht gleich böse Absicht zu unterstellen. Gehen wir angesichts der Häufigkeit nicht von einer Unachtsamkeit aus, so bleibt die Frage nach den Motiven und Umständen dieser Vertrauensbrüche.

Behandeln wir nun, inwieweit Intuition bei Lockerungsentscheidungen eine Rolle spielt, so kann dies auch als Gegenpart zur Nachvollziehbarkeit von Bestrafungen gesehen werden. Prinzipiell lassen sich die Therapeuten eher nicht von ihrer Intuition leiten, wobei einzelne Therapeuten angeben, dies geschehe ziemlich oft. Insbesondere bei den Suchtpsychiatrietherapeuten lässt sich dieser Hang zur Intuition sehen. Hinter dieser Frage stehen auch Befürchtungen, die Therapeuten könnten ihre Machtposition willkürlich ausüben. Diese Gefahr ist wohl eher nicht gegeben, denn es ist wohl wahrscheinlicher anzunehmen, hinter der schon zur Anwendung kommenden Intuition stecke etwas anderes als Willkür. Beim Umgang mit zahlreichen Patienten bildet sich auch eine Erfahrung heraus, die nicht unbedingt rational zu fassen ist und die der Therapeut auch eher als Intuition erlebt. Nach Dörner spielen dabei gute und schlechte Erfahrungen in ähnlichen Situationen eine Rolle[14]. Entwickelt man sein Handeln aus Erfahrung, einer Grundhaltung und Beziehung heraus so setzt man sich nicht so stark Entscheidungsdilemmas aus, die nicht mehr begründet oder nur durch Anwendung äußerer ethischer Prinzipien gelöst werden können (vgl. [16] S. 86ff.). Nehmen wir an, die Intuition der Therapeuten entspräche der Dörnerschen Mischung aus Erfahrung, Grundhaltung und Beziehungsführung, so wäre dies durchaus als positiv zu werten, wobei diese These in einer weiteren Untersuchung zu überprüfen wäre. Dass Intuition im psychiatrischen Alltag eine Rolle spielt, ist unbestritten. So zeigte Srivastava auf, dass sich Psychiater in ihrer Diagnosefindung stark von ihrer Intuition leiten lassen und dies aber anderen Methoden nicht unterlegen sei [63]. Dennoch fordert er eine stärkere Diskussion unter den Psychiatern über dieses Thema. Neben dem wäre noch Verortung der Intuition in der klinischen Erfahrung der Psychiater zu untersuchen.

---

[14] Ein Psychiater berichtete mir im persönlichen Gespräch, dass er sich im Umgang mit Patienten auch davon leiten lasse, ob ihm diese leid täten oder nicht. Sei dies der Fall, so habe der Patient eine Depression, welche für sein Handeln mitverantwortlich zu machen sei.

Entgegen der Einschätzung der Patienten zu sich selbst gehen die Therapeuten sehr wohl davon aus belogen zu werden. Die Maßregelvollzugstherapeuten gehen bei 65,4% ihrer Patienten davon aus, wobei sie glauben eher selten als häufig belogen zu werden. Die Suchttherapeuten glauben von 81% ihrer Patienten belogen zu werden und dies häufig. Als Gründe hierfür wird zumeist die Persönlichkeitsstruktur angegeben. Dies und auch die im Freitext geäußerten Bemerkungen würden sich mit der oben geäußerten These decken, das Lügen erfülle bei den Patienten auch die Funktion des Selbstschutzes. Ausdrücklich soll erwähnt werden, dass der Glaube durch Lügen schneller wieder in Freiheit zu gelangen keine Rolle zu spielen scheint.

Das Thema Abhängigkeit fördert aus Therapeutensicht nichts Bahnbrechendes zutage, denn generell schätzen die Therapeuten ihre Patienten nicht so ein, als würden sie sich von ihnen abhängig machen. Einen Hinweis auf große innere Unfreiheit finden wir also nicht.

5.3.3 Direkt verglichene Angaben

Wir beginnen auch hier wieder mit dem Thema Schweigepflicht. Auffällig erscheint hier nur, dass die Patienten ihren Therapeuten viel weniger die Verletzung der Schweigepflicht unterstellen, als die Therapeuten glauben sie täten dies. Bei vier tatsächlichen Verletzungen der Schweigepflicht gab nur einmal ein Betroffener dies an. Allgemein gesprochen scheinen Schweigepflichtverletzungen Patienten keine Sorgen zu bereiten, ungeachtet des mit psychischen Erkrankungen verbundenen Stigmas.

Zum Thema Lügen wurde auch schon allerhand erörtert und wir wollen uns nun auf einen Vergleich der Einschätzungen des gegenseitigen Verhaltens konzentrieren. Grundsätzlich schätzen sich die Patienten als ehrlicher ein, als die Therapeuten dies tun. Die Therapeuten schätzen ihre Patienten selten dann als ehrlich ein, wenn die Patienten sie belügen. Auf der anderen Seite glauben sie viel öfter belogen zu werden, ohne dass Patienten dies auch angeben. Wie vertrauenswürdig die Patientenangaben gerade im Hinblick auf Selbstbetrug bei diesen sind, wurde bereits erörtert, sodass die Schlussfolgerung die Therapeuten seien zu misstrauisch nicht unbedingt zutreffend ist. Es stellt sich nun vor allem die Frage, inwieweit dieses Klima des Misstrauens die Patienten-Therapeuten-Beziehung beeinflusst. Es ist vorstellbar, dass unter solchen Voraussetzungen Lockerungsentscheidungen eher nicht gewährt werden, obwohl der Patient den Anforderungen der wieder erworbenen Freiheiten gerecht würde. Diese Überlegungen sind als Anregung für das therapeutische Arbeit zu verstehen, die Problematik des Lügens und des daraus resultierenden

Misstrauens zu thematisieren, um ggf. zu einer tragfähigeren gemeinsamen Beziehung zu kommen, zum Wohle der Patientenautonomie.

Schließlich sei noch die Problematik der Abhängigkeit besprochen wobei die Kritik der Methodik bestand hat. Nun stellen wir fest, im Maßregelvollzug schätzen die Therapeuten das Ausmaß der Abhängigkeit stärker ein, als die Patienten ihre Therapeuten um Rat fragen und in der Suchtpsychiatrie gibt es Fälle, in denen dies auch der Fall ist und solche, in denen die Patienten die Therapeuten häufiger um Rat fragen als die Therapeuten sie als abhängig einstufen. Letztere Fälle beschreiben schlichtweg die Situation der Beratung nicht abhängiger Patienten. Gehen wir von eine korrekten Einschätzung der Therapeuten aus, so sind erstere Fälle schwieriger zu erklären, gingen wir doch davon aus, die Ratsuche sei Voraussetzung für Abhängigkeit. Wahrscheinlich ist dies dem methodischen Fehler geschuldet.

5.4 Angaben zu den Themen Informiertes Einverständnis, Medikamentenaufklärung und Zeit

Wenden wir uns nun dem großen Thema des Informierten Einverständnisses zu, so erhält dies eine besondere Bedeutung, da es als notwendig für eine gute Therapeuten-Patienten-Beziehung angesehen wird [64]. Zudem ergeben sich wichtig Unterschiede für den Bereich der Psychiatrie durch den Gegenstand der Therapie, der Psyche und damit dem Menschsein selbst. Nun kann kein eindeutiger Entwurf des Menschsein gelingen und die vorhanden Konzepte erfassen nur Einzelaspekte der Betrachtung ([55] S. 635 ff.) Zum Einen geht ein Teil dieser Konzepte von der Existenz des Unbewussten aus, was die ethischen Prinzipien der Autonomie unterminiert, zum Anderen berührt eine Aufklärung zur Psychotherapie auch die dahinter stehende Theorie zum Seelenleben [65]. So ist fraglich ob eine Einwilligung zur Psychotherapie im herkömmlichen Sinne überhaupt möglich ist, nicht zuletzt da der Ursprung dieser Einwilligung auch Zielort des Eingreifens ist. In Frankreich behilft man sich mit dem Konzept der Anfrage („demande") von Patientenseite, welche eine Einwilligung implizieren würde ([65] S. 77.). Davon kann in unserer Situation nun aber nicht ausgegangen werden, da ja bei der geschlossenen Unterbringung die Behandlung zumeist auch unfreiwillig erfolgt. Über die grundsätzlichen Überlegungen zur Psychotherapie hinaus wird zu überlegen sein, ob überhaupt von Einverständnis geredet werden kann.

Wenn wir uns nun der Diskussion der Daten nähern, so beginnen wir mit der Aufklärung über Erkrankung und Behandlungsmaßnahmen. Während in der Suchtpsychiatrie die Aufklärung über die Erkrankung, später noch besser als zu Beginn, und über die notwendige Behandlung durchwegs als gut bewertet wurde, fand im Maßregelvollzug erst später eine gute Aufklärung über die Erkrankung statt während ansonsten die Aufklärung relativ schlecht angesehen wurde. In der Verbesserung der Aufklärung über die Erkrankung über die Zeit, kommt vermutlich das Prozesshafte, das die Psychotherapie auszeichnet, zum Tragen. Darunter ist gleich mehreres zu verstehen. Mit der Information über die Psychotherapie ist auch Wissen über das Konzept der jeweiligen Therapierichtung zum Seelenleben verbunden, was nicht kurz und prägnant vermittelt werden kann. Zudem löst Information über innerseelische Vorgänge beabsichtigt auch Reaktionen hervor, die sich in der Therapie zunutze gemacht werden ([65] S. 81ff.). So kann also nicht von einer Aufklärung zu einem bestimmten Zeitpunkt ausgegangen werden, sondern von einem Prozess, der Zeit braucht [64]. Für die Aufklärung über die Behandlungsmethoden gilt folgerichtig, dass Aufklärung darüber auch schon Therapie bedeutet, sodass eine vollkommene Aufklärung am Ende der Therapie nicht am Anfang steht. Für die durchweg bessere Aufklärung in der Suchtpsychiatrie lässt sich keine allgemein gültige Erklärung finden. Möglicherweise war das dort arbeitende Team in dieser Hinsicht herausragend und besonders um ihre Patienten bemüht, was beim Vergleich mit einer ganzen Klinik heraus sticht. Generell häufen sich die Hinweise der Patientenautonomie würde in der untersuchten forensischen Klinik wenig Wert beigemessen. Definitive Hinweise würde die Einbeziehung mehrerer Maßregelvollzugskliniken erbringen.

Nach der Aufklärung über die Erkrankung sollten im herkömmlichen Verständnis des Informierten Einverständnisses verschiedene Behandlungsangebote gemacht werden. Auch für die Psychotherapie gilt an und für sich dieses Gebot ([10] S. 45). Die Patienten beider Stichproben geben an, sehr wenige Auswahlmöglichkeiten gehabt zu haben. Zudem geben Patienten, die die Klinik wechseln wollen (Fo 25%, Su 33%) zumeist die mangelnden Therapieangebote als Grund an. Dies erklärt sich zum Einen durch derartige Klinikstrukturen, dass Patienten nicht auswählen können, von wem und auf welcher Station sie behandelt werden. Zum Anderen erlernen Psychotherapeuten im Normalfall nur eine Therapieform vertieft und bieten dann vor allem dieses Verfahren an. „Gefangen im Rollenkonflikt zwischen objektiven Berater und werbendem Anbieter(...)" ([10] S. 45) nutzen die Therapeuten das Unwissen ihrer Patienten zum Vorteil des von ihnen favorisierten Therapieverfahrens aus. Kress spricht hierbei von einer Bindung an eine Theorie und deren Idealisierung, die auch Einfluss auf den Einwilligungsprozess hat (vgl. [65] S. 76). Im Vergleich zu der somatischen Medizin wird dieses Vorgehen durch den Mangel allgemeine Therapierichtlinien für die jeweiligen Diagnosen und die noch stärkere Bindung der Psychotherapie an die Sympathie des Patienten für die Person des Psychotherapeuten begünstigt. Angesichts dieser Ergebnisse ist ein Appell an die Psychotherapeuten zu mehr Behandlungsangeboten angebracht.

Nach Angeboten und Aufklärung soll dann das Einverständnis des Patienten stehen. Die Suchtpsychiatriepatienten gaben hier zumeist an einverstanden gewesen zu sein, während sich im Maßregelvollzug ein geteiltes Bild zeigte. Nun ist der seelische Apparat, der das Einverständnis geben soll, ja gerade der Ort der Störung und mit seiner Funktionalität ist auch seine Autonomie ungeklärt. Die Autonomie ist eher das Ziel als die Voraussetzung, wobei von einem Kontinuum der Autonomie und keiner Dichotomie auszugehen ist. Die Einschätzung der Patienten hält sich nicht an diese Überlegungen, weil das eigene Erleben über ein seelisches Unvermögen schon ein hohes Maß an Reflexion voraussetzt, das erst in der Therapie erreicht wird. Dass die Patienten sich zustimmungsfähig erleben, hat einen positiven Effekt, denn die Selbstbeteiligung des Patienten begünstigt ein positives Ergebnis der Therapie ([64] S.1). Konzentriert man sich rein auf die inneren Vorgänge so ist die Zustimmungsfähigkeit der Patienten fraglich, nicht zuletzt da ja ein gestörtes Einsichtsvermögen für viele Patienten die Voraussetzung für die Unterbringung war. Bezieht man nun aber die äußeren Umstände mit ein, so schränken diese zwar die Handlungsfreiheit ein, aber die Zustimmungsfähigkeit ist nicht unbedingt grundsätzlich berührt. Kant vertritt hier sogar die Position der menschliche Wille, der ja für die Zustimmungsfähigkeit frei bestimmbar sein muss, bleibe sogar unter Folter frei ([57] S. 4ff.). Sei es wie es sei. Die Patienten können durch die Umstände ihrer Unterbringung nicht anders als der Therapie zuzustimmen bzw. sich auf sie einzulassen, wollen sie ihre Handlungsfreiheit zurückgewinnen. Während also ungeklärt bleiben muss, ob die Einwilligung tatsächlich von einwilligungsfähigen Patienten angegeben wurde, so sind diese sicherlich nicht autonom, da sie unter diesen Umständen gar nicht anders könnten als zuzustimmen. In der Praxis spielt die formale Einwilligung ohnehin keine Rolle, da sie durch den Unterbringungsbeschluss ausgehebelt wurde. Dies belastet aber die Therapeuten mit einer noch größeren Verantwortung, da sie sich ja nun um Patienten kümmern, die aufgrund ihrer mangelnden Autonomie (in zweierlei Hinsicht: innerlich und äußerlich), besonderer Sorge bedürfen. Da Fürsorgeprinzip mag hier die adäquate Antwort sein (vgl. [10]S. 45). Als ein thematisch weiterer diskussionswürdiger Punkt erscheint, dass das Item des Einverständnisses am geringsten mit den anderen Items des Informierten Einverständnisses korreliert. Zwar ist in der allgemeinen Vorstellung des Konzepts das eine zwingend mit dem anderen verbunden, aber aus Patientensicht ist die möglicherweise nicht der Fall. Wovon das Einverständnis zur Therapie also abhängt, könnte Objekt kritischer Forschung werden.

Wenden wir uns den Zielen der Therapie zu, so attestieren die Suchtpsychiatriepatienten viel zu sagen gehabt zu haben, während die Maßregelvollzugspatienten zumeist ein Mitspracherecht vermissten. Wie schon erörtert wurde, sind die Ziele der Therapie in beiden Einrichtungen vorgegeben. Augenscheinlich bedeutet aber der Zusatz der zu erwartenden Straffreiheit, also der Sicherungsauftrag, eine größere Fremdbestimmung hinsichtlich der Therapieziele. Auf der anderen Seite besteht weiterhin der Verdacht der Patientenautonomiefeindlichkeit des untersuchten Maßregelvollzugs. Generell hat die forensische Psychiatrie zwar den Auftrag der Sicherung der Allgemeinbevölkerung vor gefährlichen Rechtsbrechern, doch auf der anderen Seite ist jeder einzelne Arzt dem Wohl seines unmittelbaren Patienten verpflichtet ist. Es besteht die Gefahr, dass durch den Sicherungsauftrag der ethische Auftrag der forensischen Psychiater untergraben wird. Wie Sies und Brocher ausführen, rechtfertigt das Denken „Wir sind im Recht, die sind es nicht, also müssen die bestraft werden" eher zu einer Verstärkung eben dieses Denkens auch bei den Rechtsbrechern und setzt damit das Täter-Opfer-System fort. Die Rechtsbrecher sehen sich also dann als Opfer des Rechtssystems und rechtfertigen damit wieder zum Täter zu werden. Eine Unterbrechung dieses Trends gelingt nur durch Therapie, die den Täter auch als Patient anerkennt (vgl. [66] S. 125ff.).

Während wir uns vorangehend auf die Patientenbeteiligung bei den Therapiezielen konzentrierten wird nun diskutiert, inwieweit auf die Wünsche, Nöte und Zukunftsvorstellungen der Patienten während der Therapie eingegangen wurde. Hierbei findet sich ein geteiltes Bild im Maßregelvollzug und eine große Zufriedenheit bei den Suchtpsychiatriepatienten. Um diese Unterschiede zu erklären muss überlegt werden, welcher Natur die Patientenwünsche sind und ob diese von den jeweiligen Therapeuten unterstützt werden können. Bei den Suchtpsychiatriepatienten und bei einem Teil der Forensikpatienten scheint die Lage klar, und die Wünsche weichen nicht dergestalt vom Behandlungskonzept ab, dass nicht auf sie einzugehen wäre. Ein weiterer Teil der Forensikpatienten fühlt sich übergangen. Hierbei ist denkbar, dass die betreffenden Patienten wenig Absicht erkennen lassen, ihr Verhalten zu ändern bzw. an sich selbst im Sinne einer psychotherapeutisch induzierten Veränderung zu arbeiten. Als Beispiel, was hierbei gemeint ist, sei ein Fall aus der klinikinternen Fortbildung des Maßregelvollzugs angeführt. In der Therapiegruppe der Pädosexuellen wurde die Aufgabe gestellt einen Brief an die Opfer ihres Übergriffs zu schreiben. Ein Täter schob in seinem Brief die Verantwortung für die Tat dem Opfer zu, welches ihn provoziert, wenn nicht verführt habe und macht dem Opfer indirekt Vorwürfe für seine jetzige Situation.

Schließlich wurde noch nach der Zufriedenheit der Patienten gefragt. Auch hier zeigen sich die Suchtpsychiatriepatienten rundum zufrieden und die Forensikpatienten nur zum Teil. Möglicherweise kommt hier die Korrelation mit der besseren Aufklärung zu Tragen, während sich bei einem Teil der Forensikpatienten möglicherweise die Erkenntnis durchsetzt, durch die Therapie erfahre ihnen Hilfe, die sie benötigten.

Abschließend ist generell festzuhalten, dass eine Aufklärung im Sinne eines Informierten Einverständnisses in der Suchpsychiatrie stattfindet, im Maßregelvollzug eher nicht. Die Ursachen hierfür sind wohl vielfältig. Zum Einen ist die Vergleichstichprobe der Suchtpsychiatrie vielleicht ausnehmend gut, zum Anderen ist die forensische Psychiatrie durch ihren Sicherungsauftrag eher gefährdet die Autonomie der Patienten hinter das Sicherheitsbedürfnis der Allgemeinbevölkerung zurücktreten zu lassen. Die Einschätzung zum Informierten Einverständnis hängt aber auch davon ab, ob die Patienten wissen, wie lange sie noch untergebracht sein werden. Patienten, die es nicht wissen, geben signifikant schlechtere Einschätzungen ab, als solche, die es nicht wissen. Dies kann ein Hinweis darauf sein, dass die Patienten die Frage der Behandlung zum Teil unsinnigerweise auf die Frage der Entlassung reduzieren oder aber, dass die Entlassung erst dann denkbar wird, wenn die Patienten in ihrem Verständnis weit genug vorangeschritten sind, da die Aufklärung in der Psychotherapie eher am Ende als am Anfang der Therapie steht. Dann wäre aber noch zu klären inwieweit sich die forensischen von den suchtpsychiatrischen Patienten unterscheiden, damit das Prozesshafte noch wichtiger wird.

Nach der Behandlung des Informierten Einverständnisses im Allgemeinen wird noch ein Einzelaspekt des Themas erörtert, nämlich die Medikamentaufklärung. Diese erfolgt eher meistens als selten in beiden Stichproben. Vergleicht man diese Daten mit denen aus einer Stichprobe aus einer Universitätsklinik ([33]S. 90ff.) so wird in der Psychiatrie etwas besser aufgeklärt. Wenn auch die Fragen in dieser und der Vergleichsstudie identisch gestellt wurden, so unterscheiden sich die beiden stark hinsichtlich der Zusammensetzungen der Stichproben. Die Gruppen, die sich in der Uniklinikstichprobe schlechter aufgeklärt wurden (Ältere und besser Gebildete), fehlen in den Psychiatriestichproben. Unter diesem Gesichtspunkt bräuchte es eine genauere Untersuchung beider Daten um zu einem eindeutigen Schluss zu kommen. Möglicherweise wären dann auch andere Daten reproduzierbar, wonach die Medikamentenaufklärung in psychiatrischen schlechter als in somatischen Krankenhäusern erfolgt [67].

Für die Forensikstichprobe wäre noch zu untersuchen, warum sich 64er-Patienten, Patienten mit vorhergehender Unterbringung, Vermögensdelinquenten und 0-Stufen-Patienten besser aufgeklärt fühlen. Die vorher bereits untergebrachten Patienten sind womöglich besser mit denen in der

Forensik angewendeten Pharmaka vertraut, weshalb eine erneute Aufklärung auch besser im Gedächtnis bleibt. 0-Stufen-Patienten dürften, da sie neu im Maßregelvollzug sind, besser aufgeklärt werden.

Als Abschluss dieses Kapitels wird noch der zeitliche Rahmen der den Patienten seitens Ärzten und Psychotherapeuten zugestanden wird diskutiert. Insgesamt nehmen sich Ärzte und Therapeuten genügend Zeit, wenn auch Letztere nicht außerhalb der Einzelzeiten. Aufgrund dieser Daten ist nicht davon auszugehen, ein Zeitdefizit wäre für eine schlechte Aufklärung oder ähnlich Autonomierelevantes verantwortlich.

5.5 Patientenangaben zu den Items 25, 27, 30 und 31

Diese Restekategorie beschäftigt sich mit Items zu den Themen Partnerschaft, Möglichkeit zum externen Gutachten und Gefängnisaufenthalte, die als Indikatoren für Patientenautonomie vorstellbar sind.

Ca. 70% der Suchtpsychiatriepatienten und ca. 30% Forensikpatienten führen eine Partnerschaft, wobei unter letztgenannten die Suchtpatienten signifikant häufiger eine Partnerschaft führen. Möglicherweise sind Suchtkranke in ihren sozialen Fähigkeiten weniger beeinträchtigt und damit eher dazu in der Lage Partnerschaften einzugehen. Zu viel Einfluss wird auf die Partnerschaften nicht genommen und die Therapie ist aber auch nicht hilfreich für das Führen der Partnerschaft.

Um ihr Recht ein externes Gutachten einfordern zu können, wissen 62% der Patienten. Patienten, die nach §63 StGB untergebracht wurden, vorher einmal bereits untergebrachte Patienten sowie 3 Jahre und länger untergebrachte Patienten wissen eher um ihr Recht. Anscheinend hängt dieses Wissen von der im Maßregelvollzug verbrachten Zeit ab, also werden die Patienten eher nicht am Anfang ihrer Unterbringung darüber informiert. Möglicherweise fühlen sich die Therapeuten schlicht nicht dafür verantwortlich darüber zu informieren, da die Patienten ja auch einen Rechtsbeistand haben. Die Absicht ein solches Gutachten einzufordern ist bei den Patienten, die um dieses Recht wissen, gleich verteilt. Unbeantwortet bleibt die Frage, ob die Patienten, die über ihr Recht nicht aufgeklärt waren, ein Gutachten einfordern würden. Wäre dies schon bei einem einzigen Patienten der Fall, wäre weiterhin zu klären, in wessen Verantwortung es liegt, die Patienten auch über ihr Recht aufzuklären.

Schließlich ist noch zu behandeln, ob die Patienten schon einmal Gefangene in der JVA waren und ob sie es lieber wären als Patienten im Maßregelvollzug. Knapp 75% der Suchtpsychiatriepatienten und 85% der Forensikpatienten waren bereits einmal JVA-Insassen. 64er Patienten waren hierbei signifikant häufiger schon einmal Gefangene, was evtl. durch ihre Drogenkarriere zu erklären ist, die sie schon früh in die Illegalität führte. Die bereits mehr als drei Jahre untergebrachten Patienten und die Gewalttäter waren signifikant weniger häufig in der JVA. Möglicherweise zeigt sich hier die Neigung von Gutachtern und Gerichten einen Gewalttäter sowie sehr schwer Therapierbare sofort in die forensische Psychiatrie einzuweisen. Lediglich ein Drittel der Maßregelvollzugspatienten wäre lieber im Gefängnis als in der Klinik. Unter diesen spielen vor allem die frühere Entlassung und kein Zwang zur Therapie eine Rolle. Bezieht man die freien Antworten noch mit ein, so spielt neben den äußeren Bedingungen sicherlich auch die Berührung der inneren Freiheit eine Rolle. Neben direkten Bemerkungen wie *„meine Persönlichkeit bleibt, pseudomoral ist dort nicht"* kann auch die Bemerkung *„mehr Freiheit"* in diese Richtung gedeutet werden. Die überwiegende Zahl der Patienten betrachtet aber die forensische Klinik als besser. Hoffentlich auch weil nur hier das Thema Patientenautonomie im medizinethischen Sinne ein Rolle spielt.

6. ZUSAMMENFASSUNG UND AUSBLICK

In der vorliegenden Arbeit wurden zwei Populationen von geschlossen untergebrachten Patienten der Psychiatrie und deren Therapeuten (Psychiater und Psychologen), hinsichtlich Wunsch und Realität verschiedener Aspekte von Patientenautonomie befragt und zueinander in Beziehung gesetzt.

Zur Untersuchung der autonomierelevanten Beziehungsgestaltung wurde das Modell von Emanuel und Emanuel herangezogen. Dieses erwies sich als wenig praxistauglich, da die Beziehungsstile nicht sicher voneinander abgrenzbar sind, sondern auf die zwei Gegensätze Paternalismus und eine Mischung aus informativen, deliberativen sowie interpretativen Stil reduziert werden können. Von Seiten der Therapeuten wird der informative und interpretative Beziehungsstil bevorzugt, der deliberative und paternalistische dagegen abgelehnt, was im Einzelnen durch theoretische Grundlagen der Psychotherapie erklärbar ist. Zudem ist ein starker Einfluss der äußeren Rahmenbedingungen auf die Beziehungsgestaltung anzunehmen, insofern als die Therapeuten mehr Paternalismus praktizieren als sie gerne würden. Die Patienten hingegen lehnen einzig den Paternalismus ab und bevorzugen die anderen Stile. Es wird deutlich, dass sich gemäß der Aufenthaltsdauer und dem Fortschreiten im Therapieprogramm der Kliniken die Einstellungen zu den Beziehungsstilen ändern. So kommt es nach einer Ablehnung des Paternalismus zu einer stärkeren Akzeptanz, um mit der bevorstehenden Entlassung wieder abgelehnt zu werden. Die anderen Stile werden zumeist gegenläufig mehr oder weniger bevorzugt. Im direkten Vergleich werden wohl wegen selektiven Wahrnehmungseffekten bei den Patienten unterschiedliche Einschätzungen der Psychotherapeuten-Patienten-Beziehung deutlich. In der Forensik wird paternalistischer agiert als in der Suchtpsychiatrie. Generell zeigt sich Bezug auf die Beziehungsstile eine weite Bandbreite an Wünschen und Einschätzungen.

Beim Thema Freiheit ist eine Abhängigkeit vom Bildungsgrad der Patienten beobachtbar, wobei sich höher Gebildete als unfreier sehen. Freiheitsbeschränkende Maßnahmen kommen bei der Hälfte der Patienten vor, wobei die Entscheidungen dazu nachvollziehbar sind. Lockerungsentscheidungen werden durch die Therapeuten nicht selten auf dem Boden von Intuition gefällt. Bei Bestrafungen zeigen sich Forensikpatienten nicht immer einsichtig und meinen es werde zu viel Einfluss auf ihren Tagesablauf genommen. Innere Unfreiheit im Sinne einer Abhängigkeit des Patienten vom Therapeuten ist nicht zu beobachten. Generell trägt die Therapie zum Abbau innerer Unfreiheit bei. Lügen durch die Patienten als häufiges Phänomen ist wohl als Selbstschutz der Patienten anzusehen. Schweigepflichtverletzungen kommen überraschend häufig vor, belasten aber nicht das Vertrauensverhältnis von Patient und Therapeut.

Zum Thema Informiertes Einverständnis zeigt sich eine schlechtere Aufklärung in der Forensik als in der Suchtpsychiatrie. Generell ist von einem prozesshaften Verlauf von Aufklärung auszugehen. Angebote, aus denen ausgewählt werden kann, werden eher nicht unterbreitet. Mit der Behandlung einverstanden zeigten sich die meisten Suchtpsychiatriepatienten und ein Teil der Forensikpatienten, wobei von äußerem Zwang und einer unsicheren Zustimmungsfähigkeit auszugehen ist. Ein Mitspracherecht bei den Therapiezielen findet sich nur bei den Suchtpsychiatriepatienten. Diese sind auch mit dem Einfluss ihrer Wünsche und Nöte auf den Therapieverlauf größtenteils zufrieden, während die Forensikpatienten dies nur zum Teil sind. Gleiches gilt auch für die Zufriedenheit mit der Therapie allgemein. Im Sinne eines Informierten Einverständnis wird nur in der Suchtpsychiatrie aufgeklärt. Die Medikamentenaufklärung dagegen ist in beiden Stichproben gut und sogar besser als in somatischen Kliniken. Mangelnde Zeit seitens der Therapeut ist kein limitierender Faktor für die Patientenautonomie.

Schließlich ist noch zu erwähnen, dass nicht zu viel Einfluss auf Patientenbeziehungen genommen wird. Um ihr Recht auf ein externes Gutachten wissen nur 60% der Patienten, jedoch war das Unwissen nicht der Grund für einen Verzicht auf eine Anforderung. Bei häufigen Gefängnisvorerfahrungen wäre ein Drittel der Patienten lieber im Gefängnis als in der Forensik auch wegen mehr innerer Freiheit dort.

Neben diesen Einzelaspekten sind auch allgemeine Beobachtungen zu berichten. So hat sich die Unterscheidung nach Straftaten als häufig signifikant erwiesen. Bisher fehlt ein allgemeines Konzept, das Straftaten mit Persönlichkeitstypen in Verbindung bringt. Für die Existenz solche Zusammenhänge sprechen diese Daten.

Erwähnenswert sind auch die vorhandenen Extremwerte in allen Bereichen. Die befragten Patienten haben demnach sehr unterschiedliche Wahrnehmungen, was wohl in den Patienten begründet liegt. Die untersuchte forensische Klinik erweckt den Eindruck die Patientenautonomie nicht hoch zu achten. Es ist allerdings fraglich, ob es an dieser Klinik liegt oder generell in der Spannung zwischen Sicherungsauftrag und Verantwortlichkeit gegenüber dem einzelnen Patienten begründet ist.

Es ergaben sich auch Anregungen für eine zukünftige Erforschung dieses Themas. So wäre sinnvoll in einer weiteren Untersuchung zu klären wie stark der Einfluss der Rahmenbedingungen auf die Arbeit der Psychiater und Psychologen ist. Hierbei wären Vergleiche zwischen gleichen Berufsgruppen in verschiedenen Tätigkeitsbereichen sinnvoll. Nach Schjodt unterscheiden sich die Wahrnehmungen von Patienten und Therapeuten in geschlossenen Einrichtungen nur in Nuancen

[68]. Vielleicht würden mit einem validierten Fragebogen sich auch ähnliche Ergebnisse einstellen, wofür diese Dissertation als Vorarbeit dienen kann.

Nach Jaspers ist „Psychotherapie (…) gebunden an die Wirklichkeit gemeinsamen Glaubens" ([55] S. 663), was als weiteres Argument für eine Untersuchung kultureller Unterschiede im Bezug auf Patientenautonomie gelten kann.

Generell bleibt Patientenautonomie in der Psychiatrie beeinflusst von innerer wie äußerer Unfreiheit sowie von Ansprüchen der Individuen und der Allgemeinheit und bedarf wegen dieses Komplexität weiterer Forschungsanstrengungen.

7. LITERATURVERZEICHNIS

[1]   Auberle A, Klosa A. Duden Band 7 Das Herkunftswörterbuch. In: Wemke M, Kunkel-Razum K, Scholze-Stubenrecht W, eds. Duden. Mannheim: Duden Verlag; 2001.

[2]   Fröhlich G. Freiheit und Autonomie: geistesgeschichtliche Entwicklung, Probleme und Diskussionsstand. Regensburg; 2007, unveröffentlichtes Manuskript.

[3]   Fröhlich G. Nachdenken über das Gute Ethische Positionen bei Aristoteles, Cicero, Kant, Mill und Scheler. Göttingen: Vandenhoeck & Ruprecht; 2006.

[4]   Kant I. Kritik der praktischen Vernunft. Stuttgart: Philipp Reclam jun.; 1995.

[5]   Callender JS. Ethics and aims in psychotherapy: a contribution from Kant. J Med Ethics. 1998;24:274-278.

[6]   Kant I. Grundlegung zur Metaphysik der Sitten. Stuttgart: Reclam Verlag; 1986.

[7]   Mill J. Über die Freiheit. Stuttgart: Reclam Verlag; 1974.

[8]   Gillon R. Autonomy and the principle of respect for autonomy. Br Med J (Clin Res Ed). 1985;290:1806-1808.

[9]   Rehbock T. Autonomie - Fürsorge - Paternalismus. Ethik in der Medizin. 2002;Vol. 14 Nr. 3:131-150.

[10]   Kottje-Birnbacher L, Birnbacher D. Ethik in der Psychotherapie. In: Tress W, Langenbach M, eds. Ethik in der Psychotherapie. Göttingen: Vandenhoeck & Ruprecht; 1999.

[11]   Schattner A, Rudin D, Jellin N. Good physicians from the perspective of their patients. BMC Health Serv Res. 2004;4:26.

[12]   Nedopil N. [Ethics of physician-patient relationship]. Wien Med Wochenschr. 2000;150:198-203.

[13]   Mallardi V. [The origin of informed consent]. Acta Otorhinolaryngol Ital. 2005;25:312-327.

[14]   Marckmann G, Bormuth M. Arzt-Patienten-Verhältnis und Informiertes Einverständnis. In: Wiesing U, ed. Ethik in der Medizin - Ein Reader. Stuttgart: Reclam Verlag; 2000. p. 77-85.

[15]   Bundesärztekammer. Empfehlungen zur Patientenaufklärung. Dt Ärzteblatt. 1990;87, Heft 16.

[16]   Dörner K. Der gute Arzt - Lehrbuch der ärztlichen Grundhaltung. Stuttgart: Schauttauer Verlag; 2001.

[17] Helmchen H. [Informed consent in psychiatry--European standards and differences, problems and recommendations]. Fortschr Neurol Psychiatr. 1997;65:23-33.

[18] Helmchen H. [Ethical aspects of clinical neuroscience]. Nervenarzt. 2000;71:700-708.

[19] Vollmann J, Helmchen H. [Mental competence and informed consent. Clinical practice and ethical analysis]
[Ethical implications of psychotherapy]. Nervenarzt. 2000;71:709-714.

[20] Bauer A, Vollmann J. [Informed consent and patient competence in the psychically ill. A review of empirical studies]. Nervenarzt. 2002;73:1031-1038.

[21] Dziewas R, Soros P. [Mental competence for informed consent as a relational model--clinical practice and medical ethics analysis. Comment on the contribution by J. Vollman]. Nervenarzt. 2001;72:570-571.

[22] Morenz B, Sales B. Complexity of ethical decision making in psychiatry. Ethics Behav. 1997;7:1-14.

[23] Hausner H, Cording C, Hajak G, Spiessl H. [Information and consent in psychiatry and psychotherapy]. Psychiatr Prax. 2008;35:163-169.

[24] Laux G. Psychotherapie. In: Möller HJ, Laux G, Deister A, eds. Duale Reihe Psychiatrie und Psychotherapie. Stuttgart: Georg Thieme Verlag; 2005.

[25] Theisel S, Schielein T, Spiessl H. The "Ideal" Doctor from the View of Psychiatric Patients. Psychiatr Prax;2010:15.

[26] Emanuel EJ, Emanuel LL. Four Models of the Physician-Patient Relationship. In: Urban W, ed. Ethik in der Medizin - Ein Reader. Stuttgart: Reclam Verlag; 1992.

[27] Rogler G, Frohlich G, Vanbelle G. [Ethical problems in clinical practice of evidence-based medicine]
[In the beginning was a relationship]. Praxis (Bern 1994). 2009;98:757-764.

[28] Büchi M, Bachmann LM, Fischer JE, Peltenburg M, Steurer J. Alle Macht den Patienten? Vom ärztlichen Paternalismus zum Shared Decision Making. Schweizerische Ärztezeitung. 2000;2000;81: Nr 49:2776-2777.

[29] Spiessl H, Spiessl A, Cording C. ["Ideal" inpatient psychiatric treatment from the viewpoint of the patients]. Psychiatr Prax. 1999;26:3-8.

[30] Nedopil N. Forensische Psychiatrie – Klinik Begutachtung und Behandlung zwischen Psychiatrie und Recht. Stuttgart-Göttingen: Georg Thieme; 2000.

[31] Spiessl H, Kovatsits U, Frick U, Cording C, Vukovich A. [Privacy within psychiatric wards]. Psychiatr Prax. 2002;29:10-13.

[32] Degenhart F. Patientenautonomie - Wie viel Autonomie des Patienten wünscht und gewährt der behandelnde Arzt im klinischen Alltag? Medizinische Fakultät. Regensburg: Universität Regensburg; 2008.

[33] Busse M. Patientenautonomie – Wie viel Autonomie wünscht und bekommt ein Patient im klinischen Alltag? Medizinische Fakultät. Regensburg: Universität Regensburg; 2008.

[34] Gölz J. Der drogenabhängige Patient - Handbuch der schadensmindernden Strategien: Urban-Schwarzberger; 1999.

[35] Bundesamt S. Strafvollzugsstatistik - Im psychiatrischen Krankenhaus und in der Entziehungsanstalt aufgrund strafrichterlicher Anordnung Untergebrachte (Maßregelvollzug) Wiesbaden: Statistisches Bundesamt; 2008.

[36] Gleixner C, Müller M, Wirth S-B. Neurologie und Psychiatrie für Studium und Praxis 2006/07. Breisach: Medizinische Verlags- und Informationsdienste; 2006.

[37] Bundesamt S. Bevölkerung nach Bildungsabschluss in Deutschland. Statistisches Bundesamt; 2008.

[38] Seiffge-Krenke I, Roth M, von Irmer J. Prädiktoren von lebenslanger Delinquenz. Zeitschrift für Klinische Psychologie und Psychotherapie. 2006;35 (3):178–187.

[39] Bundesamt S. Auszug aus dem Datenreport 2008, Öffentliche Sicherheit und Strafverfolgung Kapitel 10. 2008.

[40] Dressler S, Zink C. Pschyrembel Wörterbuch Sexualität. Berlin: Walter der Gruyter; 2002.

[41] Fritzsche K, Wirsching M. Psychosomatische Medizin und Psychotherapie. Heidelberg: Springer Verlag; 2006.

[42] Colombo A, Bendelow G, Fulford B, Williams S. Evaluating the influence of implicit models of mental disorder on processes of shared decision making within community-based multi-disciplinary teams. Soc Sci Med. 2003;56:1557-1570.

[43] Fulford KWM, Thornton T, Graham G. Oxford Textbook of Philosophy an Psychiatry. New York: Oxford University Press; 2006.

[44] Helmchen H. [The concept of disease in psychiatry]. Nervenarzt. 2006;77:271-272, 274-275.

[45] Vanbelle G. [In the beginning was a relationship]. Rev Belge Med Dent. 2008;63:77-80.

[46] Frommer J, Frommer S. Psychotherapie als Beruf. In: W. T, Langenbach M, eds. Ethik in der Psychotherapie. Göttingen: Vandenhoeck & Ruprecht; 1999.

[47] Ott J, Langenbach M, Tress W. Abstinenz - eine ethische Grundregel stationärer Psychotherapie? In: W. T, Langenbach M, eds. Ethik in der Psychotherapie. Göttingen: Vandenhoeck & Ruprecht; 1999.

[48] Høyer G, Kjellin L, Engberg M, et al. Paternalism and autonomy: A presentation of a Nordic study on the use of coercion in the mental health care system. International Journal of Law and Psychiatry. 2002;25 (2002):93–108.

[49] Loewy EH. In defense of paternalism. Theoretical Medicine and Bioethics. 2005;(2005) 26:445–468.

[50]   Hick C, Ziegler A. Mittelverteilung im Gesundheitswesen. In: Hick C, ed. Klinische Ethik. Heidelberg: Springer Verlag; 2007.

[51]   Fiedler K, Bless H. Soziale Kognition. In: Jonas K, Stroebele W, Hewstone M, Reiss M, eds. Sozialpsychologie: Eine Einführung 4. Auflage ed. Berlin: Springer Verlag; 2002.

[52]   Freud S. Zur Psychopathologie des Alltagslebens, 4. unveränderte Auflage ed. Frankfurt am Main: Psychologie Fischer; 1941.

[53]   Snyder M, Swann W. Hypothesis-testing processes in social interaction. Journal of Personality and Social Psychology, . 1978;Vol 36(11):1202-1212.

[54]   Chen Y, Nettles M, Chen S. Rethinking dependent personality disorder: comparing different human relatedness in cultural contexts. Journal of Nervous and Mental Disease. 2009;197(11):793-800.

[55]   Jaspers K. Allgemeine Psychopathologie. Heidelberg: Springer Verlag; 1948.

[56]   Nietzsche F. Menschliches, Allzumenschliches Kritische Studienausgabe. München: de Gruyter; 1980.

[57]   Keil G. Willensfreiheit. Berlin: Walter de Gruyter; 2007.

[58]   Cusack JR, Malaney KR. Patients with antisocial personality disorder. Are they bad or mad? Postgrad Med. 1992;91:341-344, 349-352, 355.

[59]   Kortrijk HE, Staring AB, van Baars AW, Mulder CL. Involuntary admission may support treatment outcome and motivation in patients receiving assertive community treatment. Soc Psychiatry Psychiatr Epidemiol. 2009;45:245-252.

[60]   O'Mahony PD. Psychiatric patient denial of mental illness as a normal process. Br J Med Psychol. 1982;55:109-118.

[61]   Moore O, Cassidy E, Carr A, O'Callaghan E. Unawareness of illness and its relationship with depression and self-deception in schizophrenia. Eur Psychiatry. 1999;14:264-269.

[62]   Renshaw DC. Lies and medicine: reflections on the etiology, pathology, and diagnosis of chronic lying. Clin Ther. 1993;15:465-473; discussion 432.

[63]   Srivastava A, Grube M. Does intuition have a role in psychiatric diagnosis? Psychiatr Q. 2009;80:99-106.

[64]   Fisher CB, Oransky M. Informed consent to psychotherapy: protecting the dignity and respecting the autonomy of patients. J Clin Psychol. 2008;64:576-588.

[65]   Kress J-J. Einwilligung zu psychotherapeutischer Behandlung. In: Tress W, Langenbach M, eds. Ethik in der Psychotherapie. Göttingen: Vandehoeck & Ruprecht; 1999.

[66]   Sies C, Brocher T. Achtung vor dem kognitiven System! Ethische Einstellungen in der Psychoanalyse, Radikalem Konstruktivismus und Chaostheorie. In: Tress W, Langenbach M, eds. Ethik in der Psychotherapie. Göttingen: Vandenhoeck & Ruprecht; 1999.

[67] Schildmann J, Bauer A, Tilmann A, Vollmann J. [Patients' perspective on the quality of informed consent into psychopharmacological treatment in schizophrenia and depression]. Fortschr Neurol Psychiatr. 2003;71:265-270.

[68] Schjodt T, Middelboe T, Mortensen EL, Gjerris A. Ward atmosphere in acute psychiatric inpatient care: differences and similarities between patient and staff perceptions. Nord J Psychiatry. 2003;57:215-220.

[69] Verkerk MA. The care perspective and autonomy. Med Health Care Philos. 2001;4:289-294.

[70] Boyd AL. Anagogy of autonomy. Eubios J Asian Int Bioeth. 2000;10:113-119.

[71] Draper H, Sorell T. Patients' responsibilities in medical ethics. Bioethics. 2002;16:335-352.

[72] Gauthier CC. Philosophical foundations of respect for autonomy. Kennedy Inst Ethics J. 1993;3:21-37.

[73] Helmchen H. Ethical problems in psychiatric everyday practice. Jpn J Psychiatry Neurol. 1994;48 Suppl:53-61.

[74] Helmchen H. [Ethical implications of psychotherapy]. Nervenarzt. 1998;69:78-80.

[75] Kortrijk HE, Staring AB, van Baars AW, Mulder CL. Involuntary admission may support treatment outcome and motivation in patients receiving assertive community treatment. Soc Psychiatry Psychiatr Epidemiol. 2009;45:245-252.

[76] Messer NG. Professional-patient relationships and informed consent. Postgrad Med J. 2004;80:277-283.

[77] Pedersen R, Hofmann B, Mangset M. [Patient autonomy and informed consent in clinical practice]. Tidsskr Nor Laegeforen. 2007;127:1644-1647.

[78] Renshaw DC. Lies and medicine: reflections on the etiology, pathology, and diagnosis of chronic lying. Clin Ther. 1993;15:465-473; discussion 432.

[79] Snyder M, Swann W. Hypothesis-testing processes in social interaction. Journal of Personality and Social Psychology, . 1978;Vol 36(11):1202-1212.

[80] Spiessl H, Freyberger HJ, Rossler W. [Let's talk about ... Supportive psychotherapy!]. Psychiatr Prax. 2007;34:213-214.

[81] Spiessl H, Leber C, Kaatz S, Cording C. [What do patients expect from a psychiatric department at a general hospital?]. Psychiatr Prax. 2002;29:417-419.

[82] Verkerk M. A care perspective on coercion and autonomy. Bioethics. 1999;13:358-368.

8. ABBILDUNGSVERZEICHNIS

Abbildung 1 Ergebnisse der Präevaluation der Patientenbögen - Verteilung der Noten für alle Fragen in absoluten Zahlen vs. Häufigkeit 25

Abbildung 2 Algorithmus für die schrittweise Testung der Items, die einem Themenkomplex zugeordnet worden sind, enthalten im Patientenfragebogen 38

Abbildung 3 Korrelationen der Items 32.1 bis 32.4 (Beziehungsstile nach Emanuel und Emanuel in der Realität) 71

Abbildung 4 Korrelationen der Items 33.1 bis 33.4 (Beziehungsstile nach Emanuel und Emanuel als Wunsch) 71

Abbildung 5 Korrelationen der Items 44.1 bis 44.4 (Beziehungsstile nach Emanuel und Emanuel in der Realität im Bezug auf den Arzt) 85

Abbildung 6 Korrelationen der Items 45.1 bis 45.4 (Beziehungsstile nach Emanuel und Emanuel als Wunsch beim Arzt) 85

Abbildung 7 Korrelationen der Items t6.1 bis t6.4 (Therapeuten: Beziehungsstile nach Emanuel und Emanuel in der Realität) 97

Abbildung 8 Korrelationen der Items t7.1 bis t7.4 (Therapeuten Beziehungsstile nach Emanuel und Emanuel als Wunsch) 97

Abbildung 9 Korrelationen zwischen den Items t6.1 bis t6.4(Realität der Beziehung im allgemeinen Teil der Psychotherapeuten) und den Items tPX.1.1 bis tPX.1.4(Realität der Beziehung gemittelt über die Angaben der Psychotherapeuten zu 52 Patienten) 102

Abbildung 10 Korrelationen zwischen den Items t7.1 bis t7.4(Wunsch zur Beziehung im allgemeinen Teil der Psychotherapeuten) und den Items tPX.2.1 bis tPX.2.4(Wunsch zur Beziehung gemittelt über die Angaben der Psychotherapeuten zu 52 Patienten) 103

Abbildung 11 Korrelationen der Items 32.1 bis 32.4 (Beziehungsstile nach Emanuel und Emanuel in der Realität) Suchtpsychiatriepatienten 120

Abbildung 12 Korrelationen der Items 33.1 bis 33.4 (Beziehungsstile nach Emanuel und Emanuel als Wunsch) Suchtpsychiatriepatienten 120

Abbildung 13 Korrelationen der Items 44.1 bis 44.4 (Beziehungsstile nach Emanuel und Emanuel in der Realität im Bezug auf den Arzt) Suchtpsychiatriepatienten 125

Abbildung 14 Korrelationen der Items 45.1 bis 45.4 (Beziehungsstile nach Emanuel und Emanuel als Wunsch beim Arzt) Suchtpsychiatriepatienten 126

9 TABELLENVERZEICHNIS

Tabelle 1 Frageninhalt und Antwortmodus des Präevaluationsbogens des Patientenfragebogen 25

Tabelle 2 Häufigkeitsverteilung der Bildungsabschlüsse bei Forensik-Patienten 45

Tabelle 3 Häufigkeiten der Erkrankungen in der Stichprobe der Forensik-Patienten 46

Tabelle 4 Häufigkeiten der wiederholten Unterbringung von Forensik-Patienten 47

Tabelle 5 Häufigkeiten der Delikte bei den Forensik-Patienten 48

Tabelle 6 Häufigkeiten Bisherige Unterbringungsdauer der Forensik-Patienten 49

Tabelle 7 Häufigkeiten Voraussichtliche Unterbringungsdauer der Forensik-Patienten 49

Tabelle 8 Häufigkeiten Lockerungsstufen bei den Forensik-Patienten 50

Tabelle 9 Mediane, Minima, Maxima und Mittelwerte mit Standardabweichungen der Items 11 bis 14 des Patientenfragebogens Forensik 51

Tabelle 10 Mediane, Minima, Maxima und Mittelwerte mit Standardabweichungen der Items 15 bis 18 des Patientenfragebogens Forensik 52

Tabelle 11 Vergleich der Mittelwerte der Variable Informiertes Einverständnis zwischen den Patienten ohne Wissen über die weitere Unterbringungsdauer sowie denen mit voraussichtlich weniger als und mehr als 1 Jahr Unterbringungsdauer 53

Tabelle 12 Median, Mittelwert, Standardabweichung, Minimum und Maximum der Variable Informiertes Einverständnis der Forensik 53

Tabelle 13 Mediane, Minima, Maxima und Mittelwerte mit Standardabweichungen der Items 19 bis 24 und 29 des Patientenfragebogens Forensik 54

Tabelle 14 Median, Mittelwert, Standardabweichung, Minimum und Maximum der Variable Freiheit der Forensik 55

Tabelle 15 Vergleich der Mittelwerte der Variable Freiheit zwischen den Patienten ohne Abschluss, mit Hauptschulabschluss und denen mit mittlerer Reife und höherem Abschluss 56

Tabelle 16 Vergleich der Mittelwerte der Variable Freiheit zwischen den vier Delikt-Untergruppen (Vermögen, Gewalt, sexuelle Selbstbestimmung und BtMG) 56

Tabelle 17 Vergleich der Mittelwerte der Variable Freiheit zwischen den Patienten ohne Wissen über die weitere Unterbringungsdauer und denen mit mehr als 1 Jahr weiterer Unterbringung in der Forensik 57

Tabelle 18 Vergleich der Mittelwerte bei Item 19 nach den vier Untergruppen des Merkmals Delikt 58
Tabelle 20 Vergleich der Mittelwerte bei Item 21 unterschieden nach den begangenen Delikten 59

Tabelle 21 Kreuzungstabelle Forensik-Patienten: Zeilen: Die zwei Untergruppen des Merkmals Erkrankung. Spalten: Die Ja-Nein-skalierten Antworten des Item 25.1(Führen einer Partnerschaft) 61

Tabelle 22 Median, Mittelwert, Standardabweichung, Minimum und Maximum des Items 26(Willen und Wünsche durch Therapie besser verstanden).. 61

Tabelle 23 Vergleich der Mittelwerte beim Item 26(Willen und Wünsche durch Therapie besser verstanden) zwischen den fünf Untergruppen des Merkmals Lockerung................................ 62

Tabelle 24 Mediane, Mittelwerte, Standardabweichungen, Minima und Maxima der Items 32.1 bis 32.4 (4 Beziehungsstile nach Emanuel und Emanuel in der Realität)...................................... 66

Tabelle 25 Vergleich der Mittelwerte beim Item 32.2(Realität beim paternalistischen Beziehungsstil) zwischen den Untergruppen des Merkmals Lockerung.................................. 67

Tabelle 26 Mediane, Mittelwerte, Standardabweichungen, Minima und Maxima der Items 33.1 bis 33.4 (4 Beziehungsstile nach Emanuel und Emanuel als Wunsch)... 68

Tabelle 27 Vergleich der Mittelwerte beim Item 33.1(Wunsch zum deliberativen Beziehungsstil) zwischen den Untergruppen der wiederholten Unterbringung 69

Tabelle 28 Vergleich der Mittelwerte beim Item 33.3(Wunsch zum informativen Beziehungsstil) zwischen den Untergruppen der Lockerung 70

Tabelle 29 Mediane, Mittelwerte, Standardabweichungen, Minima und Maxima der Diskrepanzwerte zwischen Wunsch und Realität der jeweils 4 Items basierend auf den Modellen nach Emanuel und Emanuel... 72

Tabelle 30 Vergleich der Mittelwerte der paternalistischen Diskrepanz zwischen den Untergruppen des Merkmals Lockerung.. 73

Tabelle 31 Mediane, Mittelwerte, Standardabweichungen, Minima und Maxima der Items 34, 36 und der Variable "Zeit" 77

Tabelle 32 Mediane, Mittelwerte, Standardabweichungen, Minima und Maxima der Items 35, 37 und 39... 78

Tabelle 33 Mediane, Mittelwerte, Standardabweichungen, Minima und Maxima der Items 44.1 bis 44.4 (4 Beziehungsstile nach Emanuel und Emanuel zum Stationsarzt in der Realität) 80

Tabelle 34 Mediane, Mittelwerte, Standardabweichungen, Minima und Maxima der Items 45.1 bis 45.4 (Wünsche zu den 4 Beziehungsstile nach Emanuel und Emanuel zum Stationsarzt) 82

Tabelle 35 Vergleich der Mittelwerte beim Item 45.3(Wunsch zum informativen Beziehungsstils des Arztes) zwischen den Untergruppen der Lockerung 83

Tabelle 36 Kreuzungstabelle Forensik-Patienten: Zeilen: Die beiden Untergruppen des Merkmals Rechtsgrundlage Spalten: Die zusammengefassten Likert-skalierten Antworten des Items 45.4(Wunsch zum interpretativen Beziehungsstil beim Arzt)... 84

Tabelle 37 Mediane, Mittelwerte, Standardabweichungen, Minima und Maxima der Diskrepanzwerte zwischen Wunsch und Realität beim Arzt der jeweils 4 Items basierend auf den Modellen nach Emanuel und Emanuel 86

Tabelle 38 Vergleich der Mittelwerte der paternalistischen Diskrepanz beim Arzt zwischen den Untergruppen des Merkmals Lockerung.. 87

Tabelle 39 Mediane, Mittelwerte, Standardabweichungen, Minima und Maxima der Items 41(unaufgeforderte Information über den Austausch von gleichwertigen Medikamenten) und 42.1 bis 42.3(unaufgeforderte Information bei neu eingesetzten Medikamenten) 91

Tabelle 40 Mediane, Mittelwerte, Standardabweichungen, Minima und Maxima der Items 43.1 bis 43.3(ausreichende Information bei neu eingesetzten Medikamenten über Gründe, Therapieziel und Nebenwirkungen)... 91

Tabelle 41 Median, Mittelwert, Standardabweichung, Minimum und Maximum des Items Medikamentenaufklärung 92

Tabelle 42 Median, Mittelwert, Standardabweichung, Minimum und Maximum des Items 40(Genügend Zeit für die medizinischen Anliegen des Patienten)... 93

Tabelle 43 Mediane, Mittelwerte, Standardabweichungen, Minima und Maxima der Items t6.1 bis t6.4 (4 Beziehungsstile nach Emanuel und Emanuel in der Realität bei den Therapeuten) 95

Tabelle 44 Mediane, Mittelwerte, Standardabweichungen, Minima und Maxima der Items t7.1 bis t7.4 (Wunsch zu den 4 Beziehungsstile nach Emanuel und Emanuel bei den Therapeuten) .. 96

Tabelle 45 Mediane, Mittelwerte, Standardabweichungen, Minima und Maxima der Diskrepanzwerte zwischen Wunsch und Realität der Psychotherapeuten der jeweils 4 Items basierend auf den Modellen nach Emanuel und Emanuel 98

Tabelle 46 Mediane, Mittelwerte, Standardabweichungen, Minima und Maxima der Items t5(Intuition bei Lockerungsstufen) und t9(Verletzung der Schweigepflicht zum Wohle des Patienten denkbar) 99

Tabelle 47 Kreuztabelle: Zeilen: Item t8(Sind Situationen vorstellbar, in denen die Verletzung der Schweigepflicht zum Wohle des Patienten wäre?) Spalten: Item t10.1(tatsächlich verletzte Schweigepflicht) 100

Tabelle 48 Mediane, Mittelwerte, Standardabweichungen, Minima und Maxima der Items tPX.1.1 bis tPX.1.4(Einschätzungen der Therapeuten zur Realität der Beziehung gemittelt über 52 einzeln betrachtete Patienten).. 101

Tabelle 49 Mediane, Mittelwerte, Standardabweichungen, Minima und Maxima der Items tPX.2.1 bis tPX.2.4(Angaben der Therapeuten zu den Wünschen zur Beziehung gemittelt über 52 einzeln betrachtete Patienten).. 102

Tabelle 50 Mediane, Mittelwerte, Standardabweichungen, Minima und Maxima der Diskrepanzwerte zwischen Wunsch und Realität gemittelt über Angaben der Psychotherapeuten zu 52 Patienten der jeweils 4 Items basierend auf den Modellen nach Emanuel und Emanuel. 103

Tabelle 51 Mediane, Mittelwerte, Standardabweichungen, Minima und Maxima der Items tPX.3(Abhängigkeit des Patienten vom Therapeuten) und tPX.5(Glaube des Patienten der Therapeut habe die Schweigepflicht verletzt) 104

Tabelle 52 Median, Mittelwert, Standardabweichung, Minimum und Maximum des Items tPX.6.2(Häufigkeit des Belogenwerdens) 105

Tabelle 53 Mediane, Mittelwerte, Standardabweichungen, Minima und Maxima der Diskrepanzwerte der Realitätseinschätzungen der Beziehung zwischen Therapeuten und Patienten 107

Tabelle 54 Mediane, Mittelwerte, Standardabweichungen, Minima und Maxima der Diskrepanzwerte der Wünsche zur Beziehung zwischen Therapeuten und Patienten 108

Tabelle 55 Mediane, Mittelwerte, Standardabweichungen, Minima und Maxima der Diskrepanzwerte der Wunsch-Realität-Diskrepanzen von Patienten und Therapeuten 109

Tabelle 56 Median, Mittelwert, Standardabweichung, Minimum und Maximum des Vergleichs des Ausmaßes der Abhängigkeit 110

Tabelle 57 Mediane, Minima, Maxima und Mittelwerte mit Standardabweichungen der Items 11 bis 14 des Patientenfragebogens Suchtpsychiatrie 113

Tabelle 58 Mediane, Minima, Maxima und Mittelwerte mit Standardabweichungen der Items 15 bis 18 des Patientenfragebogens Suchtpsychiatrie 114

Tabelle 59 Median, Mittelwert, Standardabweichung, Minimum und Maximum des Items Informiertes Einverständnis der Suchtpsychiatrie 115

Tabelle 60 Mediane, Minima, Maxima und Mittelwerte mit Standardabweichungen der Items 19 bis 24 und 29 des Patientenfragebogens Suchtpsychiatrie 116

Tabelle 61 Mediane, Minima, Maxima und Mittelwerte mit Standardabweichungen des Items 26 des Patientenfragebogens Suchtpsychiatrie 117

Tabelle 62 Mediane, Mittelwerte, Standardabweichungen, Minima und Maxima der Items 32.1 bis 32.4 (4 Beziehungsstile nach Emanuel und Emanuel in der Realität) Suchtpsychiatriepatienten 118

Tabelle 63 Mediane, Mittelwerte, Standardabweichungen, Minima und Maxima der Items 33.1 bis 33.4 (4 Beziehungsstile nach Emanuel und Emanuel als Wunsch) Suchtpsychiatriepatienten119

Tabelle 64 Mediane, Mittelwerte, Standardabweichungen, Minima und Maxima der Diskrepanzwerte zwischen Wunsch und Realität der jeweils 4 Items basierend auf den Modellen nach Emanuel und Emanuel Suchtpsychiatriepatienten 121

Tabelle 65 Mediane, Mittelwerte, Standardabweichungen, Minima und Maxima der Items 44.1 bis 44.4 (4 Beziehungsstile nach Emanuel und Emanuel zum Stationsarzt in der Realität) Suchtpsychiatriepatienten 124

Tabelle 66 Mediane, Mittelwerte, Standardabweichungen, Minima und Maxima der Items 45.1 bis 45.4 (Wünsche zu den 4 Beziehungsstile nach Emanuel und Emanuel zum Stationsarzt) Suchtpsychiatriepatienten 125

Tabelle 67 Mediane, Mittelwerte, Standardabweichungen, Minima und Maxima der Diskrepanzwerte zwischen Wunsch und Realität beim Arzt der jeweils 4 Items basierend auf den Modellen nach Emanuel und Emanuel Suchtpsychiatriepatienten 126

Tabelle 68 Mediane, Mittelwerte, Standardabweichungen, Minima und Maxima der Items 41(unaufgeforderte Information über den Austausch von gleichwertigen Medikamenten) und 42.1 bis 42.3(unaufgeforderte Information bei neu eingesetzten Medikamenten) Suchtpsychiatrie 128

Tabelle 69 Mediane, Mittelwerte, Standardabweichungen, Minima und Maxima der Items 43.1 bis 43.3(ausreichende Information bei neu eingesetzten Medikamenten über Gründe, Therapieziel und Nebenwirkungen) Suchtpsychiatrie 128

Tabelle 70 Median, Mittelwert, Standardabweichung, Minimum und Maximum des Items Medikamentenaufklärung Suchtpsychiatriepatienten 129
Die Skalierung reicht von 1 bis 4.. 129

Tabelle 71 Mediane, Mittelwerte, Standardabweichungen, Minima und Maxima der Items St6.1 bis St6.4 (4 Beziehungsstile nach Emanuel und Emanuel in der Realität bei den Therapeuten) Suchtpsychiatrie 130

Tabelle 72 Mediane, Mittelwerte, Standardabweichungen, Minima und Maxima der Items St7.1 bis St7.4 (Wunsch zu den 4 Beziehungsstile nach Emanuel und Emanuel bei den Therapeuten) Suchtpsychiatrie 131

Tabelle 73 Mediane, Mittelwerte, Standardabweichungen, Minima und Maxima der Diskrepanzwerte zwischen Wunsch und Realität der Psychotherapeuten der jeweils 4 Items basierend auf den Modellen nach Emanuel und Emanuel Suchtpsychiatrie 131

Tabelle 74 Mediane, Mittelwerte, Standardabweichungen, Minima und Maxima der Items StPX.1.1 bis StPX.1.4(Einschätzungen der Therapeuten zur Realität der Beziehung gemittelt über 21 einzeln betrachtete Patienten) Suchtpsychiatrie 134

Tabelle 75 Mediane, Mittelwerte, Standardabweichungen, Minima und Maxima der Items StPX.2.1 bis StPX.2.4(Angaben der Therapeuten zu den Wünschen zur Beziehung gemittelt über 21 einzeln betrachtete Patienten) Suchtpsychiatrie 134

Tabelle 76 Mediane, Mittelwerte, Standardabweichungen, Minima und Maxima der Diskrepanzwerte zwischen Wunsch und Realität gemittelt über Angaben der Psychotherapeuten zu 21 Patienten der jeweils 4 Items basierend auf den Modellen nach Emanuel und Emanuel Sucht 135

Tabelle 77 Mediane, Mittelwerte, Standardabweichungen, Minima und Maxima der Diskrepanzwerte der Realitätseinschätzungen der Beziehung zwischen Therapeuten und Patienten Suchtpsychiatrie 137

Tabelle 78 Mediane, Mittelwerte, Standardabweichungen, Minima und Maxima der Diskrepanzwerte der Wünsche zur Beziehung zwischen Therapeuten und Patienten Suchtpsychiatrie 138

Tabelle 79 Mediane, Mittelwerte, Standardabweichungen, Minima und Maxima der Diskrepanzwerte der Wunsch-Realität-Diskrepanzen von Patienten und Therapeuten Suchtpsychiatrie 139

Tabelle 80 Median, Mittelwert, Standardabweichung, Minimum und Maximum des Vergleichs des Ausmaßes der Abhängigkeit Suchtpsychiatrie 140

Tabelle 81 Vergleich der direkt verglichenen und der nach Augenschein ermittelten Diskrepanzen zwischen Patienten und Therapeutenangaben.. 156

10 ANHANG

10.1. Patientenfragebogen in der Endfassung

Patientenautonomie in der Forensischen Psychiatrie

Patientenfragebogen

Ansprechpartner:
Projektleiter: **Prof. Dr. med. Dr. phil. G. Rogler**
Klinik für Innere Medizin I der Universität Regensburg
Direktor: Prof. Dr. med. J. Schölmerich
Doktorand: **Michael Niebler, cand. med.**
Universität Regensburg

PK: | | | | |

"Patientenautonomie in der Forensischen Psychiatrie"
Fragebogen für Patienten

Sehr geehrte Patientin,
Sehr geehrter Patient,

derzeit studiere ich im dritten klinischen Semester Humanmedizin an der Universitätsklinik Regensburg. Im Rahmen meiner Doktorarbeit im Fachbereich Medizinethik, möchte ich untersuchen wie viel Entscheidungs- bzw. Handlungsfreiheit den Patienten im Maßregelvollzug zugestanden wird. Das Ausfüllen des Fragebogens dauert etwa **15 Minuten**.

Wichtig für Sie zu wissen:
Die Teilnahme an dieser Befragung ist **absolut freiwillig**. Weder die Teilnahme noch die Ablehnung haben irgendwelche Konsequenzen für Sie. Sie müssen, wenn Sie bei der Befragung mitmachen, nicht **alle** Fragen des Bogens beantworten.

Der Fragebogen ist **absolut anonym**. Die Auswertung erfolgt absolut vertraulich, ausschließlich durch mich. Trotzdem möchte ich Sie bitten als Erstes das PK-Feld (oben) auszufüllen. Dieses dient lediglich dazu, dass pro Person nur ein Fragebogen ausgewertet wird. Ihre Anonymität geht dadurch nicht verloren.

PK: 1. Feld = 1. Buchstabe des Vornamen,
2. Feld = 3. Buchstabe des Vornamen
3. und 4. Feld = Ihr Geburtstag

Beispiele:
M<u>a</u>x Weber, geboren am <u>07</u>.08.1979
⇒
PK: | M | X | 0 | 7 |

S<u>a</u><u>n</u>dra Bellen, geboren am <u>14</u>.02.1983
⇒
PK: | S | N | 1 | 4 |

Bitte antworten Sie ehrlich und kreuzen Sie an, was für Sie zutrifft, wobei immer Ihre aktuelle Situation gefragt ist. Sollten Sie irgendwelche Fragen haben, wenden Sie sich bitte direkt an mich, ich helfe Ihnen gerne weiter.

Vielen Dank für Ihre Hilfe!

Ihr Doktorand
Michael Niebler

Allgemeine Fragen zu Ihrer Person:

1. Zu welcher Altersgruppe gehören Sie?

o unter 20 Jahre
o 21 bis 40 Jahre
o 41 bis 60 Jahre
o über 60 Jahre

2. Geschlecht

o weiblich
o männlich

3. Welchen Schulabschluss haben Sie? (höchster erreichter Schulabschluss)

o kein Schulabschluss
o Hauptschule/ Volksschule
o Realschule/ Mittlere Reife
o Abitur/ Allgemeine Hochschulreife
o weiterführende Schulen (BOS, FOS, etc.)
o abgeschlossenes Studium (Universität/ Fachhochschule)

4. Aufgrund welcher psychischen Erkrankung sind Sie in der Forensischen Psychiatrie untergebracht?
(Mehrfachnennungen möglich!)

o Suchterkrankung
o Schizophrenie/ Psychose Erkrankung
o Persönlichkeitsstörung
o weitere Erkrankung (z.B. ADHS)

5. Aufgrund welcher Rechtsgrundlage sind Sie in der Forensischen Psychiatrie untergebracht?

o § 63 Strafgesetzbuch
o § 64 Strafgesetzbuch
o § 126 Strafprozessordnung bei zu erwartendem § 63 StGB
o § 126 Strafprozessordnung bei zu erwartendem § 64 StGB

6. Waren Sie bereits früher in der Forensischen Psychiatrie untergebracht?
o Ja
o Nein
    Falls Ja: Aufgrund welcher Rechtsgrundlage waren Sie in der Forensischen Psychiatrie untergebracht?
    o § 63 Strafgesetzbuch
    o § 64 Strafgesetzbuch
    o § 126 Strafprozessordnung bei zu erwartendem § 63 StGB
    o § 126 Strafprozessordnung bei zu erwartendem § 64 StGB)

7. Aufgrund welchen Delikts sind Sie in der Forensischen Psychiatrie untergebracht? (Mehrfachnennungen möglich!)

o Vermögensdelikte, Raub und Erpressung sowie gemeingefährliche Straftaten oder Sachbeschädigung und Straftaten gegen die öffentliche Ordnung
(Diebstahl, Betrug, Unterschlag usw., Raub, Erpressung usw. sowie Brandstiftung, Hausfriedensbruch usw.)

o Straftaten gegen die körperliche Unversehrtheit sowie gegen das Leben
(Körperverletzung mit oder ohne Todesfolge, Misshandlung Schutzbefohlener usw. sowie Totschlag, Mord usw.)

o Straftaten gegen die sexuelle Selbstbestimmung
(Exhibitionismus, sexuelle Nötigung, sexueller Missbrauch mit oder ohne Todesfolge usw.)

o Verstöße gegen das Betäubungsmittelgesetz
(Drogenbesitz, Drogenhandel usw.)

8. Wie lange sind Sie schon in der Psychiatrie untergebracht?

o weniger als 1 Jahr
o 1 bis 2 Jahre
o 3 bis 4 Jahre
o mehr als 4 Jahre

9. Wissen sie, wie lange Sie voraussichtlich noch in der Psychiatrie untergebracht sein werden?

o Ja
o Nein

    Falls Ja: Wie lange werden Sie noch in der Forensischen Psychiatrie untergebracht sein?

    o weniger als 1 Jahr
    o 1 bis 2 Jahre
    o 3 bis 4 Jahre
    o mehr als 4 Jahre

10. In welcher Lockerungsstufe befinden Sie sich zur Zeit:

o 0 (kein Ausgang)
o A (Ausgang auf dem Klinikgelände mit Begleitung)
o B (Ausgang auf dem Klinikgelände ohne Begleitung)
o C (Ausgang außerhalb des Geländes)
o D (Ausgang mit auswärtigem Übernachten, inkl. Entlassungsstufe)

Die folgenden Fragen sollen anhand von **Schulnoten** beantwortet werden. Eine 1 bedeutet also dann das Bestmögliche bzw. Totale Zustimmung.
Eine 6 bedeutet dagegen bedeutet das Schlechtestmögliche bzw. Totale Ablehnung.

Fragen zu den allgemeinen Rahmenbedingungen:
Nun geht es um Ihr Verhältnis zum Team und um die allgemeinen Rahmenbedingungen Ihrer Therapie. Bitte beziehen Sie ihre Angaben auf die derzeitige Situation, auch wenn Sie schon früher einmal im Maßregelvollzug untergebracht worden sind.

11. Wurden Sie <u>zum Beginn</u> ihrer Behandlung über ihre Erkrankung beziehungsweise Sucht aufgeklärt?

o	o	o	o	o	o
1	2	3	4	5	6
vollkommen aufgeklärt					gar nicht aufgeklärt

12. Wurden Sie <u>später</u> während ihrer Behandlung über ihre Erkrankung beziehungsweise Sucht aufgeklärt?

o	o	o	o	o	o
1	2	3	4	5	6
vollkommen aufgeklärt					gar nicht aufgeklärt

13. Wurden Sie zum Beginn ihrer Behandlung ausreichend über die erforderlichen Behandlungsmaßnahmen aufgeklärt?

o	o	o	o	o	o
1	2	3	4	5	6
vollkommen aufgeklärt					gar nicht aufgeklärt

14. Wurden ihnen verschiedene Behandlungsmöglichkeiten angeboten, aus denen Sie auswählen konnten?

o	o	o	o	o	o
1	2	3	4	5	6
zahlreiche Angebote					keine Angebote

15. Waren Sie mit den Behandlungsmaßnahmen einverstanden?

o	o	o	o	o	o
1	2	3	4	5	6
vollkommen einverstanden					gar nicht einverstanden

16. Hatten Sie das Gefühl bei der Festlegung ihrer Behandlungsziele ausreichendes Mitspracherecht gehabt zu haben?

o	o	o	o	o	o
1	2	3	4	5	6
sehr großes Mitspracherecht					gar kein Mitspracherecht

17. Glauben Sie es wird bei ihren Therapien ausreichend auf ihre Wünsche, Nöte und Vorstellungen von der Zukunft eingegangen?

o	o	o	o	o	o
1	2	3	4	5	6
sehr gut eingegangen					gar nicht eingegangen

18. Sind Sie mit den gewählten Behandlungen zufrieden?

o	o	o	o	o	o
1	2	3	4	5	6
sehr zufrieden					gar nicht zufrieden

19. Nehmen Sie sich manchmal Freiheiten, die Ihnen das Team nicht zugestanden hat?

o	o	o	o	o	o
1	2	3	4	5	6
sehr oft					nie

20. Werden Ihnen Freiheiten nicht zugestanden mit der Begründung, Sie würden zu Ihrem eigenen Nachteil handeln?

o	o	o	o	o	o
1	2	3	4	5	6
sehr oft					nie

21. Finden Sie es richtig, dass Sie schon einmal gewährte Freiheiten wieder verloren haben, weil Sie daran gebundene Auflagen nicht eingehalten haben?

o	o	o	o	o	o
1	2	3	4	5	6
sehr richtig					absolut falsch

22. Nehmen Sie an den Therapieangeboten nur teil, weil Sie nur dadurch wieder in Freiheit gelangen können?

o	o	o	o	o	o
1	2	3	4	5	6
stimmt vollkommen					stimmt gar nicht

23. Sind Sie dem Team gegenüber unehrlich, weil Sie glauben, dadurch schneller in Freiheit zu gelangen?

o	o	o	o	o	o
1	2	3	4	5	6
sehr oft					nie

24. Sind Sie der Meinung, Ihnen wird zu stark vorgeschrieben, wie ihr Tag auszusehen hat?

o	o	o	o	o	o
1	2	3	4	5	6
viel zu viel Einfluss					gar kein Einfluss

25. Führen Sie derzeit eine Partnerschaft mit jemandem innerhalb oder außerhalb der Klinik?

o Ja
o Nein

    Falls Ja: Haben Sie das Gefühl es wird zu viel Einfluss auf ihre Partnerschaft genommen?

o	o	o	o	o	o
1	2	3	4	5	6
stimmt vollkommen					stimmt gar nicht

    Falls Ja: Helfen Ihnen die Therapieangebote beim Führen ihrer Partnerschaft?

o	o	o	o	o	o
1	2	3	4	5	6
helfen sehr					helfen gar nicht

26. Haben Sie das Gefühl durch die Behandlung ihren Willen und/ oder ihre Wünsche besser zu verstehen?

o	o	o	o	o	o
1	2	3	4	5	6
verstehe mich viel besser				hilft gar nicht	

27. Wissen Sie, dass Sie über einen Rechtsanwalt ein externes Gutachten (durch Therapeuten außerhalb der Klinik) einfordern können?

o Ja
o Nein

    Falls Ja: Wollten/ wollen Sie ein externes Gutachten einfordern?

o	o	o	o	o	o
1	2	3	4	5	6
auf jeden Fall				auf keinen Fall	

28. Wollten/ wollen Sie die Klinik wechseln?

o Ja
o Nein

    Falls Ja: Warum wollten/ wollen Sie die Klinik wechseln?

    o Probleme mit ihrem persönlichen Therapeuten
    o Problem mit den Bezugspflegern
    o Problem mit den Therapieangeboten
    o Problem mit den räumlichen Ausstattungen

29. Können Sie die Entscheidungen des Teams z.B. zu Sperrungen oder Ihren Behandlungsmaßnahmen nachvollziehen?

o	o	o	o	o	o
1	2	3	4	5	6
absolut nachvollziehbar				gar nicht nachvollziehbar	

30. Waren Sie schon mal als Gefangener in einer Justizvollzugsanstalt?
o Ja
o Nein

31. Wären Sie lieber als Gefangener in einer Justizvollzugsanstalt, als als Patient im Maßregelvollzug?
o Ja
o Nein

    Falls Ja: Warum wären Sie lieber Gefangener in einer Justizvollzugsanstalt?
    o Hoffnung auf frühere Entlassung
    o kein Zwang zur Therapie
    o weniger Einfluss auf den Tagesablauf
    o keine Drogenscreenings
    o sonstiger Grund: _____

Fragen zu Ihrem Verhältnis zu Ihrem persönlichen Therapeuten:
Jetzt geht es um Sie und Ihren persönlichen Therapeuten (Arzt/ Ärztin oder Psychologe/ Psychologin).

Bitte beurteilen Sie, wie sich Ihr persönlicher Therapeut Ihnen gegenüber verhält (REALITÄT)

32. Verhält sich Ihr Therapeut Ihnen gegenüber wie

ein Freund, der sie über die Gegenbenheiten informiert und mit Ihnen gemeinsam versucht herauszufinden, was das Beste für Sie ist?
o	o	o	o	o	o
1	2	3	4	5	6
trifft absolut zu					trifft überhaupt nicht zu

ein Erziehungsberechtiger, der am besten weiß, was das Beste für Sie ist und dafür sorgt, dass sie tun was er sagt?
o	o	o	o	o	o
1	2	3	4	5	6
trifft absolut zu					trifft überhaupt nicht zu

ein Experte, der Ihnen alle verfügbaren Informationen liefert und Sie selbst eine Entscheidung treffen lässt?
o	o	o	o	o	o
1	2	3	4	5	6
trifft absolut zu					trifft überhaupt nicht zu

ein Berater, der versucht Ihnen zu helfen sich selbst besser zu verstehen und damit erleichtert eine Entscheidung zu treffen?
o	o	o	o	o	o
1	2	3	4	5	6
trifft absolut zu					trifft überhaupt nicht zu

Bitte beurteilen Sie, wie sich ihr persönlicher Therapeut sich Ihrer Meinung nach Ihnen gegenüber verhalten sollte und kreuzen Sie an, was am ehesten zutrifft. (WUNSCH)

33. Was wäre Ihnen am liebsten, wie sich Ihr Therapeut verhalten sollte?
Wie ein
ein Freund, der sie über die Gegebenheiten informiert und mit Ihnen gemeinsam versucht herauszufinden, was das Beste für Sie ist?

o	o	o	o	o	o
1	2	3	4	5	6

trifft absolut zu   trifft überhaupt nicht zu

ein Erziehungsberechtiger, der am besten weiß, was das Beste für Sie ist und dafür sorgt, dass sie tun was er sagt?

o	o	o	o	o	o
1	2	3	4	5	6

trifft absolut zu   trifft überhaupt nicht zu

ein Experte, der Ihnen alle verfügbaren Informationen liefert und Sie selbst eine Entscheidung treffen lässt?

o	o	o	o	o	o
1	2	3	4	5	6

trifft absolut zu   trifft überhaupt nicht zu

ein Berater, der versucht Ihnen zu helfen sich selbst besser zu verstehen und damit erleichtert eine Entscheidung zu treffen?

o	o	o	o	o	o
1	2	3	4	5	6

trifft absolut zu   trifft überhaupt nicht zu

34. Nimmt sich ihr Therapeut insgesamt genügend Zeit für Sie?

o	o	o	o	o	o
1	2	3	4	5	6

nimmt sich
sehr viel Zeit   gar keine Zeit

35. Fragen Sie Ihren Therapeuten bei möglichst vielen Fragen um Rat?

o	o	o	o	o	o
1	2	3	4	5	6

sehr oft   nie

36. Nimmt sich ihr Therapeut oft Zeit für Ihre Anliegen außerhalb der Einzelgespräche?

o	o	o	o	o	o
1	2	3	4	5	6
sehr oft					nie

37. Sind Sie ihren Therapeuten gegenüber unehrlich, weil Sie glauben, dadurch schneller in Freiheit zu gelangen?

o	o	o	o	o	o
1	2	3	4	5	6
sehr oft					nie

38. Wollten/ wollen Sie ihren persönlichen Therapeuten wechseln?
o Ja
o Nein

    Falls Ja: Warum wollten/ wollen Sie ihren Therapeuten wechseln?
    o schlechte persönliche Beziehung/ kein Vertrauen zum Therapeuten
    o Verletzung der Schweigepflicht/ Indiskretion
    o Zu wenig Anleitung zu konkretem Verhalten
    o Sonstiges:_____

39. Glauben Sie Ihr Therapeut hat seine Schweigepflicht Sie betreffend verletzt?

o	o	o	o	o	o
1	2	3	4	5	6
auf jeden Fall					auf keinen Fall

Fragen zu der allgemeinmedizinischen Versorgung durch die Stationsärztin/ den Stationsarzt:
Die folgenden Fragen beziehen sich auf die hausärztliche Versorgung und die Beratung in medizinischen Fragen durch die Ärztin/ den Arzt der Station, und zwar unabhängig davon, ob er oder sie Ihr/e persönliche/r Therapeut/in ist.

40. Nimmt sich Ihr Arzt genügend Zeit für Ihre medizinischen Anliegen?

o	o	o	o	o	o
1	2	3	4	5	6
sehr oft					nie

41. Werden Sie unaufgefordert über den Austausch von Medikamenten gegen gleichwertige Ersatzpräparate informiert?

    o immer   o meistens   o manchmal o nie

42. Werden Sie UNAUFGEFORDERT über neu eingesetzte Medikamente informiert bezüglich folgender Punkte?

a, Gründe
    o immer   o meistens   o manchmal o nie

b, Therapieziel
    o immer   o meistens   o manchmal o nie

c, Nebenwirkungen
    o immer   o meistens   o manchmal o nie

43. Werden Sie AUSREICHEND über neu eingesetzte Medikamente informiert bezüglich folgender Punkte?

a, Gründe
    o immer   o meistens   o manchmal o nie

b, Therapieziel
    o immer   o meistens   o manchmal o nie

c, Nebenwirkungen
    o immer   o meistens   o manchmal o nie

Die folgende Frage bezieht sich darauf, wie Sie die Arzt-Patienten-Beziehung in der allgemeinmedizinischen Versorgung erleben und beurteilen (**REALITÄT**)

44. Verhält sich Ihr Arzt Ihnen gegenüber wie

ein Freund, der sie über die Gegebenheiten informiert und mit Ihnen gemeinsam versucht herauszufinden, was das Beste für Sie ist?

o	o	o	o	o	o
1	2	3	4	5	6

trifft absolut zu   trifft überhaupt nicht zu

ein Erziehungsberechtiger, der am besten weiß, was das Beste für Sie ist und dafür sorgt, dass sie tun was er sagt?

o	o	o	o	o	o
1	2	3	4	5	6

trifft absolut zu   trifft überhaupt nicht zu

ein Experte, der Ihnen alle verfügbaren Informationen liefert und Sie selbst eine Entscheidung treffen lässt?

o	o	o	o	o	o
1	2	3	4	5	6

trifft absolut zu   trifft überhaupt nicht zu

ein Berater, der versucht Ihnen zu helfen sich selbst besser zu verstehen und damit erleichtert eine Entscheidung zu treffen?

o	o	o	o	o	o
1	2	3	4	5	6

trifft absolut zu   trifft überhaupt nicht zu

Nun geht es darum wie Sie sich die Arzt-Patienten-Beziehung in der allgemeinmedizinischen Versorgung wünschen würden. (WUNSCH)

45. Was wäre Ihnen am liebsten, wie sich Ihr Arzt verhalten sollte?
Wie ein
ein Freund, der sie über die Gegebenheiten informiert und mit Ihnen gemeinsam versucht herauszufinden, was das Beste für Sie ist?

o	o	o	o	o	o
1	2	3	4	5	6
trifft absolut zu					trifft überhaupt nicht zu

ein Erziehungsberechtiger, der am besten weiß, was das Beste für Sie ist und dafür sorgt, dass sie tun was er sagt?

o	o	o	o	o	o
1	2	3	4	5	6
trifft absolut zu					trifft überhaupt nicht zu

ein Experte, der Ihnen alle verfügbaren Informationen liefert und Sie selbst eine Entscheidung treffen lässt?

o	o	o	o	o	o
1	2	3	4	5	6
trifft absolut zu					trifft überhaupt nicht zu

ein Berater, der versucht Ihnen zu helfen sich selbst besser zu verstehen und damit erleichtert eine Entscheidung zu treffen?

o	o	o	o	o	o
1	2	3	4	5	6
trifft absolut zu					trifft überhaupt nicht zu

10.2 Therapeutenfragebogen in der Endfassung (leicht gekürzt)

Patientenautonomie in der Forensischen Psychiatrie

Therapeutenfragebogen

Ansprechpartner:
Projektleiter: **Prof. Dr. med. Dr. phil. G. Rogler**
　　　　　　　Klinik für Innere Medizin I der Universität Regensburg
　　　　　　　Direktor: Prof. Dr. med. J. Schölmerich
Doktorand: 　**Michael Niebler, cand. med.**
　　　　　　　Universität Regensburg

"Patientenautonomie in der Forensischen Psychiatrie"
Fragebogen für Therapeuten

Sehr geehrte Kollegin,
Sehr geehrter Kollege,

derzeit studiere ich im dritten klinischen Semester Humanmedizin an der Universitätsklinik Regensburg. Im Rahmen meiner Doktorarbeit im Fachbereich Medizinethik, möchte ich untersuchen wie viel Entscheidungs- bzw. Handlungsfreiheit den Patienten im Maßregelvollzug zugestanden wird. Zu diesem Zweck befrage ich sowohl Patienten als auch Therapeuten der Forensischen Fachklinik Regensburg.
Der Therapeutenfragebogen setzt sich aus 4 Teilbereichen zusammen: Ein Teil mit allgemeinen Angaben zu ihrer Person,
ein Teil mit Fragen zu Ihrer Tätigkeit als Psychotherapeut,
ein Teil für Ärzte mit Fragen zur Ausgestaltung der medizinischen Versorgung der Patienten sowie einen Teil mit Fragen zu Ihrer Beziehung zu von Ihnen ausgewählten Patienten.

Das Ausfüllen dauert etwa **15 Minuten.** Ihre Angaben werden vertraulich behandelt und der Fragebogen wird anonym ausgewertet.

Um eine bessere Auswertbarkeit und Aussagekraft des Fragbogens zu erhalten, war es unvermeidlich, einige Aussagen etwas provokativ zu formulieren. Ich möchte Sie dafür um Verständnis bitten.

Manche der folgenden Fragen sollen anhand von **Schulnoten** beantwortet werden. Eine 1 bedeutet also dann das Bestmögliche bzw. Totale Zustimmung.
Eine 6 bedeutet dagegen bedeutet das Schlechtestmögliche bzw. Totale Ablehnung.

Sollten Sie irgendwelche Fragen haben, wenden Sie sich bitte direkt an mich, stehe ich Ihnen gerne zur Verfügung. Eine Kontaktaufnahme ist per E-Mail (michael.niebler@gmx.net) oder telefonisch (0176 620 200 72) möglich.
Ich möchte darauf hinweisen, dass im Folgenden aus Gründen der vereinfachten Formulierung zwar nur die männliche Form gebraucht wird, jedoch natürlich die weibliche Form gleichberechtigt gemeint ist.

Vielen Dank für Ihre Hilfe!

Ihr Doktorand
Michael Niebler

Allgemeine Fragen zur Person.

1. Zu welcher Altersgruppe gehören Sie?

o 25 - 35 Jahre
o 36 - 45 Jahre
o 46 - 60 Jahre
o über 60 Jahre

2. Geschlecht

o weiblich
o männlich

3. Welche Funktion haben sie inne?

o Stationsarzt/ -ärztin
o Oberarzt/ -ärztin
o Diplom Psychologin/ Psychologe
o Leitende/r Therapeut/ in

4. Wie lange sind Sie schon klinisch in der Forensischen Psychiatrie tätig?

o weniger als 5 Jahre
o 5 bis 10 Jahre
o 11 bis 25 Jahre
o mehr als 25 Jahre

Fragen zur Tätigkeit als Psychotherapeut:
Die folgenden Fragen beziehen sich auf Ihre psychotherapeutische Tätigkeit im Allgemeinen, wobei Ihre Erfahrungen mit den Patienten als Grundlage dienen sollen, für die Sie der Bezugstherapeut sind.

5. Haben Sie sich schon einmal gegen die Lockerung eines Patienten ausgesprochen, obwohl die formalen Voraussetzungen erfüllt waren, aufgrund Ihrer Intuition.

o	o	o	o	o	o
1	2	3	4	5	6
sehr oft					nie

Die folgende Frage bezieht sich darauf, wie Sie die Therapeuten-Patienten-Beziehung erleben und beurteilen (**REALITÄT**, Als nächstes wird die Wunschvorstellung gefragt).

6. Verhält sich der Therapeut dem Patienten gegenüber wie

ein Freund, der den Pat. über die Gegebenheiten informiert und mit ihm gemeinsam versucht herauszufinden, was das Beste für ihn ist?

o	o	o	o	o	o
1	2	3	4	5	6

trifft absolut zu   trifft überhaupt
                                                                                  nicht zu

ein Erziehungsberechtiger, der am besten weiß, was das Beste für den Pat. ist und dafür sorgt, dass der Pat. tut was der Therapeut sagt?

o	o	o	o	o	o
1	2	3	4	5	6

trifft absolut zu   trifft überhaupt
                                                                                  nicht zu

ein Experte, der dem Pat. alle verfügbaren Informationen liefert und ihn selbst eine Entscheidung treffen lässt?

o	o	o	o	o	o
1	2	3	4	5	6

trifft absolut zu   trifft überhaupt
                                                                                  nicht zu

ein Berater, der versucht dem Pat. zu helfen sich selbst besser zu verstehen und ihm damit erleichtert eine Entscheidung zu treffen?

o	o	o	o	o	o
1	2	3	4	5	6

trifft absolut zu   trifft überhaupt
                                                                                  nicht zu

Die folgende Frage bezieht sich darauf, wie die Therapeuten-Patienten-Beziehung Ihrer Meinung nach sein sollte (**WUNSCH**)

7. Sollte sich der Therapeut dem Patienten gegenüber verhalten wie

ein Freund, der den Pat. über die Gegebenheiten informiert und mit ihm gemeinsam versucht herauszufinden, was das Beste für ihn ist?

o	o	o	o	o	o
1	2	3	4	5	6

trifft absolut zu   trifft überhaupt nicht zu

ein Erziehungsberechtiger, der am besten weiß, was das Beste für den Pat. ist und dafür sorgt, dass der Pat. tut was der Therapeut sagt?

o	o	o	o	o	o
1	2	3	4	5	6

trifft absolut zu   trifft überhaupt nicht zu

ein Experte, der dem Pat. alle verfügbaren Informationen liefert und ihn selbst eine Entscheidung treffen lässt?

o	o	o	o	o	o
1	2	3	4	5	6

trifft absolut zu   trifft überhaupt nicht zu

ein Berater, der versucht dem Pat. zu helfen sich selbst besser zu verstehen und ihm damit erleichtert eine Entscheidung zu treffen?

o	o	o	o	o	o
1	2	3	4	5	6

trifft absolut zu   trifft überhaupt nicht zu

8. Können Sie sich eine Situation vorstellen, in der, Ihrer Meinung nach, eine Verletzung Ihrer Schweigepflicht zum Wohle des betreffenden Patienten gewesen wäre?
o ja
o nein

9. Fänden Sie es richtig, zum Wohle Ihres Patienten Ihre Schweigepflicht zu verletzen, obwohl die formalen Bedingungen nicht gegeben sind?

o	o	o	o	o	o
1	2	3	4	5	6

absolut richtig   absolut falsch

10. Haben Sie schon einmal, beabsichtigt oder unbeabsichtigt, Ihre Schweigepflicht verletzt?
o ja
o nein
o keine Angabe
  Falls Ja: Glauben Sie dadurch zum Schaden Ihres Patienten gehandelt zu haben?

o	o	o	o	o	o
1	2	3	4	5	6
sehr großer Schaden				kein Schaden	

Fragen für Ärzte:
Bei den folgenden Fragen geht es um die allgemeinmedizinische Versorgung der Patienten und um die Anordnung von Medikamenten. Bitte beantworten Sie diesen Teil nur, wenn Sie als Arzt mit solchen Aufgaben betraut sind. Bitte füllen Sie diesen Teil auch aus, wenn Sie als Arzt auch mit psychotherapeutischen Fragen betraut sind und nehmen Sie dabei ihre Rolle als Arzt dem Patienten gegenüber als Grundlage.
Sollten Sie diesen Teil nicht beantworten geht es weiter auf Seite 9.

11. Nehmen Sie sich Ihrer Meinung nach genügend Zeit für die medizinischen Anliegen Ihrer Patienten?

o	o	o	o	o	o
1	2	3	4	5	6
sehr oft					nie

12. Informieren Sie Ihre Patienten unaufgefordert über den Austausch von Medikamenten gegen gleichwertige Ersatzpräparate?

o immer   o meistens   o manchmal   o nie

13. Informieren Sie Ihre Patienten UNAUFGEFORDERT über neu eingesetzte Medikamente bezüglich folgender Punkte?

a, Gründe
  o immer   o meistens   o manchmal   o nie

b, Therapieziel
  o immer   o meistens   o manchmal   o nie

c, Nebenwirkungen
  o immer   o meistens   o manchmal   o nie

14. Informieren Sie Ihre Patienten AUSREICHEND über neu eingesetzte Medikamente bezüglich folgender Punkte?

a, Gründe
    o immer   o meistens   o manchmal   o nie

b, Therapieziel
    o immer   o meistens   o manchmal   o nie

c, Nebenwirkungen
    o immer   o meistens   o manchmal   o nie

Die folgende Frage bezieht sich darauf, wie Sie die Arzt-Patienten-Beziehung in der allgemeinmedizinischen Versorgung erleben und beurteilen (**REALITÄT**)

15. Verhält sich der Arzt dem Patienten gegenüber wie

ein Freund, der den Pat. über die Gegebenheiten informiert und mit ihm gemeinsam versucht herauszufinden, was das Beste für ihn ist?
    o   o   o   o   o   o
    1   2   3   4   5   6
trifft absolut zu   trifft überhaupt nicht zu

ein Erziehungsberechtiger, der am besten weiß, was das Beste für den Pat. ist und dafür sorgt, dass der Pat. tut was der Arzt sagt?
    o   o   o   o   o   o
    1   2   3   4   5   6
trifft absolut zu   trifft überhaupt nicht zu

ein Experte, der dem Pat. alle verfügbaren Informationen liefert und ihn selbst eine Entscheidung treffen lässt?
    o   o   o   o   o   o
    1   2   3   4   5   6
trifft absolut zu   trifft überhaupt nicht zu

ein Berater, der versucht dem Pat. zu helfen sich selbst besser zu verstehen und ihm damit erleichtert eine Entscheidung zu treffen?
    o   o   o   o   o   o
    1   2   3   4   5   6
trifft absolut zu   trifft überhaupt nicht zu

Die folgende Frage bezieht sich darauf, wie die Arzt-Patienten-Beziehung in der allgemeinmedizinischen Versorgung Ihrer Meinung nach sein sollte (**WUNSCH**)

16. Sollte sich der Arzt dem Patienten gegenüber verhalten wie

ein Freund, der den Pat. über die Gegebenheiten informiert und mit ihm gemeinsam versucht herauszufinden, was das Beste für ihn ist?

o	o	o	o	o	o
1	2	3	4	5	6

trifft absolut zu   trifft überhaupt nicht zu

ein Erziehungsberechtiger, der am besten weiß, was das Beste für den Pat. ist und dafür sorgt, dass der Pat. tut was der Arzt sagt?

o	o	o	o	o	o
1	2	3	4	5	6

trifft absolut zu   trifft überhaupt nicht zu

ein Experte, der dem Pat. alle verfügbaren Informationen liefert und ihn selbst eine Entscheidung treffen lässt?

o	o	o	o	o	o
1	2	3	4	5	6

trifft absolut zu   trifft überhaupt nicht zu

ein Berater, der versucht dem Pat. zu helfen sich selbst besser zu verstehen und ihm damit erleichtert eine Entscheidung zu treffen?

o	o	o	o	o	o
1	2	3	4	5	6

trifft absolut zu   trifft überhaupt nicht zu

Fragen zu 5 von Ihnen ausgewählten Patienten:
Nun möchte ich Sie bitten fünf Ihrer Patienten auszuwählen, für die Sie der persönliche Therapeut sind und bei denen Sie davon ausgehen, dass diese einen Patientenfragbogen ausgefüllt und abgegeben haben.
Als Anhaltspunkt soll Ihnen dienen, dass Intelligenzminderung, akute psychotische Zustände und Umstände, die ein selbstständiges Ausfüllen des Fragebogens verhindern, Ausschlusskriterien für die Teilnahme an der Patientenbefragung sind. Bitte füllen Sie dann zunächst für den betreffenden Patienten das PK-Feld aus und gehen Sie dabei vor wie bei den unten angeführten Beispielen.
Es werden keine persönlichen oder medizinischen Daten über die betreffenden Patienten abgefragt, sodass eine eindeutige Zuordnung zu einer bestimmten Person nicht möglich ist.

PK: 1. Feld = 1. Buchstabe des Vornamen,
      2. Feld = 3. Buchstabe des Vornamen
      3. und 4. Feld = Ihr Geburtstag

Beispiele:
M<u>a</u>x Weber, geboren am <u>07</u>.08.1979
⇒
PK: |M|X|0|7|

S<u>a</u>ndra Bellen, geboren am <u>14</u>.02.1983
⇒
PK: |S|N|1|4|

Patient 1:
PK: ☐☐☐☐

Die folgende Frage bezieht sich darauf, wie Sie die Beziehung zu Patienten 1 erleben und beurteilen (**REALITÄT**)

P1.1 Verhalten Sie sich Patienten 1 gegenüber wie

ein Freund, der den Pat. über die Gegebenheiten informiert und mit ihm gemeinsam versucht herauszufinden, was das Beste für ihn ist?

o	o	o	o	o	o
1	2	3	4	5	6

trifft absolut zu   trifft überhaupt
                                                                                       nicht zu

ein Erziehungsberechtiger, der am besten weiß, was das Beste für den Pat. ist und dafür sorgt, dass der Pat. tut was der Therapeut sagt?

o	o	o	o	o	o
1	2	3	4	5	6

trifft absolut zu   trifft überhaupt
                                                                                       nicht zu

ein Experte, der dem Pat. alle verfügbaren Informationen liefert und ihn selbst eine Entscheidung treffen lässt?

o	o	o	o	o	o
1	2	3	4	5	6

trifft absolut zu   trifft überhaupt
                                                                                       nicht zu

ein Berater, der versucht dem Pat. zu helfen sich selbst besser zu verstehen und ihm damit erleichtert eine Entscheidung zu treffen?

o	o	o	o	o	o
1	2	3	4	5	6

trifft absolut zu   trifft überhaupt
                                                                                       nicht zu

Die folgende Frage bezieht sich darauf, wie die therapeutische Beziehung zu Patient 1 sein sollte.
(WUNSCH)

P1.2 Wollen Sie sich Patient 1 gegenüber verhalten wie

ein Freund, der den Pat. über die Gegebenheiten informiert und mit ihm gemeinsam versucht herauszufinden, was das Beste für ihn ist?

o	o	o	o	o	o
1	2	3	4	5	6

trifft absolut zu   trifft überhaupt
                                                          nicht zu

ein Erziehungsberechtiger, der am besten weiß, was das Beste für den Pat. ist und dafür sorgt, dass der Pat. tut was der Therapeut sagt?

o	o	o	o	o	o
1	2	3	4	5	6

trifft absolut zu   trifft überhaupt
                                                          nicht zu

ein Experte, der dem Pat. alle verfügbaren Informationen liefert und ihn selbst eine Entscheidung treffen lässt?

o	o	o	o	o	o
1	2	3	4	5	6

trifft absolut zu   trifft überhaupt
                                                          nicht zu

ein Berater, der versucht dem Pat. zu helfen sich selbst besser zu verstehen und ihm damit erleichtert eine Entscheidung zu treffen?

o	o	o	o	o	o
1	2	3	4	5	6

trifft absolut zu   trifft überhaupt
                                                          nicht zu

P1.3 Bitte beurteilen Sie, wie stark sich Patient 1 von Ihnen abhängig macht.

o	o	o	o	o	o
1	2	3	4	5	6

absolut abhängig   völlig unabhängig

P1.4 Haben Sie Ihre Schweigepflicht Patient 1 betreffend schon einmal verletzt?
o ja
o nein
o keine Angabe

Falls Ja: Glauben Sie dadurch zum Schaden Ihres Patienten gehandelt zu haben?

o	o	o	o	o	o
1	2	3	4	5	6

sehr großer Schaden   kein Schaden

P1.5 Glauben Sie Patient 1 geht davon aus, dass Sie ihre Schweigepflicht verletzt haben?

o 1   o 2   o 3   o 4   o 5   o 6
auf jeden Fall   auf keinen Fall

P1.6 Glauben Sie, dass Sie von Patient 1 belogen werden?
o ja
o nein

    Falls Ja: Wie oft glauben Sie von Patient 1 belogen zu werden?

o 1   o 2   o 3   o 4   o 5   o 6
sehr oft   nie

    Falls Ja: Warum glauben Sie werden Sie von Patient 1 belogen?
        Mehrfachnennungen möglich!
    o schlechte persönliche Beziehung zu Ihnen
    o Glaube des Patienten dadurch schneller in Freiheit zu gelangen?
    o Persönlichkeitsstruktur des Patienten
    o kein Vertrauen zu Ihnen
    o _____

P1.7 Hat Patient 1 Ihnen gegenüber schon einmal den Wunsch geäußert einen anderen persönlichen Therapeuten zu bekommen?
o Ja
o Nein

    Falls Ja: Haben Sie dieses Anliegen unterstützt?
    o Ja
    o Nein

    Falls Nein: Warum nicht?
        Mehrfachnennungen möglich!
    o ein anderer Therapeut würde auch nichts besser machen
    o der Wechselwunsch ist nur Ausdruck der mangelnden Therapiebereitschaft des Patienten
    o Grundsätze der Station
    o_____

Ab hier wiederholen sich die Fragen nur eben für die Patienten 2 bis 5.

10. 3 Zusammenfassung der signifikanten Ergebnisse

Kapitel-zahl	Item	Test	Signifikantes Ergebnis	Bedeutung
3.1.3.1 Fo-Pat	Informiertes Einverständnis	t-Test	*voraus.o.W. - voraus.Un1 *voraus.o.W. - voraus.Üb1	Pat. ohne Wissen besser beim informed consent
3.1.3.2 Fo-Pat.	Freiheit	t-Test	+Bild.k.A. – Bild.m.R. *Bild.HS – Bild.m.R.	Pat. hoher Bildung haben weniger Freiheit
			*Verm. – BtmG +Gewalt – Sex +Btmg – Gewalt	BtmG-Pat. fühlen sich weniger frei
			*voraus.o.W. – voraus.Üb1	Pat. ohne Wissen empfinden weniger Freiheit
	Item p19	Chi	* Mehr Freiheit nehmen Verm.-Pat; Weniger Freiheit nehmen Gewalt- und BtmG-Pat.	
		U-Test	*Verm. – Sex *Verm. – Gewalt *Verm. – BtmG +Gewalt – BtmG	Verm.-Pat. nehmen sich mehr Freiheit als die anderen; Gewalt-Pat. nehmen sich evtl. weniger als BtmG-Pat.
			+0 – B	B-Pat. nehmen evtl. weniger Freiheiten als 0-Pat.
	Item p21	Chi	+ Evtl. VorherJa-Pat. tolerieren Bestrafung eher als VorherNein-Pat.	
			+ Evtl. voraus.o.W.-Pat. uneinsichtig bei Bestrafung; voraus.Üb1-Pat. gespalten	
		U-Test	*VorherJa – VorherNein	VorherJa-Pat. tolerieren Bestrafung besser als VorherNein-Pat.
			*Gewalt – BtmG	BtmG-Pat. tolerieren Bestrafung eher
3.1.3.3 Fo-Pat.	Item p25.1	Chi	* Nichtsucht führen eher Partnerschaft als Sucht	
	Item p26	Chi	* 0, A und D finden Therapie hilfreicher für das Selbstverständnis als B und C	
		U-Test	+ bish.Un1a – bish.Üb4a + bish.3bis4a – bish.Üb4a	bish.Üb4a besseres Selbstverständnis durch Therapie als andere
			* 0 – C * A – C + B – C * C – D	C weniger Selbstverständnis durch Therapie als andere
	Item p27.1	Chi	63er wissen eher um Gutachtenmöglichkeiten als 64er + VorherJa wissen um das Recht als VorherNein + bish.3bis4a u. bish.Üb4a wissen eher um Recht als bish.2bis3a u. bish.Un1a	
	Item p28	Chi	* Bild.HS wollen häufiger die Klinik wechseln	

3.1.3.3	Item p30	Chi	** 64er häufiger vorher schon in JVA als 63er	
			+ Verm., Sex u. BtmG häufiger vorher schon in JVA als Gewalt	
			+ bish.3bis4a weniger in JVA als andere	
3.1.4.1 Fo-Pat.	Item p32.1 deliberativ in Realität	Chi	*64er nehmen häufiger diesen Stil wahr als 63er	
		U-Test	+ 63er – 64er	64er nehmen eher diesen Stil wahr als 63er
			*Bild.k.A. – Bild.HS +Bild.k.A. – Bild.m.R.	Bild.k.A. nehmen den Stil eher wahr als andere
			*voraus.o.W. – voraus.Un1	voraus.o.W. nehmen eher den Stil wahr als voraus.Un1
	Item 32.2 paternalistisch In Realität	Chi	*voraus.Üb1 nehmen den Stil weniger wahr als voraus.Un1	
			* 0 nehmen weniger den Stil wahr als D; B u. C gleich verteilt	
		U-Test	**vorausÜb1 – voraus.Un1	vorausÜb1 nehmen weniger den Stil wahr als vorausUn1
			*0 – D *A –D *B -D	D nehmen diesen Stil mehr wahr als andere
	Item 32.3 informativ in Realität	U-Test	*bish.3bis4a – bish.Un1a *bish.3bis4a – bish.1bis2a	bish.3bis4a nehmen diesen Stil wahr weniger als andere
	32.4 interpretativ in Realität	U-Test	+0 – B	B nehmen den Stil mehr wahr als 0
	33.1 deliberativ als Wunsch	Chi	*VorherNein wünschen sich eher den Stil als VorherJa	
		U-Test	**VorherJa – VorherNein	VorherNein wünschen den Stil eher als VorherJa
			+0 – C +0 – D	0 wünschen weniger den Stil als C u. D
	Item 33.2 paternalistisch als Wunsch	Chi	*Sucht wünschen den Stil weniger als Nichtsucht	
			+Sex lehnen den Stil weniger ab als andere	
		U-Test	**Sex – BtmG +Sex – Verm.	Sex lehnen Stil am wenigsten ab
			*bish.Üb4a – bish.Un1a *bish.Üb4a – bish.1bis2a	bish.Üb4a lehnen den Stil weniger ab als andere
			*C – D	D lehnen den Stil mehr ab
	Item 33.3 informativ als Wunsch	U-Test	*Verm. – Sex	Verm. wünschen eher den Stil als Sex

			*bish.3bis4a – bish.Un1a *bish.3bis4a – bish.1bis2a *bish.3bis4a - bish.Üb4a	bish.3bis4a wünschen weniger den Stil als andere
Kapitel	**Item**	**Test**	**Signifikantes Ergebnis**	**Bedeutung**
3.1.4.1 Fo-Pat. Fortsetz.	Item 33.3 informativ als Wunsch Fortsetz.		**0 – D *A – D **B – D +C – D	D bevorzugen den Stil vor allen anderen
	Item 33.4 interpretativ als Wunsch	Chi	*Bild.m.R. bevorzugen den Stil vor den anderen *64er bevorzugen den Stil vor 63er	
		U-Test	+Bild.k.A. – Bild.HS +Bild.k.A. – Bild.m.R.	Bild.k.A. wünschen den Stil weniger als andere
			+63er – 64er	64er wünschen den Stil mehr
			+Verm. – Sex	Verm. wünschen den Stil mehr als Sex
	Items 32.1 bis 32.4 Beziehungsstile in Realität	SP	**32.1 korreliert positiv mit 32.3 **32.1 korreliert positiv mit 32.4 **32.3 korreliert positiv mit 32.4 Nur der paternalistische korreliert nicht!	
	Items 33.1 bis 33.4 Beziehungsst. als Wunsch	SP	**33.1 korreliert positiv mit 33.3 **33.1 korreliert positiv mit 33.4 **33.3 korreliert positiv mit 33.4 Nur der paternalistische korreliert nicht!	
	Deliberative Diskrepanzen	U-Test	*Bild.k.A. – Bild.HS	Bild.HS nehmen größeren Mangel an dem Stil wahr
			+voraus.o.W. – voraus.Üb1	voraus.o.W. nehmen größeren Mangel wahr
	Paternalist. Diskrepanzen	U-Test	*Verm. – Gewalt +Verm. - BtmG	Verm. nehmen Überschuss wahr, während andere Mangel sehen
			+bish.Un1a – bish.1bis2a *bish.1bis2a – bish.3bis4a	bish.1bis2a sehen größten Überschuss von den dreien
			+voraus.o.W. – voraus.Un1 *voraus.Un1 – voraus.Üb1	voraus.o.W. nehmen größten Überschuss wahr, vor voraus.Un1 und voraus.Üb1
			**0 – D *A – D **B – D +C – D	D empfinden den größten Überschuss des Stils von allen
	Informative Diskrepanzen	U-Test	*voraus.Un1 – voraus.Üb1	Voraus.Un1 nehmen mehr Mangel wahr
			+A – C *A – D +B – D	D nehmen größten Mangel wahr vor C, dann A und B

	Interpretative Diskrepanzen	U-Test	*Bild.k.A. – Bild.HS	Bild.HS nehmen größeren Mangel wahr
			+voraus.o.W. – voraus.Üb1	voraus.o.W. nehmen größeren Mangel wahr

Kapitel	Item	Test	Signifikantes Ergebnis	Bedeutung
3.1.4.2 Fo-Pat.	Zeit	t-Test	*Un40 – Üb40	Un40 bekommen mehr Zeit vom Th.
			+BtmG – Gewalt +BtmG – Sex	BtmG bekommen mehr Zeit vom Th als andere
			*voraus.o.W. – voraus.Üb1	Voraus.o.W. bekommen weniger Zeit vom Th
3.1.4.3 Fo-Pat.	Item 35	U-Test	*BtmG – Gewalt	BtmG fragen ihren Therapeuten häufiger um Rat als andere
	Item 37	Chi	+63er lügen seltener als 64er +C lügen eher als andere	
	Item 38	U-Test	+VorherJa – VorherNein	VorherNein wollen seltener Th wechseln
	Item 39	U-Test	+Bild.HS – Bild.m.R.	Bild.HS glauben noch seltener an Schweigepflicht-verletzung als andere
			*0 – B +A – B	B glauben noch weniger an Schweigepflicht-verletzung als andere
3.1.5.1 Fo-Pat.	44.2 Arzt paternalistisch in Realität	Chi U-Test	*D nehmen mehr Paternalismus wahr als die anderen *0 – D *B – D	D nimmt den Stil mehr wahr
	44.3 Arzt informativ in Realität	Chi U-Test	**64er nehmen Stil mehr wahr als 63er +Bild.HS – Bild.m.R.	Bild.m.R. nehmen den Stil stärker wahr
			*6er – 63er	64er nehmen den Stil stärker wahr
			*Verm. - Gewalt	Gewalt nehmen Stil weniger wahr
			+voraus.o.W. – voraus.Üb1	Voraus.Üb1 nehmen Stil stärker wahr
	44.4 Arzt interpretativ in Realität	Chi	*64er nehmen den Stil häufiger wahr als 63er +Verm. u. BtmG nehmen den Stil häufiger wahr als die anderen	
		U-Test	*Verm. – Gewalt	Verm. nehmen den Stil häufiger wahr
			*voraus.o.W. – voraus.Üb1	vorausÜb1 nehmen Stil stärker wahr
	45.1 Arzt deliberativ als Wunsch	U-Test	+A – D	D wünschen den Stil stärker als A

Kapitel	Item	Test	Signifikantes Ergebnis	Bedeutung
	45.2 Arzt paternalistisch als Wunsch	Chi	+Sucht – Nichtsucht	Sucht lehnen stärker ab als Nichtsucht
		U-Test	*Sucht - Nichtsucht	Sucht lehnen den Stil stärker ab als Nichtsucht
			*VorherJa – VorherNie	VorherNie lehnen den Stil weniger ab
3.1.5.1 Fo-Pat Fortsetz.	45.2 Arzt paternalistisch als Wunsch Fortsetz.	U-Test	+Sex – Verm. +Sex – BtmG	Sex lehnen den Stil weniger ab als die anderen
			*B – D *C – D	D lehnen den Stil stärker ab
	45.3 Arzt informativ als Wunsch	Chi	*C und D wünschen den Stil stärker als A und B
		U-Test	*Un40 – Üb40	Un40 wünschen den Stil stärker
			*voraus.Un1 – voraus.Üb1	vorausUn1 wünschen den Stil stärker
			*0 – D **A – D *B – D *C - D	D wünschen den Stil stärker als alle anderen
	45.4 Arzt interpreatativ als Wunsch	Chi	*Un40 wünschen den Stil stärker als Üb40
			+Bild.k.A. wünschen den Stil nicht so stark wie die anderen
			**64er wünschen den Stil stärker als 63er
			+VorherNein wünschen den Stil stärker all VorherJa
		U-Test	**Un40 – Üb40	Un40 wünschen Stil stärker
			+Bild.k.A. – Bild.m.R.	Bild.m.R. wünschen den Stil eher
			*63er – 64er	64er wünschen Stil eher
			+A – D	D wünschen Stil stärker
	Items 44.1 bis 44.4 Arzt Beziehungs-stile in Realität	SP	**44.1 korreliert positiv mit 44.3 **44.1 korreliert positiv mit 44.4 **44.3 korreliert positiv mit 44.4 Nur der paternalistische korreliert nicht
	Items 45.1 bis 45.4 Arzt Beziehungsst. als Wunsch	SP	**45.1 korreliert positiv mit 45.3 **45.1 korreliert positiv mit 45.4 **45.3 korreliert positiv mit 45.4 Nur der paternalistische korreliert nicht
	Deliberative Diskrepanzen Arzt	U-Test	*Gewalt – BtmG	Gewalt nehmen mehr Mangel wahr
			*voraus.o.W. – voraus.Üb1	Voraus.o.W. empfinden größeren Mangel
	Paternalist. Diskrepanzen Arzt	U-Test	+Sucht – Nichtsucht	Sucht erleben Überschuss, Nichtsucht Mangel
			*VorherJa – VorherNein	VorherNein empfinden geringeren Überschuss
			+bish.1bis2a – bish.Un1a +bish.1bis2a – bish.3bis4a	bish.1bis2a empfinden größeren Überschuss als

			+voraus.o.W. – voraus.Un1	die anderen voraus.Un1 empfinden größeren Überschuss

Kapitel	Item	Test	Signifikantes Ergebnis	Bedeutung
3.1.5.1 Fo-Pat Fortsetz.	Paternalist. Diskrepanzen Arzt Fortsetz.	U-Test	+0 – B **0 – D +A – B *A – D **B – D *C –D	D empfinden größten Überschuss, B empfinden Mangel
	Informative Diskrepanzen Arzt	U-Test	+Bild.HS – Bild.m.R.	Bild.m.R. empfinden stärkeren Mangel
			*Gewalt – Verm. *Gewalt - BtmG	Gewalt empfinden stärksten Mangel von allen
			**voraus.Üb1 – voraus.oW **voraus.Üb1 – vorausUn1	Voraus.Üb1 empfinden viel geringeren Mangel als die anderen
			+A – D	D empfinden größeren Mangel
	Interpretative Diskrepanzen Arzt	U-Test	+Un40 – Üb40	Un40 empfinden größeren Mangel
			*Bild.k.A. – Bild.HS *Bild.k.A. – Bild.m.R.	Bild.k.A. nehmen geringeren Mangel wahr
			*voraus.Üb1 – voraus.o.W. +voraus.Üb1 – voraus.Un1	voraus.Üb1 empfinden geringeren Mangel als die anderen
			+0 – D +A – B *A – D	D nehmen größten Mangel wahr vor B, 0 und A
3.1.5.2 Fo-Pat.	Medikamentenaufklärung	t-Test	*63er – 64er	64er fühlen sich besser aufgeklärt
			+VorherJa – VorherNein	VorherJa fühlen sich besser aufgeklärt
			**Verm. – Gewalt *Verm. - Sex	Verm. fühlen sich besser aufgeklärt
			+0 – B	0 fühlen sich am häufigsten aufgeklärt
3.1.5.3 Fo-Pat.	Item 40	Chi	* Für Verm. u. Gewalt nimmt sich der Arzt genügend Zeit. Sex fühlen sich nicht gut betreut.	
		U-Test	*VorherJa – VorherNein	VorherNein bekommen mehr Zeit vom Arzt
			*Sex – Verm. *Sex – Gewalt Sex – Gewalt	Sex bekommen am wenigsten Zeit vom Arzt
3.2.2.1 Fo-Th.	Items t6.1 bis t6.4 Beziehungsstile in Realität	SP	*t6.3 korreliert positiv mit t6.4 Der interpretative und der informative Beziehungsstil sind nicht eindeutig voneinander abgrenzbar.	

Kapitel	Item	Test	Signifikantes Ergebnis	Bedeutung
	Items t7.1 bis t7.4 Beziehungsst. als Wunsch	SP	*t7.2 korreliert negativ mit t7.3 Je mehr Paternalimus desto weniger Information et vice versa. *t7.3 korreliert positiv mit t7.4 (siehe oben)	
3.2.4.1 Fo-Th.	Items t6.1 bis t6.4 und tPX.1.1 bis tPX.1.4	SP	**t6.1 korreliert positiv mit tPX.1.1 *t6.4 korreliert positiv mit tPX.1.4 Th. machen abweichende Angaben bzgl. Paternal. und informat. Stil je nach Befragung (allgemein/ speziell)	
	Items t7.1 bis t7.4 und tPX.2.1 bis tPX.2.4	SP	**t7.1 korreliert positiv mit tPX.2.1 *t7.3 korreliert positiv mit tPX.2.3 Siehe oben	
4.1.4.1 Su-Pat.	Items Sp32.1 bis Sp32.4 Beziehungs- stile in Realität	SP PE	*Sp32.1 korreliert positiv mit Sp32.3 *Sp32.3 korreliert positiv mit Sp32.4 Der interpretative und der deliberativ Beziehungsstil sind nicht eindeutig vom informativen abgrenzbar	
	Items Sp33.1 bis Sp33.4 Beziehungsst. als Wunsch	SP PE	*Sp33.1 korreliert positiv mit Sp33.3 *Sp33.3 korreliert positiv mit Sp33.4 Siehe oben	
4.1.5.1 Su-Pat.	Items Sp44.1 bis Sp44.4 Beziehungs- stile in Realität	SP PE	*Sp44.1 korreliert positiv mit Sp44.3(nur im SP) *Sp44.3 korreliert positiv mit Sp44.4 Siehe oben	
	Items Sp45.1 bis Sp45.4 Beziehungsst. als Wunsch	SP PE	*Sp45.2 korreliert negativ mit Sp45.3 Je mehr Paternalimus desto weniger Information et vice versa. *Sp44.3 korreliert positiv mit Sp44.4 Siehe oben	

Legende:

Fo-Pat.	Forensische Psychiatrie Patienten
Fo-Th.	Forensische Psychiatrie Therapeuten
Su-Pat.	Suchtpsychiatrie Patienten
P	Patient/in
Th	Therapeut/in
+	klarer Unterschied, jedoch nicht auf Signifikanzniveau
*	signifikantes Ergebnis
**	hochsignifikantes Ergebnis
Chi	Chi-Quadrat-Test
U-Test	Mann-Whitney-U-Test
SP	Spearman-Test
PE	Pearson-Test

Untergruppen der Forensik-Patienten-Stichprobe:

Alter:
I   Un40   21 bis 40 Jahre alt
II Üb40   41 bis 60 Jahre alt

Bildung
I   Bild.k.A.   kein Abschluss
II   Bild.HS   Hauptschule/Volksschule
III Bild.m.R.   mittlere Reife und höhere Abschlüsse

Erkrankung
I   Sucht   Suchtkranke
II Nichtsucht Nichtsuchtkranke

Rechtsgrundlage
I   64er   nach §64 StGB
II 63er   nach §63 StGB

Wiederholte Unterbringung
I   VorherJa   vorher bereits in der Forensik
II VorherNein vorher nie in der Forensik

Delikt
I   Verm.   Vermögensdelikte
II   Gewalt   Straftäter gg. die körperliche Unversehrtheit
III Sex   Straftäter gg. die sexuelle Selbstbestimmung
IV   BtmG   Verstöße gg. das Betäubungsmittelgesetz

Bisherige Unterbringungsdauer
I   bish.Un1a   weniger als 1 Jahr
II   bish.1bis2a 1 bis 2 Jahre
III bish.3bis4a 3 bis 4 Jahre
IV   bish.Üb4a   mehr als 4 Jahre

Voraussichtliche Unterbringungsdauer
I   voraus.o.W. ohne Wissen über voraus. Unterbringungsdauer
II   voraus.Un1   weniger als 1 Jahr voraus. Unterbringungsdauer
III voraus.Üb1   mehr als 1 Jahr voraus. Unterbringungsdauer

Lockerungsstufen
I   0   Lockerungsstufe 0
II   A   Lockerungsstufe A
III B   Lockerungsstufe B
IV   C   Lockerungsstufe C
V   D   Lockerungsstufe D

DANKSAGUNG

Herrn Prof. Dr. med. Dr. phil. Gerhard Rogler danke ich für die Überlassung des Themas der Dissertation, auf der dieses Buch beruht, sowie für die kompetente Betreuung, Unterstützung und Geduld während der langen Entstehungsphase der Arbeit.

Herrn Prof. Dr. phil. Günter Fröhlich danke ich für die freundschaftliche und kritische Begleitung der Arbeit sowie für die kompetente Beratung in allen philosophischen und geistesgeschichtlichen Belangen.

Herrn Dr. med. Wolfgang Mache danke ich für die Unterstützung bei der Datenerhebung in seiner Klinik und Herrn Andreas Mokros für die Beratung beim Erstellen des Fragebogens

Frau Dr. med. Susanne Bader und Frau Dipl. Psych. Iingrid Pösl, sowie sämtlichen Mitarbeitern ihrer Station sage ich für die Hilfe bei der Präevaluation und Fertigstellung des Fragebogens Dank.

Herrn Dr. med. David Fischer-Barnicol danke ich für seine durchaus provokativen Äußerungen im Bezug auf meine Arbeit und die herzliche Unterstützung, als es galt die Arbeit auf den Bereich der Suchtpsychiatrie auszuweiten.

Meinem Bruder, Herrn Dipl. Psych. Raphael Niebler, sage ich ganz besonderen Dank für die wegweisende Unterstützung, in seiner geliebt lockeren Art, bei der statistischen Auswertung und beim psychologischen Überbau der Arbeit, sowie herzlichen Dank für die kritische Durchsicht des Textes.

Bei Frau Dr. med. Katharina Pfeifer bedanke ich mich für die Durchsicht des Textes und die Ermutigung während der langen Entstehungsphase der Arbeit.

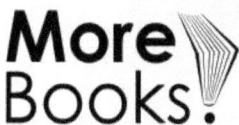
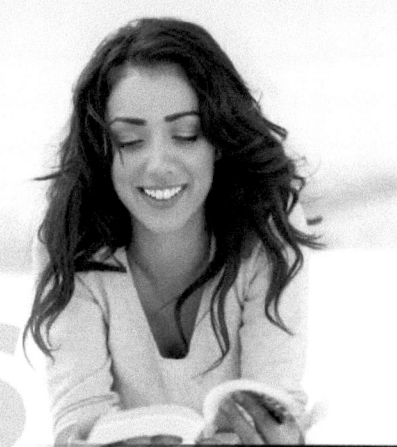

I want morebooks!

Buy your books fast and straightforward online - at one of world's fastest growing online book stores! Environmentally sound due to Print-on-Demand technologies.

Buy your books online at
www.morebooks.shop

Kaufen Sie Ihre Bücher schnell und unkompliziert online – auf einer der am schnellsten wachsenden Buchhandelsplattformen weltweit! Dank Print-On-Demand umwelt- und ressourcenschonend produziert.

Bücher schneller online kaufen
www.morebooks.shop

KS OmniScriptum Publishing
Brivibas gatve 197
LV-1039 Riga, Latvia
Telefax: +371 686 204 55

info@omniscriptum.com
www.omniscriptum.com

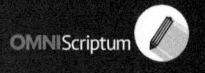

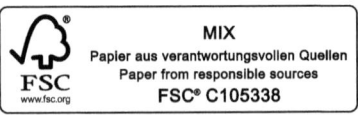

Printed by Books on Demand GmbH, Norderstedt / Germany